读经典 做临床系列

诊法古典医籍精选导读

中国健康传媒集团
中国医药科技出版社

内容提要

本书为《读经典 做临床系列》丛书之一，精选《三指禅》《形色外诊简摩》《四诊抉微》三本诊法经典古籍原文，并加以导读，介绍古籍的成书背景、作者生平及学术特点，对中医临床有重要参考价值。

本书适合中医药临床、教学、科研人员参考，也可供中医药爱好者参阅。

图书在版编目（CIP）数据

诊法古典医籍精选导读 / 杨洁等主编. -- 北京：中国医药科技出版社，2024.9. -- ISBN 978 - 7 - 5214 - 4875 - 7

Ⅰ. R241

中国国家版本馆 CIP 数据核字第 2024CY8045 号

美术编辑　陈君杞
版式设计　南博文化

出版　**中国健康传媒集团** | 中国医药科技出版社
地址　北京市海淀区文慧园北路甲 22 号
邮编　100082
电话　发行：010 - 62227427　邮购：010 - 62236938
网址　www. cmstp. com
规格　710×1000mm $^1/_{16}$
印张　18
字数　300 千字
版次　2024 年 9 月第 1 版
印次　2024 年 9 月第 1 次印刷
印刷　河北环京美印刷有限公司
经销　全国各地新华书店
书号　ISBN 978 - 7 - 5214 - 4875 - 7
定价　**45.00 元**

获取新书信息、投稿、为图书纠错，请扫码联系我们。

编　委　会

　　古籍为中华民族悠久历史文化的宝贵遗产,对其整理和利用,对赓续中华文明血脉、弘扬民族传统精神、增强国家文化软实力、建设社会主义文化强国具有重要意义。中医药学文明古老,历史悠久,流传至今仍具有无限的生命力和巨大的影响力。中医古籍繁若星辰,浩如烟海,蕴含着丰富的古代医家思想及临床治验精髓,是中医药学传承的载体和源泉。

　　鉴于中医古典医籍存世数量巨大,收录情况散杂,亟待我们去挖掘、整理、提炼、运用,遂至浩瀚医书中精选甄别,编《读经典　做临床系列》20卷,以冀发挥中医古籍的文献与临床价值,解今人望洋之叹、临证之惑,促进中医古籍文献与临床医学的融会贯通,推动中医药事业的传承发展。

　　根据中医药学术的发展情况以及医学分科的细化,本丛书精选《素问》《灵枢》《伤寒》《金匮》及温病、诊法、本草、医方、医理、医案、针灸、推拿、养生等相关经典医籍原文,又立足临床,分内科、外科、妇科、骨科、儿科、五官科,共计20册。每册选取古医籍品种不超过5种,爬罗剔抉,或全书点校收录,或选点部分卷次,均保留原书行文及体例,博览约取的同时,尽可能为读者还原古籍原貌,呈现学术发展的源流脉络。同时,每种医籍之前设有导读一篇,从成书背景、作者生平、学术特点等方面系统介绍,提纲挈领,帮助读者把握整体框架,满足个性化需求,提高中医古籍阅读效率,从而激发阅读兴趣,增进品读趣味,走进字里行间,感受古籍魅力。

由衷希望本书的出版，可以助力读者在浩瀚书海中掌舵前行，熟习相关古籍基本知识，汲取学术精华为临床所用，从而改善中医古籍临床运用不足之现象，为中医药学的继承发展推波助澜。疏漏不足之处难免，敬请广大读者批评指正。

中国医药科技出版社

2023 年 10 月

中医经典是中医之本，熟读经典、勤于临床是中医临床人才打牢基础、提高能力之必需。《读经典 做临床系列》丛书根据中医古籍品种分类，精选古籍原文，并加以导读，帮助读者掌握中医最基本和核心的理论与方法，提高学习、领会、研究经典的水准，学会将古人的经验精华应用于现代临床实践。

诊法即四诊，为望、闻、问、切。四诊具有直观性和朴素性的特点，在感官所及的范围内直接地获取信息，医者即刻进行分析综合，及时作出判断，是阴阳五行、藏象经络、病因病机等基础理论的具体运用。如何有效辨认、提取四诊信息，并转换成诊断依据是中医诊疗过程中重中之重，故本书节选《三指禅》《形色外诊简摩》《四诊抉微》，合而为本系列诊法之萃。于此三书中各取其诊法精华之处，整理汇编并加以导读，以期为读者助益。

《三指禅》由清代周学霆所著，欧阳辑瑞评注，是具体介绍诊脉部位、方法和凭脉诊病等问题的脉学著作。该书独具心裁，又因论述疾病时，多与脉诊紧密结合，切合于临床实用，颇为后世所推崇，被称为脉学史上难得的佳作，对中医脉学理论的发展做出了卓越贡献。

《形色外诊简摩》为清代医家周学海所撰，为《周氏医学丛书》之一，共上、下两卷。全书以望诊为主，闻诊、问诊为辅。上卷专论望形，首叙形诊总义，次叙生形、病形以及络脉形态等；下卷专论望色，包括面色、目色、舌色等。书中广征历代望诊文献，并参以己见，条分缕析，颇切实用。其中"舌质舌苔辨""舌苔有根无根辨"两篇医论阐述尤为精要。

《四诊抉微》由清朝医家林之翰编撰，是作者博采《内经》《难经》《脉经》等经典医籍及后世诸家之说，以类相从，更参以己见编撰而成。其中，卷 1～2 为望诊，卷 3 为闻诊和问诊，卷 4～7 为切诊，卷 8 详述"病脉宜忌"和"运气要略"；末附《管窥附余》。该书是论述望、闻、问、切四诊合参的重要著作，列述 29 种脉象和主病，并联系治法，突显了本书的实用特点；各卷多附四言歌诀，便于初学者诵记，至今仍是学习中医诊断较重要的参考书。

　　三本书虽各自独立，但共性较强，三本书均立足于诊法，且从《三指禅》之独论脉诊，至《形色外诊简摩》之突出望、切、闻诊，再至《四诊抉微》之系统论及四诊，鱼贯而串之，可求诊法医理圆融。本书节选《三指禅》《形色外诊简摩》《四诊抉微》中的精华内容，在每一书前加以导读，对古籍成书背景、作者生平及学术特点加以介绍，以期为中医临床提供有力参考。

编者

2024 年 5 月

目录

形色外诊简摩（节选）

四诊抉微（节选）

三指禅（节选）

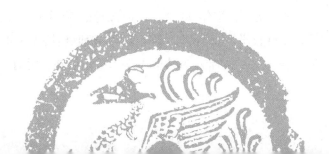

导　读

成书背景

　　《三指禅》由清代医家周学霆所撰，周氏幼习举子业，后因病弃儒从医，故撰有《医学百问》《外科便览》《三指禅》等多种医学著作。《三指禅》是周氏在研究总结前人脉学经验的基础上，汇集自己 40 余年之研究与临证实践而著的一部脉学专著。因周氏信仰佛道，尝谓"医理无穷，脉学难晓。会心人一旦豁然，全凭禅悟"，并认为"全身脉症，于瞬息间尽归三指之下"，故命名之为《三指禅》。又自神其说，谓其脉学曾经"异人"指点而不同凡响。该书曾由澹雅书局和湖南书局先后刊行于世。全书自总论以下共立 81 个论题，论述诊脉部位、方法及常见病证的脉象，切于临床实用。该书逻辑严谨，在写作风格上亦独具特色，成书后素为医家所重视，是脉学史上难得的佳作。

作者生平

　　周学霆，清代医家。字荆盛，自号梦觉道人。湖南邵阳人，生卒年不详，约活动于清乾隆、道光年间。周氏幼习举子业，饱读诗书，13 岁即应童子试，名列前茅。因科举之业而旅宿风霜，患水肿病，病情之重几濒于危，得导引术而愈，于是弃儒攻医，广拜名师，博览诸书，究心医术，以其渊博儒学基础精研《内经》《难经》《伤寒杂病论》《脉经》等医学典籍，终医术精湛。常在家乡或外出云游行医，诊治病人，屡获奇效，成为蜚声于当地的著名医家，颇得众医崇敬。周氏究心医术后身体素矫健，古稀之年尚可于大雪中衣单衣，挥羽扇无寒栗状，或盛暑衣重裘坐烈日中，"平素可饮酒十斗而不乱，或经旬不食亦不饥"，人以羽仙之流视之，享年 90 余岁。周氏行医 50 余年，足迹遍湖湘各地，治愈奇症怪疾不胜枚举。每治病，多凭诊脉，探取病情无一不验，施以药饵随手奏效。脉学著作《三指禅》为其毕生学术精华所在，另有《外科便览》

《医学百论》《医案存》等医学著作及《梦觉道人诗集》，但均遗佚无存。

学术特点

《三指禅》全书共 3 卷，81 篇，内容可以分为两大部分，一为脉学基本理论，一为各种病证的脉诊经验。卷一重点论述脉学源流、脉诊部位、脉象鉴别等脉学理论，集中反映了周氏的脉学见解，周氏根据《内经》以平人定病脉的理论，独取缓脉为诀，认为"定清缓脉，方可定诸病脉；精熟缓脉，即可以知诸病脉。脉之有缓，犹权度之有定平星也"。其次，根据阴阳对待的原理，在缓脉的统领下，建立起以浮、沉、迟、数为四大纲，而以微、细、虚、实等 22 脉为对应网络的脉学范畴体系，将 27 脉统属于一个有机的系统之中，对勘互见，相形易明。这种对比分析的方法，使人能清楚地了解每对脉之间的特点差别，便于领悟掌握。此外，是卷还对六部脉位、三焦包络、七诊九候以及膻中、丹田等问题进行了专门论述，或辨或解，均足以阐前人所未发，补前人所未备。

卷二、卷三则主要论述内伤杂病及外感病，妇、儿、外伤病的脉诊特点及凭脉选方用药的规律，论述精炼，饶有特色，有许多独到之处。计有风痨鼓膈、湿病暑热、痢症风寒，及经带胎产、小儿疳证、内外痈疽等近 40 篇脉论，篇篇均以其丰富的临床经验，将脉诊紧密结合病因、病理及疾病的变化转归情况，进行周详细致的分析阐发，并结合脉学而决定治法方药，颇切临床实用。书中共列 27 脉，以"缓脉"为标，以浮、沉、迟、数为四大纲，以对比互勘的方法分析各种脉象不同之点，并结合自己临证经验，对三焦、命门、七诊、心包络、人迎气口、男女尺脉等方面提出新的观点；书中所论述疾病 34 种，皆以"某症脉论"或"某某脉论"贯穿始终，足见周氏诊治疾病时对脉象变化的重视；且作者本人积有丰富的临床实践经验，全书共载 80 余方，多为周氏经验良方，切合临床实用。

1. 立足源流，正本清源

周氏早年饱读诗书，精研易理，后因病弃儒从医，一生信奉佛教，有丰富而深厚的文化底蕴，精通儒、释、道之学，故十分重视脉诊的源流和发展。周氏以其渊博儒学基础探《内经》《难经》，在著本书时"极力将经文阐发明晰，以辨宋、明改撺之非"，在本书开篇《脉学源流》谓："轩岐之微蕴，诚有未易窥测者。越人著《难经》，推明十变；叔和撰《脉经》，演成十卷，而脉始得灿明于世。迄五代高阳生《脉诀》出，士大夫多议之，由是才人杰士，咸驰骤于笔墨之间，各据其理，各抒其见，而真诀几几乎晦矣。"言明脉诊始于《内经》，详于《难经》，推广于晋代王叔和。此外，本书中还涉及诸如《礼记》《史记》《左传》及诸家诗文等儒学典籍，《老子》《庄子》《参同契》《淮南子》等道家典籍，用以帮助理解理论源流。

2. 缓脉为标，强调对比

《三指禅》中记载27种脉象，周氏论脉立"缓脉"为标，其余26种为病脉，认为脉之至数、有胃无胃、有神无神，皆须以缓脉为权度，立此为衡量诸病脉的标尺，故谓"欲求极好为权度，缓字医家第一功"，熟练缓脉，是医家诊脉的基本功。故将其列入27脉之首，余采用阴阳对比的方法。他认为"人之一身，不离阴阳，而见之于脉，亦不离阴阳。浮、沉、迟、数，阴阳相配之大者也，举其余而对待训之。事以相形而易明，理以对勘而互见"。因此《三指禅》将浮、沉、迟、数列为四大纲脉，一表一里，一寒一热即具阴阳对立之理。其余22脉（微与细、虚与实、长与短、弦与弱、滑与涩、芤与革、紧与散、濡与牢、洪与伏、结与促、动与代）相互比较，同中求异，异中求同，由纲系目，纲举目张。周氏抓住各脉之间差异的根本点，将"胸中了了，指下难明"纷繁复杂的各种脉象，用阴阳对立将其贯穿起来，对掌握脉象的特征及临床应用有较大的帮助。

3. 手足三部，相互并重

周氏指出"人之两手为见脉之所"，而"两足尤为树脉之根"。他在临床实践中，不仅重视手脉之三部，亦强调足脉之三部。足之三脉即足跗上五寸陷中的冲阳动脉，在足大趾本节后三寸陷中的太冲动脉，以及在足踝后跟骨间的太溪动脉。三脉分主足阳明胃经、足厥阴肝经与足少阴肾经。周氏认为人体之阳气由下而生，亦由下而耗，故诊下部之脉更当有特殊意义，尤其在病情危殆之时，"寸关尺三部俱无，须向三脉（冲阳、太冲、太溪）诊之"。下部三脉的有无、盛衰与节律，对判断病变的预后有重要意义。这是其在《内经》遍诊法基础上，结合临床实践，所创的诊脉察病的创新点之一，既较遍诊方便又可扩大寸口诊法的诊查内容。

4. 治无定方，不拘于脉

周氏认为治病用药选方要师古而不泥古，治病应无一定之方，一定之药，但须脉理精详，有的放矢。综观《三指禅》全书，各论中所举之方，皆周氏40

余年之经验所得，统称为经验方，用药多奇中。究其根由，除周氏在理、法、方、药等方面有高深的造诣外，更重要的是其讲求辨证精确，其精辟的论述既是深刻的医理，又富含精湛的哲理，给后世学者以启迪。

论病重脉，周氏在深入研究中医经典及脉学著作后，将其脉学理论应用于临床，以脉诊参合病因病机病症而处方用药，屡起沉疴，故被称为是"最适临床"的经典脉学专著。书中论病列常见内科杂病脉论 22 则，外感瘟疫脉论 5 则，妇女病脉论 4 则，小儿疳脉论 1 则，外科病脉论 1 则，还特别阐述疑诈病脉论 1 则，遍布于内、外、妇、儿各科。诚然，重视凭脉论病，在论述各病能以脉诊结合病因、病理、证候决定治法和方药，切于临床实用。但也主张在某些情况下可以舍脉诊病，如不识不治之病，不拘问脉；不变脉之病，不拘问脉；产后不拘问脉；病轻而无扰脏腑者，不必拘脉。

综上，周氏以凭诊脉探取病情无一不验、屡起沉疴而闻名，故其脉学经验独到而深厚，具有较高的临床指导性，本部分选取书中精到之处，以助益读者。该书独具心裁，又因论述疾病时，多与脉诊紧密结合，切合于临床实用，故学习周氏的脉诊经验，对提高临床诊疗水平大有裨益，颇为后世所推崇，被称为脉学史上难得的佳作，对中医脉学理论的发展做出了卓越贡献。

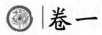卷一

总 论

医理无穷，脉学难晓，会心人一旦豁然，全凭禅悟。余未及冠，因病弃儒，留心医学，研究诸书，并无一字之师，独于脉稍得异人指示，提一缓字而融会之，全身脉症，于瞬息间，尽归三指之下。距今四十余年，所过通都大邑，探取病情，无一不验。今不敢以自私，立为主脑，对以阴阳，注释多本古人体裁，实非臆造，就正同学，幸其教我。

脉学源流

轩辕使伶伦截嶰谷之竹，作黄钟律管，以候天地之节气；使岐伯取气口作脉，以候人之动气。黄钟之数九分，气口之数亦九分，律管具，而寸之数始形。故脉之动也，阳浮九分，阴得一寸，合于黄钟。黄钟者，气之先兆，能测天地之节候；气口者，脉之要会，能知人命之死生。本律管以定脉，轩岐之微蕴，诚有未易窥测者。越人著《难经》，推明十变；叔和撰《脉经》，演成十卷，而脉始得灿明于世。迄五代高阳生《脉诀》出，士大夫多议之，由是才人杰士，咸驰骤于笔墨之间，各据其理，各抒其见，而真诀几几乎晦矣。齐褚澄论脉，女子阴逆，自上生下，左寸为受命之根，心肺脉诊于两尺，倒装五脏，谬妄已极。赵维宗论脉，心肺在上，为浮为阳。肝肾在下，为沉为阴。脾居中州，半浮半沉，半阴半阳。意义肤浅，更属无稽。吴草庐宗《内经》取之于气口，未尽《内经》之奥。朱考亭推《内经》，求之于遍身，未达《内经》之专。若二李者濒湖、士材将前人所流传之脉，依样画葫芦，演成诗句，字字晓畅。叔和而后，幸有传人，究未得平脉诀，医无权度，殊失《内经》以平人定脉之旨。是编撰之前哲，虽则别开生面，实亦不过发明《内经》及《难经》《脉经》之义云尔。

定脉部位

晦庵朱子跋郭长阳医书云：予尝谓古人之于脉，其察之固非一道矣。然今世通行，惟寸、关、尺之法为最要，且其说具于《难经》之首篇，则亦非凭空结撰也。故郭公此书，备载其语，而并取丁德用密排三指之法以释之。夫《难经》蔓乎尚已，至于丁德之法则，余窃意诊者之指有肥瘠，病者之臂有长短，以是相求，或未为定论也。盖尝考经之所以分尺寸者，皆自关而前却是。则所谓关者，必有一定之处，亦若鱼际、尺泽之可以外见而先识也。然考诸书，皆无的论，惟《千金方》内，以为寸口之处，其骨自高，而关尺由是而却取焉。则其言之先后，位之进退，若与经文相合。独俗间所传《脉诀》，五七韵语，其词浅陋，非叔和本书明甚，乃能直指高骨为关，而分其前后，以为尺寸阴阳之位，似得《难经》本旨。余非精于道者，不能有以正也，姑附于此，以俟明者而折衷焉。按《内经》十八卷，即三坟古书，既未经孔子删定，复未经朱子集注，医喙争鸣，互相排诋，分门别户，莫知适从。独指高骨为关，以定尺寸，得朱子之跋，而脉之部位始得其准。

尺寸解

高骨为关，从关至鱼际得一寸脉浮九分，而寸以名；从关至尺泽得一尺脉见一寸，而尺以名。以关为间隔，而尺寸不得混为一家。合寸、关、尺为三部，其解最为直捷，不得曲为分晰。

六部脉解

六部之脉，候之寸、关、尺，出于《脉要精微篇》。左寸以候心，左关以候肝，左尺以候肾；右寸以候肺，右关以候脾，右尺以候命门，以明六部各有所属。究之候脉，分而不分，不分而分，则得诀矣。《脉经》曰：春弦夏洪秋似毛，冬石依经分节气。婀娜缓若春杨柳，此是脾家居四季。假如春脉弦，岂有肝脉弦而余脉不弦之理乎？弦则俱弦，不过言春乃肝气主事，非谓独候之左关。但得浮洪，即属心火，不必定拘左寸；但得短涩，即属肺金，不必定拘右寸；但得沉细，即属肾水，不必定拘左尺；但得和缓，即属脾土，不必定拘右关。五脏之脉分，五脏之部不分也。是以伤寒之脉，仲景一书曰浮、曰紧、曰长、曰弦、曰沉、曰微、曰伏、曰代，但统分脉之浮、紧、长、弦、沉、微、伏、代，并未专指何经。内伤之脉，叔和一书，失血宜沉细，不宜浮紧；水症宜浮大，不宜沉伏；上气宜浮滑，不宜沉数；腹痛宜沉伏，不宜浮洪；消渴宜数大，不宜虚细；咳嗽宜浮缓，不宜细数。但分脉之宜与不宜，亦不必辨其何脏，此其明白可证者也。要须知先天一点真阳之火，潜于水中，寄居两尺，在右火用事，水为之涵。火生土，是为脾土，居右关；土生金，是为肺金，居右寸。在左水用事，火为之温。水生木，是为肝木，居左关；木生火，是为心火，居左寸。自无而生有，由下而生上，各有其位而不可易者。《难经》曰：取寸口，以决五脏六腑之死生吉凶。寸口者，手太阴之动脉。《内经》曰：心脉满大，痫瘛筋挛；肝脉小急，痫瘛筋挛；肾脉小急，肝脉小急，心脉小急，不鼓皆为瘕；肾肝并沉为石水，并浮为风水。此又于部分之间，而别有会心者。分而不分，不分而分，神而明之，存乎其人。

左心膻中肝胆肾小肠 右肺胸中脾胃命大肠 辨

天下之理，有不必辨者，有必欲辨者。不必辨而辨，则其理晦；必欲辨而不辨，则其理亦晦。心与小肠相表里，肝与胆相表里，肾与膀胱相表里，肺与大肠相表里，脾与胃相表里，形质既已相配，气脉自然相通。而以为大小肠之在下，不得候之于上，相为表里，则可；同居其部，则不可。易为左心膻中肝胆肾小肠，右肺胸中脾胃命大肠，亦思气类相感，有不见其端倪者。琥珀拾芥，悬空亦起；磁石吸铁，隔碍潜通。而何论大小肠之在下，心肺之在上也乎？且胸中膻中，间不能寸，小肠丙火，何得与肾水同居，大肠庚金，何得与命门同宿乎？此则不必为之穿凿而辨者也。而有不得不辨者，左肾以藏水，右肾以藏火，既已力辨其非，何以两肾俱藏水，列诸左右，独候之左尺，有是理乎？不知两肾皆藏水，即皆藏火，不过左以水为主，右以火为主耳。吾为之正其名曰：左心小肠肝胆肾膀胱，右肺大肠脾胃肾命门。

定至数

持脉之初，先看至数。欲知至数，先平己之呼吸，以己之呼吸，定人之呼吸，未尝不同。盖人之五脏不可见，所可见者，脉而已。呼出于心肺，心一至，肺一至；吸入于肝肾，肝一至，肾一至。一呼一吸，脉来四至，名一息。脾脉不见者，以土旺四季也，是为平脉。惟是邪扰于中，斯脉不得其正耳。亦有平人脉来五至而无病者。

二十七脉名目

弦弱　濡牢

微细

浮沉　　滑涩　洪伏

缓　　　虚实

迟数　　芤革　结促

长短

紧散　动代

诀以缓为极平脉，余二十六为病脉。定清缓脉，方可定诸病脉；精熟缓脉，即可以知诸病脉。脉之有缓，犹权度之有定平星也。刘介卿评诊家和缓，即吾儒之时中，古之名医命名和缓者，明有取义。

缓

和缓也。张太素曰：应指和缓，往来甚匀。杨元操曰：如初春杨柳舞风之象。

四至调和百脉通，浑涵元气此身中。

消融宿疾千般苦，保合先天一点红。

露颗圆匀宜夜月，柳条摇曳趁春风。

欲求极好为权度，缓字医家第一功。

不浮不沉，恰在中取；不迟不数，正好四至。欣欣然、悠悠然、洋洋然，从容柔顺，圆净分明。微于缓者，即为微；细于缓者，即为细。虚实长短、弦弱滑涩，无不皆然。至于芤革紧散、濡牢洪伏、促结动代，以缓为权度，尤其显而易见者也。

有胃气者生

四时之脉，和缓为宗，缓即为有胃气也。万物皆生于土，久病而稍带一缓字，是为有胃气，其生可预卜耳。统六脉而言，不得独诊右关。

脉贵有神

无病之脉，不求神而神在，缓即为有神也。方书乃以有力训之，岂知有力，未必遂为有神，而有神正不定在有力。精熟缓字，自知所别裁。

读缓字法

焚香趺坐，静气凝神，将缓字口诵之，心维之，手摩之，反复而详玩之，久之，缓归指上。以此权度诸脉，了如指掌。

四时平脉

天地之气，分寄四时，化生万物。故春木、夏火、秋金、冬水，皆乘其令以分司，独土则通旺于四季。分阴分阳，迭用柔刚，盖言平也。人得天地之气以生，而脉即与之为比附。春为肝木，脉弦；夏为心火，脉洪；秋为肺金，脉毛；冬为肾水，脉石。惟胃气属土，其脉从容和缓，散布于弦洪毛石，以默运于春夏秋冬，浑沦元气，流畅贯通，生生不已，平孰甚焉。如春肝宜弦，弦而缓者，若风飐柳梢，抑扬宛转。夏心宜洪，洪而缓者，若活火烹茶，薰灼舒徐。秋肺宜毛，毛而缓者，若拣金砂砾，渐次披搜。冬肾宜石，石而缓者，若水泽腹坚，徐形绉透。四季脾胃用事，厥脉宜缓，不问可知，此平脉所以获生也。盖平者，和也，所以和其脉，使无急躁也；平者，准也，所以准其脉，使无偏胜也。以缓平之，而后四时之脉，得其平耳。夫缓即胃气，原秉天生地成，与诸脉互相主辅，而不可须臾离焉者，《经》所云春弦、夏洪、秋毛、冬石，皆以胃气为本，诚得诊脉之大宗也。惜医不知察，囫囵读过，毫无心得。未知有胃气者，为平为生；无胃气者，为病为死。遂使一成不易之理，徒蓄千载莫破之疑。余因揭而论定，以著是编。

浮、沉、迟、数四大纲

立缓为标。言平脉，既统该乎弦、洪、毛、石；提病脉，先分著于浮、数、迟、沉。而二十二脉之旁见侧出者，无不寓于其中，举其纲而目自见。

浮 《脉经》曰：举之有余，按之不足。崔氏曰：如水上漂木，主表。

浮从水面悟轻舟，总被风寒先痛头。
里病而浮精血脱，药非无效病难瘳。
浮紧伤寒，浮虚伤暑，浮数伤风，浮迟伤湿。亦有里病脉浮者。浮而云腾蜃起，多属阴虚；浮而绵软葱空，半由失血；浮而月荡星摇，预知精败；浮而羽铩毛散，可卜神消。

沉 《脉经》曰：重手按至筋骨乃得。杨氏曰：如石沉水底，主里。

沉居筋骨有无疴，着骨推筋仔细摩。
有病而沉兼别脉，沉而无病世人多。
沉迟痼冷，沉数内热，沉滑痰积，沉紧冷痛。多有无病脉沉者。沉居命脉悠长，足征寿考；沉居肾脉恬静，咸颂仁人；沉居关脉调匀，允称秀士；沉居寸脉圆活，定是名姝。

迟 《脉经》曰：一息三至，去来极慢。迟为阳不胜阴，脉来不及。

迟惟三至欲亡阳，好与医家仔细详。

总是沉寒侵脏腑，只宜温药不宜凉。

浮迟表寒，沉迟里寒，有力积寒，无力虚寒，未有无寒脉迟者。迟为内病壅阏，温养阳刚；迟为外病侵凌，温消阴翳；迟为缓病缠绵，温补元气；迟为急病驰骤，温散客邪。

数 《脉经》曰：一息常数六至。《素问》曰：脉流薄疾。数为阴不胜阳。

数脉为阳至倍三，脉中数脉实难谙。

而今始识诸般数，嘱咐医人莫乱探。

五行之中，金木水土，各居其一，维火则有二。而推其火之类，不特本经之火。海枯被火，则为肾火；榆能生火，则为肝火；石可取火，则为肺火；壤内藏火，则为脾火。不止有二，而有六矣。而充其火之尽，不特当时之火。风热而炽，则为风火；寒郁而热，则为寒火；暑伤而温，则为暑火；湿积而蒸，则为湿火；燥过而枯，则为燥火。是内有六，外亦有六矣。而穷其火之变，不独五运六气之火，又有无根之火，痰结之火，血燥之火，莫可名状、莫可纪极之火。综此以观，无病不有火，无火不脉数，无药不可以治数。君火而数，芩连固为折火之正敌；相火而数，桂附亦为归火之灵丹。脾倦生火，数非参芪莫疗；肝盛生火，数惟柴芍可除。数缘肾虚，两地滋阴，不必降火；数由肺损，二冬泄热，即以清金。解痰火之数，惟恃法夏；润血燥之数，须用当归。伤风发热，可以去风，即可以治数，防风、羌活；伤寒发热，于焉去寒，即于焉治数，麻黄、桂枝。疗暑热之数脉，焦术、川乌，极为妙品；调湿热之数脉，苍术、黄柏，实有神功。阿胶养秋燥之金，脉数自减；元参泄无根之火，脉数以除。区别内外，分晰经络，以脉证病，以病证脉，斯得之矣。安得有心人，与之谈数脉哉！

对待总论

人之一身，不离阴阳；而见之于脉，亦不离阴阳。浮、沉、迟、数，阴阳相配之大者也，举其余而对待训之。事以相形而易明，理以对勘而互见。

微与细对

微为阳弱欲绝，细乃阴虚至极，二脉实医家剖别阴阳关键，最宜分晓，故继浮、沉、迟、数后，举以为对，以冠诸脉。

微

微脉有如无，难容一吸呼。

阳微将欲绝，峻补莫踟蹰。

轻诊犹见，重按全无。黄芪白术，益气归元；附片干姜，回元反本。

细

细脉一丝牵，余音不绝然。

真阴将失守，加数断难痊。

举之极微，按之不绝。天麦二冬，清金生水；生熟两地，滋阴养阳。

虚与实对

二脉举按皆得，而刚柔异质。实为邪气实，虚乃本气虚。

虚

虚脉大而松，迟柔力少充。

多因伤暑毒，亦或血虚空。

迟大而软，按之无力。**按：**《脉经》言：隐指豁空。非是。诸脉中，惟芤、革二脉言空，以虚脉而言空，能别乎革，难别乎芤。《濒湖》曰：脉虚身热，为伤暑，亦主血虚。

实

实脉大而圆，依稀隐带弦。

三焦由热郁，夜静语犹颠。

浮沉皆得，长大带弦。**按**：《脉经》言：应指愊愊然。非是。愊愊，坚实貌，乃牢紧脉，非实脉也。伤寒胃实谵语，或伤食气痛。

长与短对

寸、关、尺为脉本位，长则过乎本位，短则不及本位。欲辨长短，先明本位。

长

长脉怕绳牵，柔和乃十全。

迢迢过本位，气理病将痊。

按：长而牵绳，阳明热郁；长而柔和，病将解矣。朱氏曰：不大不小，迢迢自若。言平脉也。《经》曰：心脉长，神强气壮；肾脉长，蒂固根深。

短

短脉部无余，犹疑动宛如。

酒伤神欲散，食宿气难舒。

按：短与动为邻，形与动实别。动则圆转如豆，短则濡滞而艰。《濒湖》曰：短而滑数酒伤神。杨氏曰：短脉为阴中伏阳，三焦气壅，宿食不消。

弦与弱对

脉而弦，脉之有力者也，雄姿猛态，可以举百钧；脉而弱，脉之无力也，纤质柔容，不能举一羽。

弦同一弦也，在肝经则泻之，攻之；在胆经则和之，解之。

弦脉似张弓，肝经并胆宫。

疝癥癫瘕疟，象与伤寒同。

《素问》曰：脉端直以长。《刊误》曰：从中直过，挺然指下。**按**：弦属肝胆经，疝癥癫瘕疟，肝胆经病。肝胆经有泄无补。

弱

弱脉按来柔，柔沉不见浮。

形枯精日减，急治可全瘳。

《脉经》曰：极软而沉，按之乃得，举手无有。弱宜分滑涩，脉弱以滑，是有胃气，清秀人多有此脉，脉弱而涩，是为病脉。

滑与涩对

脉之往来，一则流利，一则艰滞，滑涩形状，对面看来便见。

滑

滑脉走如珠，往来极流利。

气虚多生痰，女得反为吉。

沈藏垣曰：滑主痰饮，浮滑风痰，沉滑食痰，滑数痰火。亦有呕吐、蓄血、宿食而脉滑者。万氏云：脉尺数关滑而寸盛，为有胎。

涩

涩脉往来艰，参差应指端。

只缘精血少，时热或纯寒。

《脉经》云：涩脉细而迟，往来艰，短而散，或一止复来。《素问》云：参伍不调。**按：**血不流通，故脉往来艰滞。

芤与革对

同一中空，而虚实分焉。虚而空者为芤，实而空者为革。悟透实与虚，旁通芤与革。

芤

芤字训慈葱，中央总是空。

医家持拟脉，血脱满江红。

戴同父曰：营行脉中，脉以血为形。芤脉中空，血脱之象也。

革

革脉惟旁实，形同按鼓皮。

劳伤神恍惚，梦破五更遗。

按：革主亡精，芤主亡血。《脉经》言均为失血之候，混淆莫别。不过革亦有亡血者。

紧与散对

松紧聚散，物理之常。散即松之极者也，紧即聚之极者也。紧如转索，散似飞花。紧散相反，形容如生。

紧

紧脉弹人手，形如转索然。

热为寒所束，温散药居先。

诸紧为寒为痛。人迎紧盛，伤于寒；气口紧盛，伤于食。腹痛尺紧，中恶浮紧，咳嗽沉紧，皆主死症。按浮紧宜散，沉紧宜温。

散

散脉最难医，本离少所依。

往来至无定，一片杨花飞。

柳氏云：无统纪，无拘束，至数不齐，或来多去少，或去多来少，涣散不收。

濡与牢对

浮之轻者为濡，平沙面雨霏千点；沉之重者为牢，锦匣里绵裹一针。

濡

濡脉按须轻，萍浮水面生。

平人多损寿，莫作病人评。

《脉经》曰：濡脉极软而浮，如帛在水中，轻手乃得，按之无有。**按**：濡主血虚之病，又主伤湿，平人不宜见此脉。《濒湖》曰：平人若见似无根。

牢

牢脉实而坚，常居沉伏边。

疝癥犹可治，失血命难延。

《脉经》曰：似沉似伏，实大弦长。仲景曰：寒则牢坚，有牢固之象。**按**：牢长属肝，疝癥肝病，实病见实脉，可治。扁鹊曰：失血脉，脉宜沉细，反浮大而牢者，死。虚病见实脉也。

洪与伏对

浮之最著者为洪，水面上波翻浪涌；沉之至隐者为伏，石脚下迹遁踪潜。

洪

洪脉胀兼呕，阴虚火上浮。

应时惟夏月，来盛去悠悠。

《经》曰：诸腹胀大，皆属于热。呕，初起为寒，郁则为热。《经》曰：诸逆上冲，皆属于火。阴虚阳盛，脉多洪。惟夏日应时。《濒湖》曰：拍拍而浮是洪脉。《素问》曰：来盛去衰。

伏

伏脉症宜分，伤寒酿汗深。

浮沉俱不得，着骨始能寻。

伤寒一手伏，曰单伏；两手伏，曰双伏。乃火邪内郁，不得发越，阳极似阴，故脉伏，必大汗而解。又有夹阴伤寒，先有伏阴在内，外复感寒，阴盛阳衰，四肢厥逆，六脉沉伏，须投姜、附，灸关元，脉乃出。**按**：二症极宜分。

结与促对

迟而一止为结，数而一止为促。迟为寒结，则寒之极矣；数为热促，则热之至矣。

结

结脉迟中止，阳微一片寒。

诸般阴积症，温补或平安。

越人曰：结甚则积甚，结微则积微。浮结内有积病，沉结内有积聚。

促

促脉形同数，须从一止看。

阴衰阳独甚，泄热只宜寒。

《濒湖》曰：三焦郁火炎炎盛，进必无生退有生。**按**：促只宜泄热除蒸，误用温补，立见危殆。

动与代对

动则独胜为阳，代则中止为阴。动代变迁，阴阳迭见。

动

动脉阴阳搏，专司痛与惊。

当关一豆转，尺寸不分明。

《脉经》曰：动乃数脉见于关，上下、无头无尾，如豆大，厥厥动摇。仲景曰：阴阳相搏名曰动。阳动则汗出，阴动则发热。《濒湖》曰：动脉专司痛与惊，汗因阳动热因阴。

代

代脉动中看，迟迟止复还。

平人多不利，惟有养胎间。

结促止无常数，或二动一止，或三五动一止即来。代脉之止有常数，必依数而止，还入尺中，良久方来。滑伯仁曰：若无病羸瘦，脉代者危。有病而气不能续者，代为病脉。伤寒心悸脉代者，复脉汤主之。妊娠脉代者，其胎百日。代之生死，不可不辨。

脉诀真诠余心脉学，未得其门，因货殖湘江，读《三指禅》而恍然，权衡之余，仍习旧业。双泉罗锡恒读。

奇经八脉

本来督任一身中，寻得仙源有路通。

剖别阴阳维跷界，调冲运带鼎炉红。

八脉者，督脉、任脉、阳维、阴维、阳跷、阴跷、冲脉、带脉是也。以其不拘于经，故曰奇。督、任、冲起于会阴穴，一源而三脉。督脉由长强穴贯脊上行，过巅顶，至龈交而止，为阳脉之总督，故曰阳脉之海。任脉上行脐腹，过咽喉，至承浆而止，为阴脉之承任，故曰阴脉之海。阳维起于诸阳之会，由外踝之金门穴，而上行于卫分。阴维起于诸阴之会，由内踝之筑宾穴，而上行于营分。夫人身之经络繁密，二脉能于阴交阳会之间，加一紧缚，举纲齐目，而阴阳斯得维持之力。阳跷之脉，起于足跟，循外踝上行于身之左右。阴跷之脉，起于足跟，循内踝上行于身之左右，所以使机关之跷捷也。冲脉前行于腹，后行于背，上行于头，下行于足，凡筋骨肌肉，无处不到，十二经络上下之冲要，故曰十二经络之海。带脉横围于腰，状如束带，所以总束诸脉。医家知乎八脉，则十二经、十五络之旨得矣；修炼家知夫八脉，则龙虎升降、元牝幽微之窍妙，于此入其门矣。养生者无事之暇，撮起督脉，循尾闾夹脊双关，上行脑顶，下通乎任，循环无端，终而复始，久久调习，二脉贯通如一脉矣。人身元阳之气，自下而生者，亦自下而竭。督任相联，转运不已，有其生之，断难竭之，而寿有不稳固者乎？鹿顾尾闾，能通督脉；龟纳鼻息，能通任脉。二物俱得长寿，有明征矣。提督而上行也，阴阳维跷，随督而升；通任而下行也，阴阳维跷，随任而降。一升一降，阴阳维跷，亦得为之疏畅。由是从会阴穴起，上至天，下至渊，所以运其冲也；从季肋穴起，左转三十六，右回三十六，所以运其带也。第见营卫和而颜色日以滋润，机关利而手足日以轻捷。三百六十骨节，节节光莹；八万四千毛窍，窍窍亨通。血不蹇涩，气不停滞，六淫不得而干之，七情不得而伤之。却病延年之方，未有过于此者。何必采商山之芝，贮铜盘之露，而后永其寿乎！从知紫府长生诀，尽在奇经八脉中。《参同契》曰：北方河车，即此法也。循而习之，疏经畅脉，可以养生；进而求之，还精摄气，可以延年；神而明之，进火退符，可以夺丹。仙经所传，抽铅添汞，降龙伏虎，擒乌捉兔，霏雪产莲，无不寓于其中。浅者得之为浅，深者得之为深。

静照无知山人曰：鉴破混沌。

脏腑说

人身一太极也。静而生阴，则为五脏；动而生阳，则为五腑。一动一静，互为其根。吸门内气管所系，手太阴肺、手少阴心，居于膈上；足太阴脾、足厥阴肝、足少阴肾，居于膈下。脏数五，其形象地，静而得方。食管所系，足阳明胃、手太阳小肠、手阳明大肠，一路贯通。足太阳膀胱有下口而无上口、足少阳胆有上口而无下口，两腑对照。腑数五，其气象天，动而行健。手少阳三焦、手厥阴心包络，有经无形。以五脏位置言：离为心火，居南；坎为肾水，居北；坤为脾土，居中；肝不全居左，而震为肝木，居左，气自行于左；肺本不居右，而兑为肺金，居右，气自行于右。以五腑位置言：初以胃，统纳水谷；次以小肠，分清水谷；于是大肠消其谷，膀胱渗其水，胆则司其事。以阴阳匹配言：

心与小肠合，丁丙共宗；肺与大肠合，辛庚一本；脾与胃合，己戊伴居；肝与胆合，乙甲同体；肾与膀胱合，癸壬并源；包络与三焦合，营卫相亲。以阴阳交媾言：三阴从天降，手太阴肺、手少阴心、手厥阴心包络，列之于上；三阳从地升，手阳明大肠、手太阳小肠、手少阳三焦，列之于下。其中脾阴胃阳、肝阴胆阳、肾阴膀胱阳，更迭相济。以脏腑经络言：手之三阴，从脏走手手太阴肺，从中府而走手大指之少商；手少阴心，从极泉而走小指之少冲；手厥阴心包络，从天池而走手中指之中冲；手之三阳，从手走头手阳明大肠，从手大指商阳，而走头之迎香；手太阳小肠，从手小指而走头之听宫；手少阳三焦，从手四指关冲，而走头之丝竹，所以肺、心、包络、大小肠、三焦，皆称之曰手。足之三阳，从头走足足太阳膀胱，从头晴明，而走足小指之至阴；足阳明胃，从头头维，而走足次指之厉兑；足少阳胆，从头瞳子髎，而走足四指之窍阴；足之三阴，从足走腹足太阴脾，从足大指隐白，而走腹之大包；足少阴肾，从足心涌泉，而走腹之俞府；足厥阴肝，从足大指大敦，而走腹之期门，所以膀胱、胃、胆、脾、肾、肝，皆称之曰足。以阴阳多少言：太阴、太阳为正，少阴、少阳次之，厥阴阴尽也、阳明并左右之阳，两阳合明也又次之本王启元《内经注》。肺、脾得正阴之气，以太阴称，心、肾属少阴，包络与肝，则厥阴矣。受阴气，以是为差。膀胱、小肠，得正阳之气，以太阳称，三焦与胆，属少阳，胃与大肠，则阳明矣。受阳气，以是为差。以脏腑功用言：主宰一身者心，而小肠为受盛之官；宣布万事者肺，而大肠为传导之官；谋胜千里者肝，而胆为决断之官；颐养四体者脾，而胃为仓廪之官；精贯百骸者肾，而膀胱为津液之官，三焦为气之父，包络为血之母。夫一脏一腑，五脏而称六腑者，以三焦属腑，故言六腑。然三焦属腑，而称六腑，包络属脏，宜亦可称六脏。由斯而论，言六腑，必言六脏；言五脏，只可言五腑，以合天地之数。何必参差其说，而言五脏六腑哉！缕陈脏腑，灿然可考，而有不离乎脏腑，亦不杂乎脏腑，非形象之可绘，言语之可传者，妙在元关一窍。

命门提要 详后论中

人身以命门为本，而论命门者，不一其处。止此坎为水，一言尽之。盖坎阴包乎阳，一言水而火在其中，如必象坎之形，两边一画为阴，中间一画为阳，则拘矣。独不闻画前原有易乎！

三焦辨

《难经》注三焦，一则曰：有名无形，与手厥阴相表里。再则曰：有名无形，其经属手少阳。词旨极为明白。叔和定《脉经》，因之以立论，可谓善于祖述矣。辨《脉诀》者，不求甚解，以为明有其经，又曰无其形，自相矛盾，为此不经之谈。而有为之原者，《脉诀》出于六朝高阳生，假名伪撰，叔和《脉经》中决不为此语。不知叔和实根于《难经》，《脉诀》亦未背乎叔和，辨之者愦愦，而辨原之者亦冥冥。而原读《难经》者，将三焦对诸脏腑读之，涣然冰释矣。肾之形如豇豆，而三焦之形何似？脾之形如马蹄，而三焦之形何类？心之形如莲苞，而三焦之形何若？肺六叶而形如华盖，肝七叶而形如甲拆，三焦亦有叶可数，形可拟乎？五腑无不皆然。经则起于关冲，终于丝竹，凡二十三穴，左右四十六穴，岂不有名无形，而行经于上、中、下乎？究其源，滥觞于宋儒，将高阳生一辟庞安常，倡其端而指其瑕，戴同父和其说而辨其谬。厥后一派名流，俱以耳读书而不以心读书，凡《脉诀》之本于《灵》《素》《难经》，微词奥旨，有难晓者，概归于高阳生之僭拟。高阳生阳受其贬，阴实受其褒。夫高阳生立七表、八里、九道之目，而遗数脉，其罪实无可逃。其余不过文不雅驯，荐绅先生难言之，而乃于词之晓畅者，亦谓高阳生杜撰，高阳生不应受如是之诬。学未深造而轻议古人，多见其不知量也。考三焦之功用，乃人身最关要之腑，如天地之三元总领五脏、六腑、营卫、经络之气，而为诸气之宗。以其资生于肾，与肾合气，肾为原气之正，三焦为原气之别，并命门而居，候脉者，亦候之右尺，可谓深知经脉者。余谓不然，上焦主内而不出，其治在膻中；中焦主腐熟水谷、其治在脐旁；下焦主出而不内，其治在脐下一寸。既平列上、中、下三焦，候脉自宜候寸、关、尺三部。

超超元著不减江上峰青。玉田刘东府评。

心包络辨

《灵兰秘典》称心为君主，《二十五难》称包络为心主。盖心是有形之君，包络是无形之主。柱下吏云：常有欲以观其徼，常无欲以观其妙徼，如游徼之徼。中边洞彻，无所不周。惟朕兆甫萌，端倪乍露，乃能灼见其真，故必于常有时观之。妙，如元妙之妙。宇宙洪荒，无所不包，惟机关未启，意念未兴，始可洞观其质，故必于常无时观之。亦仿佛无名天下地之始，有名万物之母之言。后世梁王份对高祖曰：陛下应万物为有体，至理为无。盖暗合此意耳是也。宋元《脉诀》，不知仿自何人，因包络动则喜笑不止，与十二官膻中喜乐出焉相吻合，遂以包络即膻中。亦思膻中为臣使之官，君臣大义，名分森然，何以止知读下一句而不知读上一句乎？且将包络绘其图于简编，独不闻心主与三焦相表里，俱有名无形，何以能知著《脉诀》，而不知读《难经》乎？包络之经，虽起膻中，以无职统众职，尊卑原自攸分。心有形，心主无形，天下惟无形者，其用最神。所以君主无为，心主用事，空空洞洞之中天至地，八万四千里，空空洞洞；人心至肾，八寸四分，空空洞洞，总视心主何如耳。心主泰然，志气日以清明，义理日以昭著。仰无所局于天之高，俯无所踏于地之厚。率性而行，梦寐亦形其畅适于以想见。箪瓢陋巷之回，春风沂水之点焉。心主愤然，物欲莫辞其憧扰，精神莫定其从违。未尝临深，而若临渊将陨；未尝登高，而若登山将崩。任情而动，宴安亦露其张皇于以想见。困石据藜之象，噍杀啴缓之音焉。余用是而知天地之道，其犹橐籥乎，无底曰橐，有窍曰籥，中间一窍，无人摸着，指心包络也。解悟此窍璇玑，立跻天仙地位。其候脉也，菩提本无树，明镜亦非台。《传灯录》：五祖宏忍大师欲求法嗣，令寺僧各述一偈，时有上座神秀者，众所宗仰，于壁上书曰：身是菩提树，心如明镜台。时时勤拂拭，莫使惹尘埃。六祖慧能，时为行者，闻之曰：美则美矣，了则未了。至夜潜书一偈于秀偈旁曰：菩提本无树，明镜亦非台。本来无一物，何处惹尘埃。五祖见之，嗣遂定。有非《灵》《素》《难经》之所及者，请读无字之经《梵典》：南土遣使诣西竺取经，国王将经秘函给使者，还至中途，开视书中，并无一字，因复至西竺，国王笑曰：吾念南土至诚，不惮跋涉，故将上乘无字经给发，岂知止知读有字之经，不知读无字之经。故南土所传，皆有字下乘经。

反关脉解

寸口为脉之大会，诊家于此候吉凶死生。间有脉不行于寸口，由肺列缺穴斜刺臂侧，入大肠阳溪穴而上食指者，名曰"反关"，非绝无仅有之脉也。人，一小天地也，盍观于天乎？日至为天之大经，七政为纬七政，日月五星也。二十八宿，左转为经，七政右旋而行，为纬。周行于天而迟留伏逆，凌犯交食五星与日三合会则迟；与日对冲或与日隔宫遇则留；与日同度则伏，逆亦在对冲隔宫。凡星不循常度，乱入次舍为凌犯。交食即日月蚀也，甘石氏古之掌天文之官，如《周礼》冯相、保章之类。可得而推之。若夫数应谪见，偏无侵蚀之愆《礼记》：阳教不修，谪见于天，日为之食；阴教不修，谪见于天，月为之食。食即相侵相蚀也。数应，然而竟不然者，或有他善之举，以宥其小惩；或有悔祸之机，以俟其速改。抑势之巧中其偶耳。官设祇禄，果验宿离之忒《周礼》：眡祲掌十辉之法，以观妖祥，辨吉凶。若阴阳裹为祲，赤乌成象，镌而横刺，监而抱珥，蔽而昼暗，蒙而光瞀，白虹弥贯，云气叙列，朝隮日上，杂气可想。《月令》宿离不贷，宿星躔次，离星过舍，贷与忒同。设官如是，而天象果如是者，抑势之会逢其适耳。与夫景客孛彗景星，德星也。太平之世，则景星见。又《天官书》：天晴则景星见。客星无常次。《汉书》：子陵与光武共卧，以足加帝腹。次日，太史奏客星犯御座。孛彗，妖星也。《春秋》：昭十七年冬，有孛星入于大辰。注，孛，彗星也。《尔雅》：彗星为攙抢，注亦谓之孛。又《汉书》文颖注：孛星光芒短，其光四出，蓬蓬孛孛也；彗星光芒长，参参如扫彗也。二星似少异。征休征咎应时而见，则势之适然者。甘石氏虽然洞悉其微，而究莫能弥缝其阙。又不观于地乎，东向为水之大汇，决汝汉而排淮泗，顺其性而导之，因其壅而疏之，禹之行其所无事也。至若弱水入于流沙，反为导水之始；黑水入于南海，实居东流之先，虽禹亦不能强之使东。但得安澜有庆，亦不必定归之于东矣。人得天地之气以生，脉会于寸口者，得天地之正者也；脉反其关者，得天地之偏者也。然偏也，非病也，均之得气以生也。其三部定位，于寸口无异。

天文地理如数家珍，故说来耐人咀嚼。南坡居士评。

七表八里九道三余脉辨

浮、沉、迟、数，脉之纲领，《素问》《脉经》皆为正脉。《脉诀》立七表、八里、九道之目，而遗数脉，不辨而知其不可宗。然体裁既变乎古而明其谬，意义自当分析于今而折其衷。天地未辟，老阴、老阳用事；天地既辟，少阴、少阳用事。少阳之数七，七主天，天有七政，居地之表；少阴之数八，八主地，地有八极《淮南子》：九州之外，乃有八寅；八寅之外，乃有八纮；八纮之外，乃有八极。

居天之里。阳常有余，阴常不足天包乎地，男强于女；牡健于牝，雄娇于雌。《经》曰：能知七损八益，则足以治病者，此也。天地之数，始于一而终于九，故天有九天、九星、九道之名九星：即贪狼、巨门、禄存、文曲、廉贞、武曲、破军、左辅、右弼。九道：青道二、白道二、赤道二、黑道二、合黄道而为九也。九天：《周子》：一为宗动天，二为恒星天，以下七政各一重天。又《太元经》：一中天、二羡天、三从天、四更天、五晬天、六廓天、七减天、八沉天、九成天，地则有九州、九野、九河之号。黄帝因天之象以画地之形，广轮错综，无少畸零。《易》曰：地道无成而代有终。其是之谓乎？期三百有六，旬有六日，合气盈朔虚以置闰，而后岁功成焉。人一小天地也，七表以法天，八里以法地，九道以法天地之九数，补三脉以象归奇之闰。《脉诀》分类之义，想当然耳。今举为对待，配以阴阳，岂不显背乎《脉诀》！究之万物不离乎阴阳，一物不离乎阴阳，以阴阳该之，而七表、八里、九道、余三，无不寓于其中，以俟千秋百岁，自有论定之者。

七诊辨

《脉经》曰：七诊者，一静其心，存其神也；二忘外意，无思虑也；三均呼吸，定其气也；四轻指于皮肤之间，探其腑脉也；五稍重指于肌肉之际，取其胃气也；六再重指于骨上，取其脏脉也；七详察脉之往来也。据《脉经》所说，指临时言。以余诀之，用功不在临时，而在平时。平居一室之中，内以养己，恬静虚无，一存其神，二忘其虑，三均其呼吸。沉潜于脉理之场，从容于脉理之圃。将心所存之神，意所忘之虑，鼻所出入之呼吸，尽附指头。不以心所存之神为存；而以指所存之神为存；不以意所忘之虑为忘，而以指所忘之虑为忘；不以鼻所出入之呼吸为呼吸，而以指所出入之呼吸为呼吸。以之探脏腑，取胃气，察脉之往来，无论燕居闲暇，即造次之时，颠沛之际，得之于手，应之于心矣！盖手中有脉，而后可以诊他人之脉。若平时未及揣摩，徒事口耳之学，临时从七诊分晰，心中了了，指下难明。况医当仓卒，病值危急，又何以尽七诊之法，而一无遗漏也乎？！

九候解

寸、关、尺为三部，一部各有浮、中、沉三候。轻手得之曰举，候浮脉也；重手取之曰按，候沉脉也；不轻不重，委曲求之曰寻，候中脉也。三而三之为九也。浮以候表，头面皮毛外感之病也；沉以候里，脏腑骨髓内伤之病也；中以候中，中者，无过不及，非表非里，至数从容，无病可议。古帝王传心之要，所为以一中括天地之道，而立斯人身心性命之宗者，此也。古人以之为心传，吾人亦以之征心得。盖中与和通，谓其和缓而不邻于躁也；中与庸近，谓其平庸而不涉于偏也。其见诸脉，胃气居中，则生机之应也。定之以中，而浮沉朗若观火，三部九候无不了然。

膻中解

两乳中间，气聚之海，名曰膻中，无经络而有其官。《经》曰：膻中者，臣使之官，喜乐出焉。余读经文而穆然思、恍然悟，人自坠地以来，未逢笑口，先试啼声。知识甫开，端倪进露，渐渐客气浸淫，而本来流动充满之气，无复中存。百岁光阴，总是牵愁之岁月；半生阅历，哪寻极乐之寰区。所以生、病、老、死、苦，不能脱其轮回矣。如是，我闻观自在菩萨，心平气和，理直气壮。慈灯普照 王勃《普慧寺碑》：宣佛镜于无方，演慈灯于已绝，统五蕴以俱空 《涅槃经》：五蕴皆空。即六入之类；智炬长明 梁简文帝《菩提树颂序》：智灯智炬之光，同虚空于莫限，驭十方而胥净 唐太宗《圣教序》：宏济万品，典御十方。破烦恼网以慧剑 《维摩经》：以智慧剑，破烦恼网，生安稳想于化城 《法华经》：法华道师于险道中化作一城，疲极之众，生安稳想。广大乾坤，逍遥世界；舒长日月，容纳须弥 《维摩诘经》：以须弥之高广，纳芥子中而不迫窄。昆仑山西方曰须弥山。若夫情根不断，憾种难翻。荆棘丛中，无非苦戚；葛藟藤里，绝少安闲。鼻观䓖木樨之香 《罗湖野录》：黄鲁直从晦堂和尚游，时暑退凉生，秋香满院。晦堂曰：闻木樨香乎？公曰：闻。晦堂曰：吾无隐乎尔。公欣然领解，心期迷梅子之熟 《传灯录》：大梅和尚：任汝非心非佛，我只管即心即佛。马祖曰：梅子熟也。杳无妙叶 梁简文帝《元圃讲颂》：树葳蕤于妙叶，那发空花粱昭明太子诗：意树发空花。然则涤偏气于往来，高悬明镜见上；涵元气于夙夜，永保灵犀义山诗：心有灵犀一点通。云蕊函开，便为清福之地；月苗杯举，别有浩洞之天陆龟蒙《道室诗》：月苗杯举有三洞，云蕊函开叩九章。克效臣使之司，允称喜乐之国。

参透禅理，道尽世情，捧读其篇，每流连三复焉。谷岭王芨读。

丹田解

脐下为丹田，有活见之处，而不可以分寸计。人之动气，根于两肾，生于丹田。气足内藏，鼻息微细；气虚上奔，鼻息喘促。无气有气，有气无气，以此为辨。而名为丹田者，则非医家所能通晓，余与梯云道人姓谢，字际洛，新化人。甫八岁，病染狂，所言皆蓬莱海岛之事，十四岁方瘳。十五岁发蒙，越明年，游泮。一动一静，无不以圣贤自规，了悟山人姓刘，讳宗因，字群占，号济南，邵阳人。天生一种慈祥恺恻之性，日以普渡众生为念。鬓发雪白，满面红光。梦觉道人游湘，寄书未至，预对家人白之。有可知息息相通处，未见瑶函先见形之句，同考道于梅城雷公洞在城南九十里，洞窈而深，巨石摩霄，塞口一水冲破。梦觉道人循口壁凿开，为新邵通衢，约一里许。正居洞中间，傍溪献一大岩，生成考道之所。基砥而坦爽，顶锅而风藏。门面奇花异草，四时馣馞。壁脚方床圆几，百窍玲珑。不暑不寒，常在二八月天气；有炉有灶，包含亿万劫金光。忽一朝，谢子微笑曰：吾今知脐下为丹田，乃藏丹之所也。昨宵漏永，宝鼎浓浓采药于坤炉，升于乾鼎。浓浓，药苗熏蒸之象。光透帘帏精光彻透帘帏，夺得金精一点，恍兮惚兮，活见于脐下矣。余曰：水中之铅，经火一炼，化而为丹。些子机关，只可自知，余亦将有得，不堪持赠君尔。时刘子犹未悟也。谢子灵根凤植，仙骨珊珊，雅有逸鹤闲鸥之致，闻道独早，三人参究元理，得益于谢者居多，厥后刘亦勇于上进。一痕晓月东方露坎戊月精，晓月露者，药苗生也，穷取生身未有时天地未有时，先有贞元会合之真气，而后有天地；生身未有时，先有贞元会合之真气，而后有生身。晓月露，追取先有之真气，归于生身。其所得更有过于余与谢者。桃花凤有约，同泛武陵槎陶渊明《桃花源记》：武陵人捕鱼为业。缘溪而行，忘路之远近。忽逢桃花林，夹岸数百步，中无杂树，行到源头，山有小口，仿佛若有光。舍船从口入，其中往来种作，男女衣裳，悉如外人，黄发垂髫，怡然自乐。自云先世避秦人乱，来此绝境，不复出焉，遂与外人间隔。

桃源此去知非远，可许刘郎一问津。棣友刘旭兰评。

人迎气口解

左手关前一分为人迎，右手关前一分为气口。《脉经》曰：人迎紧盛伤于风寒，气口紧盛伤于饮食。夫关前一分，即左右寸也。左寸本以候心，心非受风寒之所，而以为紧盛伤于风寒；右寸本以候肺，肺非积饮食之区，而以为紧盛伤于饮食。辗转思维，不得其解，乃今于天地运行而知之矣。天左旋，风寒为天之邪，人迎之而病，邪氛胁逼，畏风恶寒，亦见于左之上部；地无旋，地之气右旋，人身之气亦从右始，是以右之上部不名寸口而名气口。一部各分天、地、人三候，上部之地属阳明胃经，主消纳五谷，内伤饮食亦先见于右之上部。以其本位而言，则曰心与肺；以其受邪而言，则曰人迎、气口。

冲阳太冲太溪解

人之两手为见脉之所，而不知两足尤为树脉之根。冲阳动脉在足跗上五寸陷中，属阳明胃经；太冲动脉在足大指本节后三寸陷中，属厥阴肝经；太溪动脉在足踝后跟骨间，属少阴肾经。病当危殆，寸、关、尺三部俱无，须向三脉诊之。如往来息均，尚有可生之路。试观小儿二三岁时，喜赤足，八岁好趋，十岁好走，阳气从下而生也；五十足渐畏冷，六十步履维艰，阳气从下而耗也。两足无脉，纵两手无恙，其命不能久留；两手无脉，而两足有脉，调治得宜，亦可挽转生机。一心应变，宏敷济众之仁；万象回春，允副好生之德。

卷二

男女尺脉异论

男女异质，尺脉攸分。卜寿夭于目前，温犀易辨《晋书》：温峤过牛渚矶，深不可测，遂燃犀角照之。须臾见水族，奇形异状，或乘车马著赤衣者。峤至夜梦人谓：日与君幽明相隔，何苦乃尔；定荣枯于指下，秦镜难逃《西京杂记》：秦始皇有方镜，照见心胆。男脉尺藏，抱朴守真，德寿之者；归神敛气，福禄之翁。若浮洪而短，其祸有不可胜言者。碌碌蓬庐，终日待株林之兔《列子》：野人有遇一兔，走触株林而死，辄拾以归，其后尝守株以待兔；悠悠岁月，无路看长安之花孟郊诗：春风得意马蹄疾，一日看尽长安花。而且每多斯疾之呼，膏肓莫治；定有夫人之恸，命数难延。女脉尺盛，雅秀彬彬，芝香玉砌，精光炯炯，桃熟瑶池。若隐伏而微，其祸又不可胜言者。郊禖无灵，空履大人之迹；螟蛉有子，徒闻象我之声。而且狮子吼于河东，乞怜处士《东坡集》：陈季常佞佛，妻柳氏性悍，客至尝闻垢声。东坡戏之曰：龙邱居士亦可怜，谈空说法夜不眠，忽闻河东狮子吼，拄杖落手心茫然。**按**：狮子吼，梵书名佛声震，小说自息，犹狮子吼，群兽皆藏。犊车乘于洛邑，见戏相臣《妒记》：洛中王导妻曹夫人性妒，导惮之，乃别营馆居妾。夫人知之，率婢持刀寻讨，导恐，飞辔出门，左手攀车栏，右手提尘尾，以柄打牛。司徒蔡谟戏曰：朝廷欲加公九锡。导弗之觉，但谦退而已。谟曰：不闻余物，惟有短辕、犊车、长柄尘尾。导大怒。

痨症脉数论

病症最苦者莫如痨。《脉经》注：脉数不治。而未注明所以脉数，所以不可治之故。天一生水，天一奇数阳也，而生水则为阴矣。阴阳同宫，是一是二，解人当自分明。《难经》注：左肾以藏水，右肾以藏命门，固为传写之讹；即方书谓"两肾一般无二样，中间一点是元阳，亦是隔膜之谈。盖阴生于阳，阳藏于阴，诚有分之而无可分者。人自囝地一声以来，有此水即隐此火，而穷通寿夭，皆决之于此。《入药镜》崔公希范著云：惟有水乡一味铅是也。乾坤交媾罢，破乾为离，破坤为坎。铅为金丹之母，八石之祖，先天一点乾金，走入坎水中，化而为铅。由乾阳来，是为真火。水足而火之藏于水中者，韬光匿彩，而六脉得以平和；水虚而火之见于水中者，焕彩闪光，而六脉何能安静？水之包涵乎火，夫固有一滴之不可亏者。病而名痨，痨者，牢也，牢固难解之辞也，或曰：取其劳苦、劳役、劳顿之义。吾则曰：劳字从火，相火一煽，君火随之而炽，二火争焰而痨焉。盖一勺之水，煎熬殆尽，火无所附丽，飞越于上，犯营则逼血妄行；克金则咳嗽不已；灼津液则饮食变为痰涎；蚀肌肉则形骸为之骨立。一身之内，纯是火为之猖獗，脉之所以数也；精竭神枯，脉之所以细而数也。夫性命之理，至为微妙。性藏于心，命藏于肾，命即指此火也。有水，火可以引之归元；无水，火亦无所归宿龙雷之火，潜于水中，得温暖则藏。水冷则火升，咽痛、唇裂、口渴、面赤，投以桂附，温其窟宅而招之，火自归乎原位，《本草》所以有桂附引火归原之语。世医不察，概施之无水并邪火之症，人之死于非命者，无冤可诉。揆厥由来，祸肇于《景岳》《医贯》《薛氏医案》诸书，流毒二百余年。天心仁爱斯民，亦有悔祸之机，自《慎疾刍言》《医学汇参》书出，而吴越之风息，自如。我闻唤醒世人书出，而燕赵之风息，惟荆楚何辜，此风犹自盛行，直至焰消灰尽，命亦于此尽矣。其可治乎？其不可治乎？惟愿同学君子，遇症之自内出者，稍见脉过其止，即以醇静甘寒之品养之百合、熟地、枇杷叶、梨汁、童便、麦冬、桑皮、地骨皮之类。经验加味地黄汤：熟地、淮药、枣皮、泽泻、云苓、生地黄、麦冬、丹皮。百合固金汤：生地、熟地、百合、麦冬、芍药、秦归、贝母、元参、桔梗、甘草，无使至于数焉，诚济世之慈航也。然则，问此火离乎本位，出没无端，隐显莫测，可确指其侨寓于何处乎？余应之曰：分明香在梅花上，寻到梅花香又无。拈花示众。

静照无知山人评不刊之论。

南坡居士加批结语：将时行物生鱼跃鸢飞之理，经朱儒千言万语苦未分明者，一眼觑破，一口道破。奇事！快事！余著是篇，殊触当日隐憾也。年十三应童子试，见赏宗工，曾拔前茅。旅馆风霜，归患水肿，误服桂附，几濒于危。忽西江来一老医，姓聂，名广达，以乳蒸黄连服之而愈。究中桂附伤，随即吐血、咳嗽、潮热等症作矣。一室之中，调养五载，博采医书，折衷一是，惟日服甘寒之品，身体渐次复元，医亦稍得门径。本欲理吾旧业，以绍箕裘，而日夜求治者，接踵搅心，因将手泽庋之高阁。追寻五十年前梦，云散天空一道人。

噎膈反胃脉缓论

余得一缓字诀，以决病之死生吉凶。凡遇噎膈反胃，脉未有不缓者，其将何以决之？余用是三思焉。因其脉之缓，而知其脾无恙焉，肾无恙焉，心、肝、肺无恙焉。惟是一眚之累，居于要地，遂积成莫疗之痾。即其脉以思其症，绳以理而溯其源，《经》曰：金木者，生成之终始《河图》：天一生水，地二生火，即乾元大生，坤元广生之纲领，故水火之功用亦足以维系乎天象地舆。至土以五十居中，寄旺于四时。尤其彰明较著者，惟天三生甲木，地八乙成之，乃滋生之始事。所谓一生二，二生三，三生万物者，此也。地四生辛金，天九庚成之，乃集成之终事，所谓战乎乾、劳乎坎、成言乎艮者，此也。故木气司权，丰草绿缛而争茂，佳木葱茏而可悦。金气司权，草拂之而色变，木遭之而叶脱。物之化，从乎生，物之成，从乎杀。生杀之机犹权衡之不可轻重也。人生百年，一大春秋耳。年当杖乡杖国，正值秋月之天，由是阳明之庚金，其气化为燥，由下冲上，冲于阑门、幽门，谓之反胃，朝食暮吐或隔宿方吐；冲于贲门，谓之膈，即食即吐；冲于吸门，谓之噎，食难下咽。燥之所冲，门遂为之枯槁，叶黄禾熟之候，纵日暄风动，露滋雨润，而欲转其青焉，抑已难矣。《经》曰：三阳结手阳明大肠、足太阳膀胱、手太阳小肠，谓之膈。不独指阳明经。亦思三阳同居下位，岂有一阳结阳明金燥，而二阳不随而结者乎膀胱与小肠津液，随之而枯？所以吐沫、刺痛、羊粪，总由于燥结然耳。东垣通幽汤秦归身、升麻、桃仁、红花、炙草一钱，生地、熟地五分，其理最为深邃，存其方可矣。丹溪禁辛燥丁香、白蔻、砂仁、半夏、陈皮之类，虽其义极为晓畅，存其语可矣。若喻嘉言、李士材于是症，一则商其补脾补肾，未悟其脉；一则酌其下气坠痰，未达其症。然则，此症无可治乎？曰：非也。年未登五十，燥非其时，或为醇酒所伤，或为煎熬所中，以润燥为主牛羊乳、童便、芦根、韭菜汁、陈酒、茅根之类。经验方：酒大黄、桃仁、归尾，炼蜜为丸，茅根汁汤送下，兼用四子之书，多有得愈者。悟到秋来金恋木，翻然方见艳阳天后天坎离用事，升居乾坤之位，于是八卦各易其位。震木居离火之位，震为苍龙，龙从火里出；兑金居坎水之位，兑为白虎，虎向水中生。龙跃虎腾，金木交并，木之欣欣向荣者，不畏金而反爱金，虽历夏而秋，常在春三二月之天。

司马石渭中，端方正直，同砚两载，来往数十年如一日也。年近五旬，酷嗜浓味鱼腥，胸间隐隐作痛，食入即吐。人到知心，刻期取效。心转疑惑，觉古所传之方，一无可用，乃会丹溪之意，日服芦根汤而愈。游湘未晤，于今三年，是夜援笔成论，顿兴我以暮云春树之感。

体肥脉虚中症论

气为阳，血为阴，阴阳配偶不参差，五脏调和脉斯正。惟是体格丰隆，一线之微阳，不足以敌硕肤之阴躯。居恒服温补性味，殊觉相宜。寒凉性味，一滴逆口，由其气虚，是以脉虚耳。盖尝论之，气，无形者也，血，有形者也。有形者，全赖无形者为之运用，而后足得以行，手得以握，耳得以聪，目得以明，鼻得以闻其香臭，口得以知其五味。虽然，尤有进无形者，能运有形，而不知更有无形者，为之主宰，无形者，方得宣布于四肢，充塞于五脏六腑。无形者何？真气是也以其所运而言，曰真气；以其所居而言，曰谷神。《道德经》：谷神不死，是谓元牝；元牝之门，是为天地之根。手足耳目口鼻，皆根窍于元牝。元窍一闭，耳非不孔窍玲珑，而不能听；目非不黑白分明，而不能视；鼻非不呼吸出入，而不闻香臭；口非不咀嚼珍蔬，而不知五味；手足非不血光红润，而不握不行。今为阴血所压，无形者馁矣；无形者馁，则有形者亦馁矣。古今卒中之症，大半患于体肥之人，职是故耳。方书所载中症，许多言说，徒事喧哗。一言以蔽之曰：气脱。其卒然而毙者，真气脱也；其毙而复苏者，真气犹存。凡气一时不足以胜形体之任，其手足不用不仁者，元窍闭也。元窍闭，调治得宜脉虚、脉芤、脉迟经验方：黄芪、人参、焦术、附片、秦归、抚芎、苡米、姜枣引。脉洪、脉数、脉细经验方：熟地、人参、枸杞、秦归、苡米、丹皮、麦冬、五味。如初中半身不遂，不省人事，筋急拘挛，口角喎斜，语言謇涩，脉弦而数，则以风论，小续命汤：防风一钱二分，桂枝、麻黄、杏仁、川芎、白芍、人参、甘草、黄芩、防己八分，附片，轻者亦有全愈，重者或苟延岁月。调治失宜，真气亦不能久留，知几之士，见其体肥脉虚，时常培养元阳经验方：附片、干姜、人参、黄芪、焦术、肉桂、秦归、炙草、姜枣引。鹿茸桂附丸：附片、肉桂、鹿茸、熟地、淮药、丹皮、枣皮、泽泻、茯苓，庶有裨焉。有形四大皆假合潜确《内书》：四大，地、水、火、风也。地无坚性，水性不住，风性无碍，火假缘生。《释典》：骨肉为地，涕唾津液为水，暖气为火，骨节转运为风。达者谓之幻身。古佛偈假借四大以为身，无形中有主人翁《性命圭旨》：主人翁，姓金，号元晶，自虚无中来，居杳冥之乡。

岐伯曰：中风大法有四：一曰偏枯，半身不遂也；二曰风痱，身无疼痛，四肢不收也；三曰风懿，奄忽不知人也；四曰风痹，诸痹类风状也。夫曰风痱，真风也。所谓偏枯、风痱、风癔者，以其舌强口喑，卒倒无知，形似乎风，因以风名。详究其义，实与风毫不相涉。就其症而言之，手撒，脾气绝矣；口开，心气绝矣；鼻鼾，肺气绝矣；目闭，肝气绝矣；遗溺，肾气绝矣。汗出如珠，发直如麻，面赤如妆，真阳鼓散于外矣。抉其精而穷其奥，总归宿于肾元。盖肾为性命之根，如止见一二经，尚未伤及于肾，急相其肾之水亏、火亏，培之补之，而受伤之脏，自复其初。朱丹溪以为痰则生火，火则生风，固属捕风捉影；李东垣以为本气自病，将风字涂抹，其于是症，亦似有得，究未窥其底蕴；河间以为将息失宜，心火暴甚，而著地黄引子熟地、枣皮、巴戟、附片、肉桂、苁蓉、茯苓、麦冬、五味、石斛、菖蒲、远志，可谓抉出疾源矣。顾肾水火同宫，有痰涎上涌，水不足者；有面赤烦渴，火不足者。地黄引子仅足补其火，赵养葵又补明水不足者，用地黄汤滋其水。庶岐伯不言之蕴，得以阐明于世。治是症者，慎勿存一风字于胸中，斯得之矣。

喘急脉论

《脉经》曰：上气喘急候何经，手足温暖脉滑生。若得沉涩肢逆冷，必然归死命须倾。试申论之，人之所赖以生者，元气、宗气，而其所以生者，则真气也。统一身而言，则为元气。元气充足，呼吸自循常度，如涉虚怯，阴阳之气乱矣。经曰：阴争于内，阳扰于外，魄汗未藏，四逆而起，起则熏肺，使人喘息。体犹温暖，脉多虚滑，人参能回元气于无何有之乡独参汤。经验方：黄芪一两，秦归三钱，姜枣引，喘息自止。据中焦而言，则为宗气，宗气转运升降，自无窒碍，如沾痰滞，阳明之气郁矣。经曰：邪客于阳阴之络，令人气满，胸中喘息。体虽温暖，脉则弦滑，法夏和胃而燥痰四七汤：人参、肉桂、法夏、炙草、姜枣引，喘急随除。至于先天一点真元之气，是为真气，至无而含至有，至虚而统至实。鼓荡于太虚者，雷也；而其所以默运乎鼓荡者，非雷也，真气也。吹嘘乎万物者，风也；而其所以驱使乎吹嘘者，非风也，真气也。外护于表，内行于里，周流一身者，气也；而所为主宰以周流者，非气也，真气也。释氏调气以悟空，调此气也；老氏炼气以归真，炼此气也；儒者养气以为圣为贤，养此气也。释氏谓之真如钱起赠怀素诗：醉里得真如。刘禹锡诗：心会真如不读经，老氏谓之绵绵《道德经》：绵绵若存，儒者谓之浩然。其为气也，天地得之，万古不老；

生人守之，寿算常存。人而以酒为浆，以妄为常，醉以入房，真气散矣。真气散，一身之元气、宗气，以致营气、卫气、中气、胃气，一齐奔上，为喘为急，肢之所以逆冷，脉之所以沉涩也，而命有不倾焉者乎？彼水肿之喘，以水肿论；风寒之喘，以风寒论；哮症之喘，以哮症论；热病之喘，以热病论。经中言喘，层见迭出，各有其本，单言喘者，止有数条。撇开各症方言喘，寻到源头始见医。

非有大本领大作用人，不能道其只字。南坡居士加批。

气鼓脉弦数论

医学中，刘、李、朱、张而下，瓣香敬祝者，汪子切庵，独于气鼓症，列之湿门中，殊不谓然，究其源，方书俱然，不自切庵始。余考其症，是气也，当列于气门。气以类而方明，病虽难而易治。夫气之功用，全赖脾土为之转运气分气与炁，土分有无形。脾属土，有形者也，有形之土运气。脾藏意，意亦属土，无形者也。无形之土运炁。有形之土，以药补之；无形之土，以心养之。二者得兼，而土斯健矣。土旺而气乃周流四体，土衰而气遂停滞中州，贯注躯壳，充盈腠理，郁而为热，气鼓成焉。经曰：诸胀腹大，皆属于热是也。其为症也，四肢日见瘦羸，肚腹日见胀满，任人揉按，痛痒不关。稍进糠粮，饱闷难受。脾愈虚，肝益肆其侮；气愈积，热益张其威。脉之弦且数，其所由来者，有明征矣。治是症者，当青筋未大见，脐心未大突，缺盆未大满之时，重用黄连以解其热。清金以制肝盛，培土不受肝邪经验方：人参、黄连、焦术、麦冬、青皮、肉桂、炙草。药固有维持之力，尤宜却咸味，断妄想，存神静虑，以养无形之土，不治气而气自宣通，多有得安者。其名不一，曰单胀，以其独胀于腹也；曰鼓胀，以其中空无物也；曰蛊胀，若虫食物而中空也；曰热胀，由热而胀也；曰气胀，由气而胀也。统名之曰气鼓也。彼水胀、寒胀，列于湿门，宜也，原与此症毫不相涉。东垣一代伟人，中满分消丸厚朴一两，枳实、黄连、黄芩、法夏五钱，陈皮、知母、泽泻三钱，茯苓、砂仁、干姜二钱，人参、白术、甘草、猪苓一钱，蒸饼为丸，亦尚未分晰也。

血证有不必诊脉、有必须诊脉论

失血之症有四：从齿失者，曰齿衄；从鼻失者，曰鼻衄；从咽失者，曰呕血；从喉失者，曰咳血，曰咯血，曰吐血，曰唾血。失血则一，而轻重攸分。最轻者齿衄，足阳明胃脉循鼻入上齿，手阳明脉上颈贯颊入下齿，二经热盛，其循经之血从齿溢出。血路一通，即无热，亦时常而来，于体无伤，不必以药治者也。稍轻者鼻衄。凡经之上于头者，皆下通于鼻，少阳之脉上抵头角，太阳之脉上额交颠，阳明之脉上至额颅。其血之循于经者，随气周流，走而不守，三经为热所逼，血即从鼻而漏。以童便引热下行，茅根清胃降火，其血立止。至于漏血过多而无休者，则不责之血热，而责之气虚。有形之血，一时所不能滋；几希之气，速当挽回，急用参芪补气以督血经验方：黄芪一两，秦归三钱，姜枣引，补气以摄血，补气以生血。虽气息奄奄，亦可回生。彼伤寒鼻衄，名曰红汗，热随血解，不必止血，亦不必再发汗；瘟疫鼻衄，名曰外溃，毒从血减，不必止血，亦不必再议下。经络分明，见其症，即可以用其药也。稍重者呕血，即在胃腑矣。贮积日久，逆而上呕，多则盈盆盈碗，聚则成块成堆。或一月一呕，或间月一呕，或周年一呕。未呕之先，郁闷难安；已呕之后，神清气爽，但得血路通利，有呕至耄耋而无伤者。以恐血阻吸门急备方：用纸捻刺鼻中，得嚏则通，登刻至毙，方书积案，从未有发明其义者。盖胃为五脏六腑之海，血易为之聚，人而饮食煎熬，停留瘀血，结成窠臼，久则相生相养，习以为常，如蚁之有穴，鱼之有渊，生生不已。补之，愈足以滋其党；凉之，徒足以塞其路。辗转图维，惟三七、郁金，以破负固之城；淮膝、大黄，以开下行之路悬拟方：三七、郁金、牛膝、大黄、归尾、桃仁、枳实，炼蜜为丸。扫除而荡涤之，庶有瘳焉。尝见山居之民，采草药以治血，遇是症得愈者居多，草药之性，无非破血之品，有明征矣。最重者吐血、咳血、咯血、唾血。致病之衅，原不一端；发病之源，总归五脏。脏者，藏也，所以藏其血以养神、养魂、养魄、养意、养精与志也。心不主血，则神为之消散；脾不统血，则意为之惝恍；肝肺不归血，则魂魄为之飘荡；肾不贮血，则精志为之桔亡。一滴之血，性命随之，全凭脉息以决吉凶。脉而虚弱，火犹未发，归脾汤人参、白术、茯神、枣仁、龙眼肉、黄芪、秦归、远志、木香、炙草、姜枣引，养营汤人参、白术、黄芪、炙草、陈皮、肉桂、秦归、熟地、五味、茯苓、远志、酒芍、姜枣引，俱能奏效；脉而洪数则内火炽矣，火愈炽而血愈亡，血愈亡而阴愈虚，故曰阳邪之甚，害必归阴。当此之时，寒凉适足以伐五脏之生气，温补又足以伤两肾之真阴，惟以甘寒滋其阴而养其阳同痨伤论，血或归其位耳。又有一种，五脏为内寒所侵，血不安位而妄行者，脉虚而迟，非附子、干姜，不足以祛其寒而温其经经验方：附片、干姜、黄芪、白术、秦归、炙草、建元、姜枣引，此百中仅见一二者。至于外寒犯乎五脏，扰血逆上者，脉浮而紧，惟麻黄人参芍药汤桂枝五分，麻黄、黄芪、甘草、白芍一钱，人参、麦冬三钱，五味五粒，当归五分，可以攻其寒而安其血。此亦血症之常事，甚无足怪。所以五脏之血，必诊脉而后能决也。综而计之，譬之军伍，齿衄、鼻衄，巡哨之士卒也；呕血，护卫之士卒也；咳、吐、咯、唾之血，则守营之士卒也。巡哨之士卒可失，即护卫之士卒可失，而守营之士卒，断不可失者也。经四十载之推求，而血症了解，阅千百人之性命，而血路敢详。

　　见得到说得出。静照无知山人评。

　　司马刘芹藻，忽患失血，气喘，脉虚而迟，重用附子、干姜、黄芪，立愈。由是留心医学，讲解《灵》《素》《难经》。

咳嗽脉论

　　痨症咳嗽，以痨为本，不在咳嗽论。其余咳嗽，但得病源缕晰，无脉不可以治。欲达病源，先分内外。外感咳嗽，专责之于肺。风寒之来，先入皮毛，皮毛者，肺之合也，风寒郁于肺，则咳嗽，肺窍得通，则咳嗽止焉，故古有外感咳嗽则轻之语。其脉浮而大，散之以葱白，通之以紫苏参苏饮：人参、紫苏、干葛、前胡、法夏、茯苓、陈皮、甘草、枳壳、桔梗、木香、葱白。至于内伤，经曰：五脏皆令人咳，不独肺然也。而要不离乎肺，其本经咳嗽也，金生在巳，形寒金冷，伤其生气，喘息有音，甚则唾血，其脉短而迟，补之以波蔻，温之以砂仁经验方：人参、焦术、云苓、法夏、陈皮、波蔻、砂仁、炙草、姜枣引；其心脏咳嗽也，火甚克金，喉中隐隐如梗状，甚则咽肿喉痹，其脉浮而洪，凉之以黄芩，泻之以山栀经验方：生地、赤茯苓、山栀、生甘草、黄芩、桔梗、麦冬、灯心引；其脾脏咳嗽也，土不生金，阴阴痛引肩背，甚则不可动，其脉濡而弱，培之以黄芪，燥之以白术经验方：人参、秦归、黄芪、焦术、法夏、陈皮、云苓、炙草、大姜枣引；其肝脏咳嗽也，木燥火发，金被火伤，两胁下痛，甚则不可以转，其脉沉而弦，制之以鳖甲，和之以柴胡熟地、鳖甲、秦归、柴胡、酒芍、炙草；其肾脏咳嗽也，火动水亏，金少水涵，腰背相引而痛，甚则咳涎，其脉沉而细，滋之以熟地，坚之以黄柏知柏地黄汤：熟地、淮药、枣皮、知母、丹皮、泽泻、茯苓、黄柏。久咳不已，移于五腑，病则缠绵难愈，治法仍归五脏。彼无痰干咳，火郁于肺，一言尽之，升提肺气甘桔汤：桔梗、甘草，生其津液八仙长寿丹：熟地、淮药、枣皮、麦冬、泽泻、茯苓、丹皮、五味，斯得之矣。据经分症，即症分脉，凭脉用药，夫固有历历不爽者。经曰：秋伤于湿，冬必咳嗽。经之所言者，主气也，四之气土，正在秋初当权。喻嘉言以为，湿字疑燥字之误，止知岁气之燥，而不知主气之湿。经曰：脾苦湿，未闻心、肺、肝、肾苦湿。河间咳嗽之篇，以为湿在脾可也，而必分其湿在心、在肺、在肝、在肾何也？丹溪论咳嗽，有风、有寒、有痰、有火、有痨、有虚、有郁、有肺胀，庶乎近之。降至景岳，所论外感咳嗽，大半内伤之方居多，所谈内伤咳嗽，止知阴虚一语，虽所重者肾元，四脏亦在内伤之列，何以曾不之及？内伤外感四字，尚未解透耶自内而出者，喜、怒、忧、思、悲、恐、惊及房劳、饮食所伤为内伤；自外而入者，风、寒、暑、湿、燥、火及瘟疫、痢病所感为外感。夫无痰不作咳，无嗽不有痰，一言咳嗽而痰在其中，《内经》所以有饮无痰，饮留肠胃，不咳不嗽者。自汉儒添一痰字，方书遂将咳嗽与痰，分为两门。究竟扯东拽西，两无分别，书之所以日益支离也。论综唐宋元明，折衷岐伯，证分心、脾、肝、肾统汇肺经。

星布棋罗灿然可观。健庵匡家元读附录，颠态梦觉道人补《三指禅》方，时值弥天大雪，赤身持稿，缓步诣舍，命余誊真，余随赠三绝，有"讵知天意浓飞絮，权作衣裳莫怯单"之句。

泄症脉论

《难经》训泄有五：胃泄，饮食不化；脾泄，腹胀呕吐；所谓大肠泄者，食已窘迫，可该脾泄论；所谓小肠泄者，便血腹痛；大瘕泄者，数至圊而不便，宜以痢门论。则泄止可言脾胃二经。诊其脉数，而邪之自外来者，属胃，其气化而为热，轻则黄连厚肠，佐以利水和胃之品经验方：焦术、云苓、桂枝、黄连、泽泄、猪苓、车前、苡米，至于完谷不化，则泄之甚者也，须芒硝、大黄经验方：芒硝、大黄、银花、炙草，姜枣引，涤其邪而泄自止；诊其脉迟，而虚之由内生者，属脾，其气积而为寒，轻则焦术和中，佐以燥湿补脾之味经验方：黄芪、白术、云苓、莲肉、法夏、诃子、陈皮、苡米，姜枣引。至于胀满呕逆，则泄之剧者也，必附片、干姜经验方：黄芪、附片、干姜、焦术、肉桂、莲肉、炙草，姜枣引，尝与道人分别是症，知其随手辄验者，有由来矣。南坡居士志。温其寒而泄乃除。夫泄，显而小者也，以其泄天妙趣而言，则水为先混沌之初，冲漠无朕，先天一团氤氲之气，降而为水，犹未见其昭著，渐至昭著而生火；犹未有其形质，渐有形质而生木；犹未至于坚实，渐至坚实而生金；土则随行而生。郭璞《葬经》：泄天妙趣水居先。《河图》之数，天一生水；以其承天时行而言，则土为重坤承天之施，奉以行之，时未至，不敢先时以立始；时既至，不敢后时以骧功。坤道之所以顺也，然载万物者坤，含万物者坤，非有坤以承天，则天亦将虚于所施。故曰厚德至静，无成有终，可知配天之功用者惟坤土独也。正许氏《说文》：重字从土，是以土为重之义。脾为己土，胃为戊土，一动一静，一阴一阳，互相为用，所以十二官中，各司一职，独脾胃统司仓廪之官。以其物之资始而论，惟恃动气战乎乾，战即鼓荡之意，谓资始也。杨子云：太初者，气之始；太素者，质之始。禀乾之始，出而为动；以其物之资生而论，全仗谷气致役于坤，役即孳字之意，谓资生也。《淮南子》云：毛虫则横生，倮虫则纵生。萃坤之生，养而归谷。脾主消谷，胃主纳谷，一表一里，一刚一柔，还相为质。所以五行宝内，但养一脏，惟脾胃实养性命之宝。至哉坤元，厥惟脾胃。拟七斗以摩霄上顶心，心有七窍，高悬西北；断六鳌以立极下临六腑，美尽东南。富媪《汉书》后上富媪敷文，宅中叶裳元之吉；媒婆方书：脾为媒婆践约，婚媾迨冰至之辰。卜操柄之有归《说卦传》：坤为柄，应差竖亥《史记·天官书》：竖亥步经，大章行纬；占括囊之无咎，稳塞夷庚《左传》：以塞夷庚。谓要道也。象推咨啬，义取含章，后得无患乎。先迷方外必根据直内。以故胃与脾合，马之所以称牝也；脾与胃分，龙之所以战野也。调理得宜，百体从兹而安；调理失宜，百病从兹而起。夫泄，显而小者也。

即泄症一端，以阐明脾胃全理，分疏合写，经经纬史，无义不搜，允称天造地设，可补东垣《脾胃论》一篇。南坡居士评。

水肿脉浮大沉细论

《脉经》曰：水肿之脉，浮大易愈，沉细难痊。余谓医不细揣脉与症，斯已难矣。果脉清症确，浮大固可十全，沉细未必难痊。余少时曾患水肿而回生者，欲知水肿幽明路，说法何妨我现身。人生饮入于胃，气化之妙，全凭脾、肺、肾三经。脾专运用之职，肺擅通调之官，肾司熏蒸之用，而后云兴雨施，渗入膀胱。三经失权，其气不化，蓄诸中州，横流四肢，泛溢皮肤，一身之中，无非水为之灌注矣。以其脉之沉细者言之，脉而沉细，病愈深而侵入脏矣。即脉之沉细分症之阴阳，其为阴水肿也，形寒伤肺，湿寒侵脾，虚寒埋肾，大便溏泻，小便清利，脉则沉细而迟，补土以温金，实脾汤焦术、茯苓、炙草、厚朴、肉桂、草蔻、木瓜、木香、附片、干姜，大枣引，实开斯世之福；壮水兼补火，肾气汤熟地、茯苓、山药、丹皮、枣皮、淮膝、车前子、附子、肉桂、泽泻，能挽造化之穷。其为阳水肿也，火盛克金，热郁侮土，燥过枯水，大便坚硬，小便黄赤，脉则沉细而数，石膏友麦冬经验方：石膏、麦冬、粳米、炙草、大枣、生姜，本草中足称治水之橇《史记·夏纪》：禹治水，泥行乘橇，山行乘樏。橇，履器之有齿者，今之木屐仿之；黄连伴黄柏经验方：黄连、苡米、黄柏、车前、肉桂三分，知母、炙草，医方内大是分水之犀《抱朴子》：犀角一尺以上者，刻为鱼形，衔以入水，水即分开。余尝阅是症，阴阳俱厥，有令人不可测度。阳水之厥，更有十倍于阴水者。阴水误以阳治，先或声哑而死；阳水误以阴治，定是吐血而亡。至于脉之浮大，邪犹在表，病之最浅者也。水蓄膀胱，五皮饮五加皮、地骨皮、茯苓皮、大腹皮、生姜皮，可洁清净之府；水行肌表，越婢汤石膏八钱、麻黄六钱、大枣一二枚、炙草三钱、生姜三钱，足开鬼门之关。其朝宽暮急，暮宽朝急者，水随气之升降也，何必曰阴虚阳亏；上气喘促，夜卧难安者，水淫肺之叶孔也，何必曰子胎母宫。曰风水、曰石水、曰皮水，多其水名；曰湿肿、曰血肿、曰风肿，总是水肿。揣摩脉症，辨别脏腑，沉细浮大，有何难易之分？酌理准情，无非从前所有之语；披肝沥胆，尽是劫后余生之言。其于是症，煞吃苦辛矣。愁成白发三千丈，历尽洪涛十八滩。

　　人但知浮大为阳，沉细为阴，而不知沉细中有迟数，即有阴阳。治之之法，相去甚悬。世之患是症者，多为药饵所误，惜不早得是而读之也。南坡居士加批。

偏正头痛不问脉论

　　医有不知其病而不能治者；亦有明知其病而不能治者，有莫解其病而莫能疗者，亦有了解其病而仍莫能疗者。与哮痫相颉颃而深藏之固，更甚于哮痫者，正头风一症。或数日一发，或数月一发。其发也，突如其来，不因邪触；其止也，诎然而止，非借药医。揣其痛之根，不越风毒之客于髓海焉。六经皆有头痛，三阳之经上于头，随其经而医之，药到而痛自除。痛居经络不到之处，羌活、防风无所施其勇；升麻、干葛无所竭其力；柴胡、黄芩不能消其事而逐其邪。三阴亦令人头痛，或痰壅于胸膈太阴；或气逆于脑顶少阴；或冷逼乎督脉厥阴。而痛不关于痰气与风，南星、半夏燥其痰；麻黄、附片温其经；吴萸、干姜去其寒。燥者自燥，温者自温，去者自去，而痛者自痛也。本草胪陈，空对神农而数典；万书案积，莫向仲景而问建。抑又闻之剑阁之危险，四面拒敌，而偏以缒入之邓艾破蜀至阴平，山势险绝，军士不得过，以缒入之；逼阳之深固，万夫莫当，而偏以老克之《左传》：逼阳城小而固，晋荀偃、士匄伐逼阳，入于逼阳，请于荀曰：水潦将降，惧不能归，请班师。荀罃曰：牵帅老夫，以至于此，七日不克，必尔乎取之。五月庚寅，荀偃、士匄帅卒攻逼阳，亲受矢石，甲午灭之。阅方书，鼻渊称为脑漏，脑可漏之出，亦可注之入，以口服药而经不通者，以鼻注药而窍自通。在拣其解毒去风性味之平正者，淡淡注之白菊、陈茶煎汤冷注。一方，皂角、细辛研细末，吹鼻得嚏则解，而痛自渐渐减矣。以鼻代口，休防郢人之垩《庄子》：郢人鼻端有垩，使匠石斫之，匠石运斤成风，垩去而鼻不伤，郢人立不改容；追风拔毒，何假华佗之刀华佗，字元化，汉末沛国谯人。通五经，精方脉，能刳骨疗疾，为外科之祖。有《青囊》书，惜乎无存。然此法肇自前人莱菔汁注鼻之方，特取而变化之者。至于偏头风痛，丹溪以为左属风、属火，多血虚；右属热、属痰，多气虚，用之未必大验。究其根，亦是风毒傍于脑海之旁，病之去路，多从目出而解。同邑石光南所传淡婆婆一方淡婆婆根为君，天麻、京子为臣，川芎、白芷为佐，菊花、当归、木贼为使，黑豆百粒为引，初起者用之屡效，殊不可解，录之以备急用。一种手三阳之脉受风寒，伏留而不去者，名厥头痛；入连在脑者，名真头痛。其受邪与正头风无异，而其来也速，其死也速，更有甚于偏正头风者，古无救方，质诸海内名公，不知家亦藏有秘方否？

绝处逢生，识高于顶。南坡居士加批。

石光南家累千金，广为结纳，高人异士，过其地者，辄馆于书斋，所得多医书未传之秘方。淡婆婆，又名淡亲家母，未考其性，但尝其味，亦属平淡，草药肆购之。

心气痛脉论

古传心痛有九，循其名而责其实，纤毫难溷。一曰虫，凡痛脉多伏，今反洪数者，虫也。厥名曰蛔，长寸许，首尾通红，踞于心窝子，吮血吸精，伤心之患，莫惨于是。以雄黄、槟榔、白矾为丸，杀之而痛自除。二曰疰，疰者，自上注下也，令人沉沉默默，心中隐隐作痛，甚有疰至灭门户而莫名其病者。脉则乍短乍长，乍涩乍细，非寻常药饵所能疗，惟苏合丸麝香、沉香、丁香、檀香、香附、荜拨、白术、诃子、朱砂、青木香、乌犀角各二两，薰陆香、龙脑各一两，安息香二两另为末，用无灰酒熬膏，上为末，用安息香膏加炼蜜为丸，每两十丸，蜡包裹，温水化服。**阿魏膏**楂肉、胆星、法夏、麦芽、神曲、黄连、连翘、阿魏、蒌仁、贝母、风化硝、枯碱、萝卜子、胡黄连，上为末，姜汤浸，蒸饼为丸。相其本体之强弱寒热，体强而热，阿魏丸；体弱而寒，苏合丸，庶可以治。三曰风，风得火而益炽，火得风而愈威。风而入于心，则痛之猝者也。其脉浮紧而数，以白菊、白矾为君，侯氏黑风散白菊五钱，白矾钱半，防风、白术、桔梗八分，人参、茯苓、秦归、川芎、干姜、细辛、牡蛎三分，共为末，温酒调可采也。四曰悸，有触而惊曰惊，无触而惊曰悸，悸而至于痛，则悸之甚者也。其脉虚而滑，加乳香、没药为使，李氏养心汤黄芪、茯苓、秦归、川芎、法夏、甘草、柏子仁、枣仁、远志、五味、人参、肉桂、乳香、没药，姜枣引盍用之。五曰食，食入于胃，停滞未化，攻冲作痛，其脉短而涩，平胃散苍术、厚朴、陈皮、炙草洵为对症之方。六曰饮，饮入于胃，攻注无常，激射作痛，其脉濡而迟，五苓散猪苓、茯苓、焦术、泽泻、肉桂实为导水之剂。七曰冷，寒气犯于绛宫，脉则或迟或结，吴萸、川椒、砂仁、木香，止痛书，何难共证？经验方：木香、砂仁、肉桂等分，共研细末，每服五分。八曰热，火气郁于胸膈，脉则或数或促，生地、栀子、黄连、苦楝，除痛药，确有明文。经验方：黑栀仁一两，干姜一钱五分，炙草一钱五分。九曰去来痛，经脉周流，有碍则痛，过其所碍而旋止，巡至所碍而复发。气充血足，何碍之有？不必诊脉，补之可也。经验方：黄芪、焦术、肉桂、秦归、法夏、陈皮、茯苓、炙草、姜枣引。

顾同是心气痛也，以虫之伤人最酷者，居首；以疰之伤人最隐者，居二；以风之伤人最速者，居三；以悸之介在可以伤，可以无伤者，居四；以食饮之不轻伤人者，居五六；以寒、热之恒有者，居七八；以去来痛之人皆知而能治者，居九。想古人位置之宜，亦大费踌躇矣。然名则列之有九，义实本之于经。曰虫痛者，经言蛟蛔心腹痛也；曰疰痛者，如飞尸、遁尸之类也；曰风痛者，经言肝心痛也；曰悸痛者，手少阴之脉，起于心中也；曰食痛、饮痛者，足太阴之脉，其支上膈注心中也；曰冷痛者，寒气客于背腧，注于心也；曰热痛者，寒气客于经脉，与热相搏也；曰去来痛者，经言气不宣通也。要皆非真心痛也，若真心痛，手足冷至节，且发夕死，夕发朝亡，彼医家所传之方，大半言止冷痛；本草所注之性，间有止热痛之语。夫冷热之痛，病之最浅而最易辨者，诸书尚且聚讼，何况痛之至隐而至僻者乎。领会《灵》《素》微词，才是医家学问；变化本草训语，方知用药权衡。

寻源达委，确乎不磨，是谓心心相印。南坡居士评。

腰痛脉论

《脉要精微论》曰：腰者，肾之府，转移不能，肾将惫矣。《经脉篇》曰：足少阴之别，名曰大钟，实则闭癃，虚则腰痛。《刺腰痛篇》曰：足太阳脉，令人腰痛。《刺疟论》曰：足太阳之疟，令人腰痛。细考《内景传图》，腰为肾经所居之地，膀胱经所过之区，腰痛止此二经。彼足厥阴、足阳明、足少阳经，本不行腰，而言腰痛者，牵引而痛也。方书所辨，未尝分别其经；世医所治，止及肾虚一语。夫肾与膀胱，一表一里，邪之自外来者，尽属太阳之腑；痛之自内生者，总归少阴一经。诊其脉之沉细者，而知其痛在少阴焉。时痛时止者，房劳耗其精也熟地、淮药、枣皮、泽泻、粉丹、茯苓、杜仲、牛膝。枕衾粲烂，心迷解语之花唐《天宝遗事》：太液池千叶莲盛开，帝与妃子共赏，谓左右曰：争似此解语花，云雨苍茫，神醉游仙之梦《高唐赋》：昔者，先王尝游高唐，怠而昼寝，梦见一妇人曰：妾巫山之女也，为高唐之客，闻君游高唐，愿荐枕席。时痛时热者，浓味熬其水也熟地、淮药、枣皮、茯苓、泽泻、丹皮、黄柏、知母。山笋湖蒲，总无下箸之处《晋书》：何曾日食万钱，对案尚无下箸处；脍鲤炰鳖，翻为适口之资。痛着不移者，闪挫竭其力也经验方：熟地、丹皮、秦归、杜仲、续断、淮膝、桃仁。重举千钧，自诩扛鼎之力《汉书》：项羽力能扛鼎；奇经百验，空传刮骨之文见华佗注。填骨髓而补真阴，为少阴之主药，厥惟地黄，调和补泻，燮理阴阳，实为护国之臣。诊其脉之浮紧者，而知其痛在太阳焉。刺痛背肉者，风淫于肾俞穴也经验方：麻黄、独活、细辛、防风、秦归、酒芍、生地。**伛偻而行，偏铭考父之鼎**《左传》正考父之鼎名曰：一命而伛，再命而偻，三命而俯，循墙而走；**痀瘘在望，也承丈人之蜩**《庄子》：仲尼适楚，出于林中，见痀瘘者，承蜩犹掇之也，顾谓弟子曰：用志不分，乃凝于神，其痀瘘丈人之谓乎。注：痀瘘，曲背；承蜩，以竿粘蜩。**郁痛畏冷者，寒客于气海腧也**经验方：麻黄、附子、细辛、秦归、炙草。**闲坐凄凉，滥厕楚宫之女**楚王爱细腰，宫女多有不食以求瘦其腰者；**幽居滓冷，空披齐国之纨**梁简文帝启鲁缟齐纨，借新香而受彩。梁元帝谢赉锦，启鲜洁齐纨，声高赵縠。**痛重难移者，湿着于藏精所也**经验方：麻黄、苍术、杜仲、淮膝、焦术、秦归、茯苓、苡米、炙草。**举止维艰，已作支离之态**《庄子》：支离疏者，颐隐于脐，肩高于项，会撮指天，五管在上，两脾在胁。注：支离，驼子；疏，人名；会撮，发髻；**屈伸莫遂，且无辗转之嫌。调血脉而通关窍，为太阳之主药，实惟麻黄，驱逐客邪，通行经络，允推先锋之将。少阴不轻痛，太阳之痛居多，所以**《内经》**麻黄之症特详。今人所治，动曰地黄症，盍取**《内经》**而细玩之也乎？**

内外伤感，稳识病源，而内钦元老，外冠先锋，相助为理，足以立起沉疴。南坡居士批。

脚气痛脉论

诸痛忌补，脚气痛尤甚。名曰壅疾，壅者，湿气堵截经络之谓，顾其名，可以思其义。有为寒湿壅者，**人迹板桥**温庭筠诗：鸡声茅店月，人迹板桥霜，身历冰霜之惨；**江深草阁**杜甫诗：五月江深草阁寒，泥多滑汰之侵。冷凄之气，下注为湿，浸淫筋骨，昼夜憎寒，作痛，其脉濡而迟。非苍术、加皮，不足以燥劳筋之湿；非干姜、附子，不足以祛切骨之寒经验方：苍术、加皮、羌活、防风、防己、附片、干姜、秦归、苡米、木瓜、炙草、大枣。有为湿热壅者，餐瓜嗜果，惟贪口腹之甘，旨酒嘉肴，不顾肺肠之腐。薰蒸之气，下流为湿，煎熬阴血，临夜发热而痛，其脉濡而数。惟淮通、苏梗，庶可以疏闭塞之经；惟黄柏、麦冬，庶可以清蕴隆之热经验方：淮通、苏梗、黄柏、麦冬、生赤皮、秦归、羌活、防风、苡米、木瓜、炙草。有为风湿壅者，湿郁为热，热则生风。其痛也，走注无常，辄肆其毒，中于踝，肿则载涂若跣《书·说命》：若跣，弗视地，厥足用伤；中于胫，伸则刲痛如刀；中于膝，形则盖大如鹤。其脉濡浮而数。必也大黄、芒硝退其火，而风斯息；防风、羌活散其风，而湿乃除<small>经验方：大黄、芒硝、羌活、防风、秦归、生地、牛膝、淮通、炙草、姜枣引</small>。斯三者，本非废疾，而多致成废疾者，补误之也。跋倚以为容<small>《礼记》：有司跋倚以临祭</small>，许多书斋秀士，蹒跚不自便<small>《史记》：子苦蹒跚。言足欲进而趑趄也</small>，偏及绣阁名姝。究其受害之由，无非流俗所尚温补，医者之所为也。外有一种蹜缩枯细，不肿而痛，名曰干脚气痛，有润血清燥之方。又有一种足跟作痛，焮肿而红，名曰阴虚脚痛，有补肾养营之剂。验其症，或肿或痛；审其脉，为涩为细，可考而知，与湿有大不相侔者。治是症者，勿借从口斯二症而任意补之也可。

从壅疾发挥，使寒湿、热湿、风湿三症尽情刻露，如数掌上罗纹，是之谓对症发药。南坡居士评。

消渴从脉分症论

《经》曰：二阳结<small>足阳明胃、手阳明大肠</small>谓之消。同一结也，而气分、血分判焉<small>病在气分则渴，病在血分则不渴。消渴以渴为主而判气血，血分亦有渴者</small>。气分结者，病发于阳；血分结者，病发于阴。二症相反，如同冰炭。其发于阳也，阳明被火煎熬，时引冷水自救，脉浮洪而数；其发于阴也，阳明无水涵濡，时引热水自救，脉沉弱而迟。发于阳者，石膏、黄连，可以折狂妄之火<small>石膏、知母、炙草、黄连、粳米</small>，人所共知；发于阴者，其理最为微妙，非三折其肱，殊难领会。人之灌溉一身，全赖两肾中之水火<small>津液发源于华池，涌于廉泉，为甘露，为琼浆，以养百骸。华池，两肾中先天之祖窍，水火朕兆处。廉泉，舌下二穴名</small>，犹之甑乘于釜，釜中水足，釜底火盛，而甑自水气交流，倘水涸火熄，而甑反干枯缝裂，血分之渴，作如是观。当此舌黑肠枯之时，非重用熟地，不足以滋其水；非重用附桂，不足以益其火<small>八味汤：肉桂、附子、熟地、山药、枣皮、泽泻、丹皮、云苓</small>。火炽水腾，而渴自止。余尝治是症，发于阳者，十居二三，发于阴者，十居七八，用桂附多至数斤而愈者。彼本草所注，无非治气分之品，而治血分之药，性不注于本草，方实始于仲景，至喻嘉言而昌明其说。上消如是，中下消可类推矣<small>胃热多食善饥为中消，肾热渴而小便有膏为下消。治法仍分气血。下消小便甜者难治，水生于甘而死于咸，小便本咸而反甘，是脾气下陷肾中，土克水而生气泄也</small>。昔汉武帝患是症，仲景进桂附八味汤，服之而愈，因赐相如服之不效。或曰，相如之渴，发于气分。或曰，相如为房劳所伤，非草木之精华所能疗。武帝不赐方而赐以金茎露一杯。《三辅故事》：武帝建柏梁台，高五十丈，以铜柱置仙人掌擎玉盘，以承云表之露，和玉屑服之，以求仙也。李商隐诗：侍臣最有相如渴，不赐金茎露一杯。庶几愈焉，未可知也。

得未曾有。无知山人评。

呕吐脉论

呕吐之症，一曰寒，一曰热，一曰虚。寒则脉迟，热则脉数，虚则脉虚，即其脉可以分其症。最易治者，寒。阳明为消磨五谷之所，喜温而恶寒，一自寒犯于内，两相龃龉，食入即吐，不食亦呕。彼法夏、丁香、白蔻、砂仁，本草所注一派止呕定吐之品，非不神效，不如一碗生姜汤，而其效更速者，经所谓寒气客于肠胃，厥逆上出，故痛而呕是也。最误治者，热 寒凉燥烈之性，功过参半焉者也。丹溪滋肾水而清湿热，原补前贤所未备，乃效颦者，肆行寒凉，人之死于寒凉者，非丹溪之罪，实不善读书者之罪。有明诸儒救寒凉之弊，多为过激之言，二百年中，寒凉之风，一变为燥烈之风，人之死于燥烈者，什倍于寒凉。遇是症，彼曰宜热，此曰宜热，且曰某书某书，凿凿有凭，又安知症属热乎哉。寒之不已，郁而为热，医不知其热，仍以辛热治其寒，愈呕愈热，愈热愈吐，彼麦冬、芦根止呕定吐，书有明文，尚不知用，何况石膏之大凉大寒乎 经验方：石膏、麦冬、粳米、炙草？不知石膏为止呕定吐之上品，本草未注其性，《内经》实有其文。《经》曰：诸逆上冲，皆属于火，诸呕吐酸，暴注下迫，皆属于热是也。最好治者，虚。不专责之胃，而兼责之脾，脾具坤静之德，而有乾健之运。虚难转输，逆而呕吐，调理脾胃，乃医家之长策，理中汤 人参、焦术、干姜、附子、炙草、大枣，六君子汤 人参、焦术、法半夏、茯苓、陈皮、炙草，皆能奏效。《经》曰：足太阴之脉，挟咽，连舌本，是动则病舌本，强食则呕是也。夫呕吐，病之最浅者也；噎膈，病之至深者也，极为易辨。呕吐，其来也猝；噎膈，其来也缓。呕吐，得食则吐，不食亦有欲呕之状；噎膈，食入方吐，不食不呕。呕吐，或寒或热或虚，外见寒热与虚之形；噎膈，不食亦与平人一般。呕吐不论年之老幼；噎膈多得之老人。呕吐，脉有迟，有数，有虚；噎膈，脉缓。方书所论呕吐，牵扯噎膈之文，噎膈半是呕吐之方，有何疑似之难辨而茫无定见也。昔在湘中，壶碟会友，一老医曰：

治噎膈，得愈数人。核其药，曰附子理中汤，考其症，乃脾虚之呕吐者。又一老医曰：吾治噎膈，得愈数人。核其药，曰黄连法夏汤，考其症，乃胃热之呕吐者。谚云：药能医假病，人多得假名，其即二老之谓欤！至于老人气鲠，时尝呕吐，不可概以呕吐论，亦不可遽以噎膈论，盖津少气虚，难以传送，古人刻鸠于杖，祝其无噎者，此也。孕妇呕吐，法夏不犯禁例，且能安胎，《准绳》已详言之。更有妇人，天癸来时，为风寒所袭，传送肺经，血凝于肺，食入即呕一载有余，医家以寻常治呕吐之法治之，或寒或热，俱不见效，只以桔梗、红花诸药，去瘀生新，数剂而愈，此又不可不知也。

痿证不从脉论

《内经》痿论与痹论、风论，分为三篇，病原不同，治法亦异。方书多杂见于风痹论中，将经文混淆，后学迷离莫辨。按四体纵驰曰痿《经》曰：肺热叶焦，则皮毛虚竭急薄，着则生痿躄。又曰：带脉不引，故足不用。经之所言者，止痿于足耳，而分筋、肉、骨、脉痿。道人治之而愈者，则不止于足，而有头痿，腰痿，手痿，一身俱痿。其论形体枯泽，亦与经论稍有差池，而其治法，仍不外乎经义，不过于润燥活血队中，少加桂为之向导。篇中所论，以所见言，与风相近而实相远，不仁不用，究非痪非瘫《正字通》：瘫痪，四体麻痹，筋脉拘急。按诸医书，发于左为瘫，发于右为痪，男多发左，女多发右；不痛不肿，实非痪非疭筋急而缩为痪，筋驰而缓为疭，伸缩不已为痪疭。按：疭，驰之，外见风疰。有即发即愈者，有历一二日方愈而复发者，有周年半载而不愈者。语言依然爽朗，神气依然清明，饮食形体依然不变不减，令医有莫知所适从者。考本草所注，黄柏、苍术为治痿之要药，医多不解，不敢轻用，而以为脾主四肢，纯以补脾温脾之品治之，致痿成终身者比比矣。间亦有幸用而获效者，第知病之愈而不知病之所以愈，盍读《内经》而恍然焉。《经》曰：治痿独取阳明。阳明主润宗筋，为湿热所伤，宗筋不润，弛而不能束骨，发而为痿。苍术陡健阳明经，黄柏清热而坚骨，药到病除，而后叹古人，名为二妙，实有妙不可言者。夫病源不清，见其方而不敢用其药；病源既清，推其类可以尽其余。麦冬能治痿者经验方：麦冬、粳米煮粥，湿热蒸肺，肺叶焦而难以宣布。干地黄能治痿者经验方：干地黄四两，黄柏一两，知母一两，肉桂一钱，炼蜜为丸，湿热伤血，血脉涸而不能养筋。本草所注，可以清热而凉血者，皆可以治痿也。病自我识，方自我立书传古方，为后人之法程。明君臣之义，补泻之理，非谓即以其方治病，南北之水土不同，古今之时势不同，年齿之老幼不同，冬夏之寒燠不同，赋禀之厚薄不同，气质之清浊不同，境遇之顺逆不同，是在为医者运用之妙，存乎一心，有是症必有是方。即不用黄柏、苍术可，即倍黄柏、苍术亦可。其或兼风、兼痹、兼虚，杂用治风，治痹，补虚，有何不可？至于脉，置之勿论可也。

静照无知山人曰：独具双眼，为二妙散吐气。

风痹脉论

病有明医能治，草医能治，而大医不能治者，风痹也。痹者，闭也，谓兼寒湿闭塞经络而痛也。《内经》所以有风胜、寒胜、湿胜之分，而有行痹、痛痹、着痹之语。诊其脉浮紧而弦，要归于风，病发肝经，殃及肢体。中于骨则伸而不屈，中于筋则屈而不伸，中于血则凝涩而不流通。治之之法，羌活、防风疏其风；紫苏、青皮行其滞；加皮、黄柏坚其骨；苡米、木瓜舒其筋；苍术、防己燥其湿；松节、茄根散其寒；人参、白术补其气；生地、秦归活其血。有杂合之症，斯有杂合之方经验方：羌活、防风、石膏、侧柏叶、黄松节、苡米、木瓜、秦归、炙草、生地黄。倘郁而为热，脉数无伦，又当大泄其热；闭而积寒，脉迟不来，又当重温其经。所谓明医者，黑籍除名，丹经注字，儒、释、道心归一贯，天、地、人理统三才，名山考道，面壁九年，胜地栖身，足濯万里。其于是症，外有以烛照五运六气之淫邪，内有以洞鉴五脏六腑之亢害。用风药为君，有用至数斤而愈者；用大黄泄热，有用至数斤而愈者；用附子温经，有用至数斤而愈者。大医见之而咋舌，草医见之而倾心也。草医何以敢与明医抗衡哉？是症经验之方，有用之一世者，有用之二世者，有用之三世者，奇货可居，匪伊朝夕矣。采药于深山虎穴《汉书》班超曰：不入虎穴，焉得虎子蚕丛《成都记》：蚕丛氏，蜀君也。李白诗：见说蚕丛路，崎岖不易行，不辞登陟；教子于密室鸦涂卢仝诗：忽来案上翻墨汁，涂抹满书如老鸦蚓迹唐太宗《王羲之传》论萧子云：擅名江表，然无丈夫气，行行若萦春蚓，字字如绾秋蛇，大费踌躇。购米市盐，信是传家之宝；枕流漱石晋孙楚欲隐居，误云枕流漱石，王济曰：流可枕，石可漱乎？楚曰：枕流欲洗其耳，漱石欲砺其齿，希图待聘之珍。想其附耳低言，吾祖如是，而屡效焉；吾父如是，而屡效焉；吾身如是，而屡效焉。一卷之书，不从理解得之，不从药性得之，而从经验得之。乃知岩谷生苗，必非无故；举凡玉女《尔雅注》似葛，蔓生有节，江东呼用龙尾，亦谓之虎葛，细叶赤茎睽姑《尔雅注》钩瓞也，一名王瓜，实如㼌瓜，正赤味苦，鸡头鸭脚《洛阳伽蓝记》：牛筋狗骨之木，鸡头鸭脚之草，亦悉备焉。无非逐风燥湿祛寒之品，妙手所得，适与是症相当，而与明医吻合，所以大医见草医而惊讶，明医见草医而肃然起敬也。世之所称大医者，我知之矣，非医大也，补大之也，补何以大？药大而医亦大耳。其出门也，衣轻策肥，扬鞭周道，意气可谓都矣；其诊脉也，凝神闭目，兀坐终朝，经营可谓苦矣；其开方也，咀笔濡毫，沉吟半晌，心思可谓专矣。及阅其所撰之单，黄芪、白术、附子、干姜，讵知热得补而益烈，寒湿得补而益凝，辗转纠缠，酿成不用，可胜悼叹。盖尝微窥底蕴，其素所挟持者然也。咄咄逼人，独会医门之捷径；扬扬得意，别开海上之奇方。原未梦见何者为脾胃？何者为命门？开口不曰脾胃土败，便曰命门火衰。本草千百味，约之不满十味；古籍千百方，算来止用两方。何分内外之伤，概归一补；不论阴阳之症，总是一温。《灵枢》《素问》，一笔可勾；《汤液》本草名，伊尹著《难经》，百年难学。汉、唐、宋、元之书，许多阐发；张、朱、刘、李之论，徒事铺张。从来医书万言，记得仅有三言；人心七窍，剖开全无一窍。譬彼冬虫语冰《庄子》夏虫不可以语于冰者，笃于时也，徒知有寒，不知有热；方诸春蛙坐井《庄子》：井蛙不可以语于海者，拘于墟也。韩愈《原道篇》：坐井而观天，曰天小者，非天小也，不知有石与实同音，止知有墟与虚同音。可惜英雄将相，枉罹非辜；剧怜才子佳人，空伤不禄。午夜鸡鸣，不作回头之想；半生马迹，悉是拤舌之方拤其舌而不能饮食，不能言语。大医所以见明医，引身而避；草医见大医，而羞与之为伍也。噫！明医不世有，草医不敢用，大医之流毒，宜乎众矣！

借题抒愤，戏笑怒骂之中，富有规劝创惩之意，即使若而人见之，定当俯首，盖愆不复，置生灵于死地也。南坡居士评。

老痰不变脉论

天下怪怪奇奇之症，诊其脉，依然圆静和平者，老痰也。夫痰之名不一，其源亦不一，皆足以变脉，惟老痰隐伏于肠胃迴薄之处，不关五脏，不伤六腑，故脉不变。但年积久而作祟，以余所亲自阅历，怪症百出者言之。有耳初闻蝉嘈声，次闻风雨声，久之闻雷霆声者；有目初见房屋欹斜，次见山川崩裂，后见平地沉陷者；有喜闻吉祥语，如言乡会试、擢词林、点状元，则神完气足，手舞足蹈，倘闻言凶事，如疾病灾难，死丧之类，则气绝神消而死者；有自觉一条虫，由头走至背，自背走至胸，若痛若痒，手莫可支者；有日见一个白鼠，由壁走上梁，由梁走下地，呼人打鼠者；有日见一个白猫儿，时走堂前，时伏书案，狮子尾，毛长寸许，润泽丰满，性驯可爱，招人观玩者；有旦昼安静，无异平人，夜不上床，时瘛时瘲，语言支吾，欲两三人陪坐以待旦者；有日则举动如常，饮食如旧，临夜病症百出，莫可名言，呻吟床褥，直到天明者；有静坐一室，只许妻儿相见，若见他人，心惊胆怯，无地躲避者；有见物与平人无二，及见小儿，止数寸高，大人不过尺许者；有神充气足，到晚自揣必死，将家事一一分咐妻儿辈，渐渐神消气馁，俨然死去，醒则仍复其元，或数日一发，一月一发者；有睡至半月方醒，醒则气体强健，饮食倍进，不过两三日，复睡如初者；有一月方食，气血不减，精神少衰者。皆窃取王隐君滚痰丸治之而全愈者也。滚痰丸：青礞石一两，沉香五钱，酒大黄、酒黄芩各八两，上将礞石打碎，同焰硝一两，同入瓦罐内，盐泥固济，晒干，火煅，石色如金为度，研末合诸药，水丸，临卧时每服二钱五分，生姜送下。惜隐君制其方，未言及于脉，医无所据，不敢轻用。吾邑蒋渭浦讳熊藻著《九门奇方书》，以痰门居首，独推此方，实为隐君之功臣。亦未会通乎脉，止可一人用之，而不可与众人共享，遂使其书其方，庋之阁上，不大盛传，苟知以脉证病，用滚痰丸直行所无事耳。世之患怪怪奇奇之症者，一旦值此而沉疴顿除，王隐君济世之婆心，得以阐明于世，即吾邑蒋渭浦创书之美意，亦幸当代之有传人矣。

隐君知己，渭浦良朋。挚夫周鸣鹗评。

痫症脉论

诸痫病发，卒倒搐掣，叫吼吐涎。因其声之似，而有猪痫、马痫、羊痫、牛痫、鸡痫之分。溯其源，卒倒无知者，痰迷心窍也；搐搦抽掣者，风入肝经也。名虽不一，不外心肝二经。《经》曰：脉滑大，久自已；脉坚小，死不治。有得之胎前者，儿在母腹，其母猝然受惊，痰气逼入心肝，与本来气血搏见成窠，此不可治者也；有得之怀抱者，小儿心肝有余，神气不足，偶有所触，风动于肝，火发于心，神不守舍，痰涎蔓衍，浸淫乘其隙而入之，据以为主，此介于可治不可治者也；有得之成人者，外感风寒，内伤饮食，逆于脏气，闭塞诸经，郁而生痰，胶固心肝，此无不可治者也。夫有桀骜不驯之虏，必恃斩关夺隘之才；有顽梗难化之枭，必须执锐披坚之勇。盖负隅劲敌，非诗书所能启牖，仁义所能渐摩，礼乐所能陶淑，不得不挽强弓，操毒矢，以摧其锋而捣其窟。痰之凝结心肝，亦由是也。彼挟心肝以淬其锋，温之而余氛愈炽；据心肝以完其窟，和之而固垒难降；且胁心肝以成其党而树其敌，补之而邪焰鸥张。求其剽悍之性，直抵巢穴而能杀伐者，其惟礞石与麝香乎。可以拨乱而反正，能平肝下气，为治惊利痰之圣药。余于是症，胎病无论已，小儿未曾诊视，稍得成人，但脉浮大，概以礞石滚痰丸、麝香丸攻之，日服六君子汤一帖，得愈者无数。有服至一月愈者，有服至两月愈者，以痰尽为度。《经》曰：有故无殒，不信然欤！《难经》训：颠为僵仆直视，与痫无异，进阅《内经》颠狂篇，亦大同小异。以为痫即颠者，非也，《内经》明有三条之论；以为痫不同于颠者，亦非也，所言颠痫两相仿佛，姑阙之以俟参考<small>麝香丸方：法夏、胆星、陈皮、枳实、麝香、云苓、青皮、炙草，生姜汁为丸。一方治小儿乳哮：姜虫伴糯米，浸与浮沫，去米焙干，研细末，米汤调服。</small>

哮症脉乱无妨论

《内经》有喘无哮，至汉方哮喘并论。喘之源不一，哮之源止有冷痰入肺窍而已。夫肺为娇脏，清虚之质，不容些毫芥蒂悬于胸间，其窍仰上，一有所入，则不能出。人而饮冰食果，积成冷痰，浸淫于内，是为痰母，物交物则引之而已矣。一为潮上，肺窍为之闭塞，呼吸乱矣，呼吸乱而二十七脉之迭见而杂出者，无所不至。其遇寒而发者，寒与寒感，痰因感而潮上也；其遇热而发者，寒为热蒸，痰因蒸而潮上也。必待郁闷之极，咳出一点如鱼脑髓之形而症斯愈，脉亦随之而平。本草所训，性味猛烈，惟麻黄、砒石，可以开其关而劫其痰。麻黄能发汗，一到哮症，虽盛夏之月不发汗；砒石能伤人，一到哮症，虽羸弱之躯不伤人。有是症有是药，而卒不能除其根者，麻黄能通痰塞之路，而不能拔痰踞之窠；砒石能剿痰招之党，而不能歼痰伏之魁。药到即愈，愈而复发，此也。余尝见少年患痨伤咳嗽吐血，体瘦脉数，败症备矣，询其素有哮症，痨无可治者，以二药治其哮，得愈者数人。又尝见老人患上气咳嗽喘闷，脉急不寐，困顿极矣，问其素有哮症，气无可治者，以二药治其哮，得愈者亦数人。瑶池古冰雪，为肺拟冷痰，斯言近之矣。

　　制砒石法：以淡豆豉晒干研末一两，砒石一钱，饭和为丸刺史家节庵，历宦四十年，解组归里，年已七十矣，患哮喘不寐，服麻黄而愈，重一本之亲，招诸玉砌，结三生之愿，待聆金音，雅意殷殷，命著是编。

卷三

温病脉论

冬月伤于寒，即病者为伤寒，不即病而伏藏于中，至春随阳气发见者，为温。其症头疼项强，与伤寒无异，惟初起不恶寒便发热，脉数为异耳。伤寒由表入里，不得不先发其表；温病由里达表，不得不先清其里。所以温病有误汗，无误下之语。仲景著《伤寒》一书，自秋分后至春分前止，若春分后，则为温矣。《内经》虽有先夏至日者为温病之文，仲景虽有太阳病先发热者为温之论。晋唐以来，无人剖晰伤寒、温病，概以《伤寒》书治之，得失参半。治此症者，茫无主张，延至于金刘河间出，始著《温论》。有明喻嘉言复畅其说，温病乃有圭臬，而仲景之书亦得以昭著于世。当此韶光明媚之天，三阳出于地上十月纯阴用事，在卦为坤；至十一月黄钟应律，为复卦，则一阳生；十二月太吕应律，为临卦，则二阳生；正月太簇应律，为泰卦，则三阳生，日丽风和，花香鸟语，一片春温之气，益益蓬蓬益益，和蔼之状；蓬蓬，司空图《廿四诗品》：蓬蓬远春，故病亦名之曰温。轻则白虎汤人参、石膏、粳米、知母、炙草，黄芩芍药汤黄芩、芍药、炙草，葛根升麻汤升麻、葛根、芍药、炙草；重则三承气汤大承气汤：大黄、芒硝、厚朴、枳实；小承气汤：大黄、厚朴、枳实；调胃承气汤：大黄、芒硝、炙草，姜枣引，无不应验。间亦有先恶寒而后发热者，仍以伤寒治之。又曰：冬不藏精，春必病温。盖冬主闭藏，漏泄春光杜诗：漏泄春光有柳条，邪之所凑，其气必虚。古人婚姻六礼，定在桃夭之时，良有以也。余则谓热蕴之极，必致煎熬肾水，遇体之充足者，但以前汤治之；倘体之虚怯者，不问精之藏与不藏，前汤中重加生、熟二地，以培其本生地、熟地、黄芩、芍药、贝母、生草。则二说不相歧而相为用矣，何必如喻嘉言之分疏其说也乎？

暑热脉论

同是夏月病也，头痛、身热、面垢、自汗，而暑热分焉。暑为阴邪，热为阳邪，观于天地可知矣。炎风噏欻，草木荣而就枯；烈日熏蒸，沟洫盈而立涸。阳气发散于外者，底里必然虚空。源远之井，清冷如冰；岩谷之风，寒凄若刺。人，一小天地也，深居房室静坐不啻趋炎，奔走道涂，周行常思荫喝。阳气发泄于外者，底里亦必虚空，举动心艰，肢体疲倦，居恒气短，精力衰颓，故其为病，亦因其气而感之耳。其中暑也，感地窍之气，阴与阴遇，头痛身热、面垢自汗，与中热无异。而小便清利、大便溏泻、呕吐少气、安静好眠、脉则虚怯亦有虚数者，较之中热，大相径庭焉。暑必伤气，非黄芪不足以益其气；暑必兼湿，非焦术不足以燥其湿；暑必积寒，非附子不足以温其寒经验方：附子、焦术、黄芪、干姜、苡米、扁豆、云苓、炙草。洁古曰：静而得之为中暑是也。其中热也，感天炎之气，阳与阳遇，头痛身热、面垢自汗，与中暑无异，而小便赤涩、大便坚硬、胸满气喘、烦躁不眠、脉则洪数，较之中暑，殊隔天渊焉。热甚发燥，非麦冬不足以清其燥；热甚为毒，非黄连不足以解其毒；热甚涸水，非猪苓不足以利其水经验方：麦冬、黄连、泽泻、焦术、猪苓、茯苓、前仁、炙草。洁古曰：动而得之为中热是也。五行之中，惟火有二，所以五运而有六气也。有六气，因有风、寒、暑、湿、燥、火六淫，热即火病也。方书所注，有谓暑为阳邪，心属离火，故暑先入心，吾不知置热于何地？有将暑分阴症、阳症，而火则牵扯诸火，亦知火乃六淫内之火乎。有以暑为夏月之伤寒，吾不知暑又是何病？千书一律，开卷茫然，总于五运六气，未能细心体认。余因参互考订，力为剖别，验之于症，实有毫发不差者。

云程柳骥评：泾渭攸分。

痢症脉论

痢有不与世相递嬗，而名则因时而变易。方策所传，其来有自，不容不据古以准今。《素问》谓之肠澼；《难经》谓之里急后重；汉谓之滞下；晋谓之秋燥；至唐方谓之痢。即其名而绎其义，便血曰澼，痛甚曰急，壅塞曰滞，皱裂曰燥，不利曰痢，痢之情形已显示于称名之表。历代以来，扬榷指陈，不啻以暮鼓晨钟，发人深省。治是症者，顾可孟浪从事，翻欲缄縢扃鐍《庄子》：将为胠箧探囊发匮之盗，而为守备，则必摄缄縢，固扃鐍，此世俗之所谓知也。然而巨盗至，则负匮揭箧，担囊而趋，惟恐缄縢扃鐍之不固也。注：胠，开也，而置之死地乎？当此暑炎方退，金飚初起，土间其中土旺于四季，五六得天地之中，以未土为正。热、湿、燥汇于一时，三气凑而为病。有时行者，从皮毛入，微恶寒，腹痛，泄尽宿食方转红白。风之所过，行于一家，则病一家；行于一境，则病一境。有传染者，从口鼻入，不恶寒，腹痛，随泻宿食即转红白。气之所触，染于一人，则病一人，染于一方，则病一方。于斯时也，抚枕席而兴嗟，何分男女；如厕坑而抱痛《左传》：晋景公有疾，将尝麦，如厕，陷而卒，莫测死生。天气阴晴，垢闻一室；灯光明灭，呻彻五更。饫膏粱者无论已，可怜寒士当灾，朋尽回车，难邀甲戌之峙《书·费誓》：甲戌峙乃糗粮，人皆掩鼻，徒传庚癸之呼《左传》：吴与鲁会，吴子不与士共饥渴，大夫申叔仪乞粮于鲁，大夫公孙有山氏对曰：粮则无矣，粗则有之，若登首山以呼曰：庚癸乎，则诺。杜注：军中不得出粮，故为隐语。庚，西方，主谷；癸，北方，主水。聚桑梓者，犹可也。最苦旅人远适，今雨不来杜甫诗：旧雨来，今雨不来，谁恤零丁异地文天祥诗：惶恐滩头说惶恐，零丁洋里叹零丁，闻风争避，哪管客子离乡。儒者考古今之得失，证一己之功修，于是证而果参上乘焉。本来恻隐之心，自应以之普度也。喻嘉言曰：初用辛凉以解表，次用苦寒以清里。刘河间曰：调气则后重自除，行血则脓血自止。余于痢之时行初起者，而宗嘉言焉。疏经络而驱邪，败毒散人参、羌活、独活、柴胡、前胡、川芎、枳壳、桔梗、茯苓、炙草，克壮元老之猷；于痢之传染初起者，而宗河间焉。和营卫而导滞，芍药汤芍药、归尾、黄芩、黄连、大黄、木香、槟榔、肉桂、炙草，允占丈人之吉。及其归宿，郁则为热，试诊其脉，未有不数者，所以香连丸黄连二十两，吴萸十两同炒，去吴萸，木香四两八钱，不见火，共研末，醋糊为丸为治痢之总方。顾在表忌用者，邪犹未入于里也；久病难用者，恐重伤其生气。昔赵养葵以六味地黄汤治伤寒，人讥为赵氏之创见。而下多伤阴，余尝以六味汤治痢，此又余之创见也。如果脉虚自汗，赤白将尽，真人养脏汤粟壳、诃子、肉豆蔻、木香、肉桂、人参、白术、秦归、白芍、甘草。寒甚加附子，一方无秦归，诃子散粟壳、诃子、干姜、陈皮，为末空心服，俱可酌而用之。夫痢不分赤白，既出于热，翻服辛热而愈者附子、肉桂、干姜、焦术、砂仁、炙草，此乃从治之法。盖人之禀赋，有寒有热，邪热之中人，每从其类而化。辛热药能开郁解结，使气血得以宣通，特宜于以寒化热之人，若遇以热化热而误用之，其祸将不可胜言矣！存心济世者，倘遇以寒化热之痢，用温补而大获其效，慎毋执以为例。

破古来之疑团，导后起以前路，有功斯世之文，定当不磨。南坡居士评。

疟疾脉论

儒者读书十年，穷理十年，自谓于医，已通三昧。及其视病，两相龃龉，不归责药肆之假，便诿咎染病之真，与之强辩，无庸也，请试之治疟。夫疟病之浅而显者也，最易足以验医之得失。世之用劫药而侥幸以取功者，不在此论。如果堂堂之阵，正正之师，而百战百胜焉，庶可悬壶都市《后汉书》：费长房者，汝南人也。曾为市掾，市中有老翁卖药，悬一壶于肆头，及市罢，辄跳入壶中，市人莫之见，惟长房于楼上观之，异焉，因往再拜，翁乃与俱入壶中。惟见玉堂严丽，旨酒甘肴，盈衍其中，共饮毕而出。后乃就楼上候长房曰：我神仙中人，以过见责，今事毕当去，负笈乡邦《唐书》：元行冲博学，狄仁杰重之，行冲数规谏仁杰且曰：明公之门珍味多矣，请备药物之末。仁杰笑曰：吾药笼中物，何可一日无也，犹是投之罔效，屡易其方。古籍秕糠，空披万卷，寒窗灯案，辜负十年。《经》曰：邪气客于风府，循膂而下背脊骨两旁曰膂，并顶骨三椎，至尾骶骨二十四椎，其气上行由尾骶骨上行，九日出于缺盆肩下横骨陷中。余读经文，而知疟脉之所以弦也。躯壳之内，脏腑之外，属半表半里，而邪居之宜，脉之弦，与少阳同。是故风无常府，以所中处为府。其中顶骨也，三阳之脉，皆上于头，阳明之脉，循发际至额颅，邪气并于阳明，令人头痛，洒淅寒甚，久乃热，则为阳明之疟；少阳之脉，上抵头角，下耳后，邪气并于少阳，令人头痛，寒不甚，热不甚，恶见人，则为少阳之疟。至于太阳之脉，从巅入络脑，还出别下项，正过风府处，故头痛，腰痛，体重，寒从背起，所以中于阳者，太阳之疟居多。其中骶骨也，三阴之脉，皆发于足。太阴之脉，上膝股内入腹，邪气并入太阴，令人足软，不嗜饮食，多寒热，则为太阴之疟。厥阴之脉，入毛中，绕阴器，邪气并入厥阴，令人足软，小腹满，小便不利，则为厥阴之疟。至于少阴之脉，上股后廉直贯膂，正当风府处，故足软，呕吐甚，多寒热，热多寒少。所以中于阴者，少阴之疟居多。其中于阳也，阳气渐入于阴分，日下一节，其行也迟，故其作也，日晏一日，难愈；其中于阴也，阴气转入阳分，日上二节，其行也速，故其作也，日早一日，易愈。治之之法，疟在三阳，则以三阳治之阳明经症：葛根、升麻、黄芩、芍药、草果、炙草、姜枣引。阳明腑症：大黄、芒硝、槟榔、厚朴、炙草，姜枣引。少阳症青皮饮：青皮、厚朴、柴胡、黄芩、法夏、云苓、白术、草果、炙草，姜枣引。太阳经症：麻黄、桂枝、杏仁、炙草，姜枣引。太阳腑症：焦术、茯苓、猪苓、桂枝、泽泻、草果、炙草，姜枣引；疟在三阴，则以三阴治之附子理中汤加草果统治三阴：玉竹、焦术、干姜、草果、炙草、附片，姜枣引。倘弦化脉虚有汗，但辅其正气而邪自除，则统阴阳而温补之经验方：黄芪、焦术、附子、首乌、秦归、玉竹、草果、云苓、炙草、姜枣引，未有不随手而效者。《机要》曰：疟有中三阳者，有中三阴者，其症各殊，同《伤寒论》，知治伤寒，则知治疟。余谓第知治伤寒，犹不足以治疟，知伤寒矣，而知邪客风府，则足以治疟矣。所同于伤寒者，症；所异于伤寒者，脉。伤寒之脉，随阴阳变迁；疟症之脉，一弦字贯彻。知所以治伤寒，而于阴阳胜复之理，邪正交战之时，脏腑行经之穴，无不灼知之矣。业医者，欲验一己之功修，请自试之治疟。

梅邑邹子文、苏学富，山海同庚友也。卅载前辨难《灵》《素》《难经》及《金匮要略》，独于疟而三致意焉。近闻老而益壮，著论沉吟，恍同一堂。

伤风脉论

六淫以风为首，人触之为伤风，憎寒壮热，头疼身痛，呕吐口渴，脉浮而数。张元素著羌活汤羌活、防风、黄芩、白菊、川芎、苍术、细辛、生地、炙草、姜、葱、枣引，不犯三阳禁忌，允称治伤风神方。且冬可以治寒，春可以治温，夏可以治热，秋可以治湿，为诸路之应兵。但夏月伤暑，脉虚身热，在所禁耳。旅店山居，医难猝办，皆可自检其方而用之。论未竣，客有笑于旁者曰：世当叔季，元气衰薄，虽伤风亦当用补，岂可概以羌活汤为治外感之总剂乎？余勃然曰：君言时当叔季，对洪荒而言，在岐黄撰《灵》《素》二经，已言叔季，何况今日。至所言元气衰薄，谬亦甚矣。欲知今时，当观已往，孔子删书，断自唐虞，唐虞以前，无论已。儒者侈言夏后殷周之盛。夏都安邑，四百四十一年，历年多者，仅见一二；商都于亳，六百四十四年，历年多者，亦仅见一二；周都丰镐，八百七十四年。视夏商之元气较厚，武王九十三，穆王百有四岁。信史艳称而长寿者，尚不止二君，以及柱下史、漆园叟、关令尹、王子晋，接踵而生，三代之元气如是云云。经嬴秦二世，耗散殆尽。西汉都于长安，二百十有一年，高祖五十三，武帝七十一，余无五十之寿；东汉都于洛阳，一百九十六年，光武六十三，明帝四十八，余无四十之寿。犹幸以寿名世者，黄石公、赤松子、东方朔、魏伯阳，有数可纪。自汉末历魏晋五代，元气衰薄极矣。四百余年中，在位一二年居多，享寿一二十过半。迄唐大统归一，元气方转，二百八十九年，君之五十余岁者，犹数数觏。为之臣者，许旌阳、孙思邈、钟离权、吕岩类，皆以寿称。由后梁五代，以至宋、元、明，元气又寝衰矣。七百余年中，位无五十年，寿少五十岁，其时如陈抟、张平叔、冷谦、周颠而外，寿不概见。历代元气，彰彰可考，天运循环，无往不复。逮及我朝，元气大转。以一万八百年为一时计之，尧舜在中天之初，距今四千余年，今正当中天之中。膺彼苍之眷顾，代见圣人之生，钟维岳之精灵，世征仁者之寿。贞元会合，间气浑涵。涤环宇之妖氛，宏开寿域；跻斯民于浑噩，普乐春台。雨时旸若，海宴河清；五星联珠，两曜合璧。一时应运生者，相皆耄耋，人率期颐。广洛浦之耆英《宋史》：文潞公彦博，结洛阳社十三人，惟司马温公光，年未七十，其余俱八十、九十老人，谓之洛社耆英会，屡屡开千叟之宴；集香山之人瑞《潜确类书》：白乐天年七十，以刑部尚书致仕，自号香山居士。会老年宴集于履道里，合之得九人，皆年高致仕者。人慕之，绘为九老图，在在建百岁之坊。余家世居邵邑，澬水之湄，龙山之麓，同时百岁者五人。水之北，卢老、罗老，一妇归黄；山之南，一妇归吕，一妇氏唐。而八十、九十者，指不胜屈。一武庠石辑五，年已八十矣，弓著六钧，矢穿七札，演剧犹作小旦之音。即余门一领青衿，相传五代高祖谛直公，册名周应京；曾祖元恺公，册名周士隽；祖存仁公，册名周良埁；父诞登，册名周道岸，俱年逾八十，详于乘册。外祖黄正礼九十七，在黉门八十有三。母舅黄文铎九十三，为孝廉六十余二。世上难逢百岁人，古人语也。想古来百岁最难觏，以今观之，当易之曰：世上随逢百岁人。人生七十古来稀，唐人诗也。想唐时，七十岁者亦稀有，以今观之，当易之曰：人生七十世间多。元气之足，禀赋之厚，三代以来，未有如我朝之盛者。治病者亦惟率由旧章焉耳，伤风漫云补乎哉！

　　借伤风一症，阐明贞元会合，天运循环之理，皆由一部"廿一史"，烂熟胸中，故说来凿凿可据。南坡居士评。

　　诸论悉宗圣经，而此篇独据史鉴，原原本本，酣畅淋漓，清廊明堂之器，黄钟大吕之音，医学史学俱臻绝顶，非苟为炳炳烺烺者。知侬叶正复读。

伤寒脉论

《伤寒》一书，后汉张机所著，发明《内经》奥旨，启万世之章程，为医门之秘诀。其文佶屈，其义突突，其方简峭而警辟。有志集注，适有养胎之举，托迹昭潭连源黄德安，同里旧交，寄居潭市，主于其家，怂恿著论，力救时世，客舍清闲，窃举茅庐诵读时所心得者，提要成篇，姑从简略携稿诣省垣，衡邑成子凝秀，故人新吾子也，随誊真以补前刻。

经曰：伤寒一日，巨阳受之一日，一次也，不以日数拘。巨阳，太阳也。太阳，经也；膀胱，腑也，经脉从巅络脑，夹脊抵腰。受之，受其邪也。时值霜发栗冽，有寒有风寒为阴邪，伤营；风为阳邪，伤卫，其中风也，经先受其风，桂枝症不以病名病，而以药名病者，重乎其药也，脉浮而缓，头痛项强而恶寒有风不皆无寒，过时即热，有汗，鼻鸣而恶风。倘消渴而小便不利，邪入膀胱腑之卫分矣，五苓散主之。其中寒也，经先受其寒，麻黄症，脉浮而紧，体痛统头痛、身疼、腰痛、骨节疼痛言，呕逆而恶寒，历时方热，无汗喘满而恶风有寒不皆无风。倘如狂瘀热冲心而小腹急结瘀热不行，邪入膀胱腑之营分矣，桃核承气汤主之。大青龙汤治风寒两中经而烦躁寒郁于外，热蒸于内，阴阳攻击，小青龙汤治风寒两中腑之干呕小便不利，心下有水气，干呕，或兼咳，兼渴，兼噎，兼喘。

中风经症

桂枝汤桂枝、芍药、甘草、生姜、大枣。服已须臾，饮热稀粥以助药力，温覆一时许，取微汗。发汗遂漏不止，恶风，小便难，四肢微急，难以屈伸，桂枝汤加附子。发汗后而喘，麻黄、杏仁、甘草、石膏。

中风腑症

五苓散猪苓、茯苓、泽泻、白术、肉桂。

中寒经症

麻黄汤麻黄、桂枝、杏仁、甘草，温服覆取汗。发汗不解，反恶寒者，虚故也，芍药、炙草、附子，三味温服。发汗后身疼痛，脉沉迟者，桂枝、生姜、人参、芍药、甘草、大枣。发汗过多，叉手冒心，心下悸欲得按者，桂枝、炙草，二味煮去滓顿服。未经汗下，脉沉，当温其里，宜四逆汤：附子、干姜、炙草。未经汗下而心悸而烦者，小建中汤：桂枝、芍药、炙甘草、生姜、饴糖。

中寒腑症

桃仁承气汤桃仁、桂枝、大黄、芒硝、炙草。发汗，若下之，懊侬不得眠，胸中窒碍者，栀子十四枚，香豉四合，煮去滓温服，得吐则止。大下后，恶寒痞结，桂枝汤先解恶寒，大黄、黄连，二味煮去滓，温服以攻痞。心下痞而复恶寒汗出者，附子泻心汤：大黄、黄连、黄芩、附子。

风寒雨中经症

大青龙汤麻黄、桂枝、炙草、杏仁、生姜、大枣、石膏。

风寒雨中腑症

小青龙汤麻黄、芍药、五味、甘草、干姜、半夏、桂枝、细辛。渴去半夏，加栝蒌；噎去麻黄，加附子；小便不利，小腹满去麻黄，加茯苓；喘去麻黄，加杏仁；发汗，若下之，病仍不解，烦躁者，茯苓四逆汤主之，茯苓、人参、炙草、干姜、附子。

二日阳明受之阳明，经也；胃，腑也。经脉起鼻额，循鼻外，系目系。居戊土之乡，原禀坤静，摄离火之篆阳明纯热，反揽乾刚。脉浮而大，烦渴目痛，鼻干不得眠者，阳明经病也；脉浮而实，潮热谵语，腹满，大便硬者，胃家腑病也。经病治以白虎汤，腑病治以三承气汤，其为正阳明则然。六经虽分阴阳，而宰之者阳明，为六经之所朝宗，即为六经之所归宿。三阳有类聚之条，三阴有转属之症。太阳阳明，不更衣不大便而无所苦约脾丸；少阳阳明，时烦躁而大便难以法治之。大实腹痛，阳明杂见太阴之篇桂枝大黄汤；土燥水干，阳明混入少阴之类急下之，脉滑而厥里有热，白虎汤，厥阴中亦有阳明。随经而见，妙蕴无方。

阳明经症

白虎汤知母、粳米、石膏、炙草。附录钱仲阳葛根汤葛根、升麻、白芷、炙草、大枣、生姜。

阳明腑症

三承气汤汗吐下后微烦，小便数，大便硬，小承气汤：大黄、厚朴、枳实；腹胀满，调胃承气汤：大黄、炙草、芒硝；不大便，发热汗多，大承气汤：大黄、厚朴、枳实、芒硝。太阳阳明，脉浮而涩，麻仁约脾丸：麻仁、芍药、枳实、大黄、厚朴、杏仁；少阳阳明，以法治之，相胃家虚实加减下，桂枝大黄汤（见后少阴），急下之，大承气汤。备录阳明症方身黄如橘子色，小便不利，茵陈蒿汤：大黄、茵陈、栀子。身黄发热，栀子、黄柏、炙草。

三日少阳受之少阳，经也；胆，腑也。经脉循胁络耳。兼木火之德属甲木，寄相火，司出入之门入太阳，出太阴。邪犯经，胸满胁痛而耳聋，邪犯腑，口苦胆热上蒸，呕逆胆热上冲而目眩胆热上熏。脉之大者，变而为弦，症之热者，转而似疟，居阴阳之界半表半里，通阴通阳；无汗下之方，禁汗禁下。邪正相持，进退互掎，小柴胡汤，为和解少阳之统剂，而其变则有辨焉者。呕逆胆热而腹痛胃寒，黄连汤分理阴阳；呕吐而硬胃实烦郁热，大柴胡汤，双清表里。宜应手而解方工，勿借口于和为套。

小柴胡汤柴胡、黄芩、人参、法夏、炙草、生姜、大枣。胸中满而不呕，去法夏、人参，加栝蒌仁；渴去法夏，加人参、花粉；腹痛去黄芩，加芍药；心下悸，小便不利，去黄芩，加茯苓。黄连汤黄连、炙草、干姜、人参、桂枝、半夏、大枣。大柴胡汤柴胡、半夏、枳实、大黄、黄芩、芍药、生姜、大枣。备录少阳症方胸胁微结，小便不利，柴胡、桂枝、干姜、花粉、黄芩、牡蛎、炙草。服柴胡已，反渴，以阳明治。

四日太阴受之太阴，经也；脾，脏也。经脉布胃中，络于嗌，邪入阴分，经脏齐病。阴阳变态之妙，有不见其朕兆。阳邪入阴，尺寸皆沉，腹满吐食自利。有腹满时痛之寒症理中丸，即有腹满实痛之热症桂枝汤加大黄，有得食缓吐之寒症理中丸通治，即有得食即吐之热症干姜黄连汤，有自利不渴当温之寒症理中丸通治，即有自利腐秽当下之热症大承气汤。盖人之形有厚薄，气有盛衰，脏有本寒本热，每从赋禀以为转移。如必以直中为寒，传经为热，其何以解仲景寒热并论，列于四日。

理中丸人参、白术、炙草、干姜，捣碎蜜和为丸，如龙眼大，以沸汤和一丸，研碎温服，干姜黄连汤干姜、黄连、人参。

五日少阴受之少阴，经也；肾，脏也。经脉系舌本。生人之命蒂，安危系于少阴。病则脉细欲寐，自利发厥手足冷曰厥，口干舌燥，渴欲饮水自救。无奈水火同宫，辨别最宜分晓。挟水而动，则为阴邪；挟火而动，则为阳邪。阴邪脉沉细而迟，阳邪脉沉细而数。阴邪但欲寐，身无热，阳邪虽欲寐，心多烦。阴邪下利清谷，阳邪下利清水。阴邪面赤而里寒，小便白，阳邪手足厥而里热，小便赤。阴邪口干舌躁而带和，阳邪口干舌燥而至裂。阴邪渴欲引饮热水以自救，阳邪渴欲饮温水以自救。临症审视，只争芒芴。

寒症方身体痛，附子汤：附子、茯苓、人参、白术、芍药。四逆汤通治：炙草、干姜、附子。下利，白通汤：葱白、干姜、附子。手足冷，烦躁欲死，吴茱萸汤：吴茱萸、人参、生姜、大枣。

热症方心烦不卧，黄连汤：黄芩、黄连、芍药、鸡子黄、阿胶。咽痛，甘桔汤：甘草、桔梗。口烂咽干，大承气汤。自利清水，色纯青，心痛，口干，大承气汤。

六日厥阴受之厥阴，经也；肝，脏也。经脉绕阴器，抵小腹，贯心膈。传经而至厥阴，在时为丑，在岁为冬，在卦为坤。脉细肢厥厥，逆也。四肢以温为顺，以冷为逆，烦渴囊缩，症则犹是也，而治法悬绝。漏尽更残，四望阴霾，而有纯寒无热之症；天寒地冻，满腹阳春，而有纯热无寒之症；阴疑于阳必战，其血元黄，而有阴阳错杂之症。彼纯寒而厥，当归四逆汤，夫人而知之。热愈深，厥愈深，纯热之厥甚于纯寒，非急下不足以救水，医将何以决之脉数、咽干、小便赤？而况阴阳错杂者之眩人耳目乎？当此阴尽阳回，晦朔交卸之时，仲景立乌梅丸以安蛔，其实统阴阳而治。医而知治厥阴，医道其庶几乎！

纯寒症当归四逆汤：当归、桂枝、芍药、细辛、通草、甘草、大枣。下利清谷，里寒外热，汗出而厥者，通脉四逆汤。

纯热症急下，大承气汤。

阴阳错杂症乌梅丸：乌梅三百枚、细辛六两、干姜十两、黄连十六两、当归四两、附子六两、蜀椒四两、桂枝六两、人参六两、黄柏六两，右十味，异捣筛，合治之。以苦酒渍乌梅一宿，去核蒸之，五升米下饭，熟捣成泥，和药令相得，内臼中与蜜杵二千下，如梧桐子大，先食饭，服十丸，日三服，稍加二十丸。禁生冷、滑物、臭食等。**备录**脉滑而厥，里有热，白虎汤。

　　夫三阴三阳，班班可考，而有治表里急，治里表急，阴同乎阳，为两感太阳少阴同病，阳明太阴同病，少阳厥阴同病。余读经文莫治，仲景无方，不禁怃然三叹焉。窃意表重于里者，以里为主，稍解其表；里重于表者，纯治其里，管窥之见，不敢告人。壮游四方，而以此法活人居多，偶捡李梴《伤寒论》阅，亦有是说。余生也晚，安敢并驾古人？不谓理之所在，古今人所见有略同也。岐伯、仲景，有知其将许我友李梴为徒乎？若世所传大羌活汤，则吐弃之矣。至于合病、并病、坏病、劳复、食复、饮酒复、阴易、阳易、阴阳易，六经精透，举而措之裕如。一百一十三方，采方总撮要领，三百九十七法，注法悉本原文。炼就长沙仲景为长沙太守，人称张长沙之明珠，化作涅槃佛说法处。《金刚经》：入涅槃而灭度之之舍利牟尼珠名舍利子。

　　古香满楮，新翠照人，自是君身有仙骨，世人那得知其故。松圃成凝秀读。

瘟疫脉论

　　春温、夏热、秋凉、冬寒，乃天地之正气，人感之而病者，为正病。久旱亢旸，淫霖苦潦《洪范》：一极备，凶；一极无，凶。注：极备。过多也，极无，过少也。唐孔氏曰：雨多则涝，雨少则旱。是极备亦凶，极无亦凶，雨旸寒燠之不得其正者，为四时之沴气。气轮岁会五运甲己化土，乙庚化金，丙辛化水，丁壬化木，戊癸化火。土运临辰戌丑未，金运临申酉，水运临亥子，木运临寅卯，水运临巳午。运气与地支年辰相会，故曰岁会。**运值天符**六气，子午之岁，少阴火司天，阳明金在泉；卯酉之岁，阳明金司天，少阳火在泉；丑未之岁，太阴土司天，太阳水在泉，辰戌之岁，太阳水司天，太阴土在泉；寅申之岁，少阳相火司天，厥阴木在泉；巳亥之岁，厥阴木司天，少阳相火在泉。大寒至小暑，司天主之；大暑至小寒，在泉主之。火运之岁，上见少阳；土运之岁，上见太阴；金运之岁，上见阳明；水运之岁，上见太阳；木运之岁，上见厥阴，岁运与司天合，故曰天符。水火木金之各据其偏者，为八方之厉气。合厉与沴，酿而为毒，人感之而病者，为瘟疫。杂见于四时，在春，谓之春瘟；在夏，谓之热病；在秋，谓之晚发痢亦名晚发；在冬，谓之寒疫。《内经》著于岐伯，爰详五疫之文《内经·

刺法论》：帝曰：余闻五疫之至，皆相易，无问大小，病状相似。不施救疗，如何可得不相移易者？岐伯曰：不相染者，正气存内，邪不可干。避其毒气，天牝从来？复得其往，气出于脑，即不干。邪气出于脑，即先想心如日，欲将入于疫室，先想得青气自肝而出，左行于东，化作林木；次想白气自肺而出，右行于西，化作戈甲；次想赤气自心而出，南行于上，化作焰明；次想黑气自肾而出，北行于下，化作水；次想黄气自脾而出，存于中央，化作土。五气护身之毕，以想头上如北斗之煌煌，然后可入于疫室，**周礼掌于方相，聿严逐瘟之令。**《周礼》方相氏掌蒙熊皮，黄金四目，元衣朱裳，执戈扬盾，师百隶而时傩，以索室驱疫。《曲礼》：季冬，大傩月令，九门磔攘尼山，于乡人行傩。朝服而立于阼阶，皆古圣节，宜燮理之义，故民无夭札，得以嬉游于光天化日之宇，诚盛事也。后世踵而行之，犹是生养斯民之至意。方书之逐瘟者，其立心亦如之。良相良医，合为一手。**其为瘟也，称名攸异，大头瘟、软脚瘟、虾蟆瘟、疙瘩瘟；其为斑也，形容各殊，赤霞斑、紫金斑、绿云斑、黑砂斑，互相传染，大小相似。初起，邪气客于募原**《难经·六十七难》注：五脏之募，皆在腹；五脏之腧，皆在背。原即腧之根本。募原，躯壳之里，经脉所系之处，**头微痛，或不痛，微恶寒，或不寒，但一于热，脉数无伦，沉沉默默，到夜尤甚。郁遏之极，邪从表出，谓之外溃，或大汗鼻血，随汗与血而解。若邪侵胃腑，则内溃矣，泻则完谷不化，结则坚硬如石，胃枯肠腐，舌黑唇青，无所不至。是为天地之毒气，常以肃杀而为心。激一己之心肺肝肠，魂飞魄走，捧心憔悴之形，愁云遍野；环四境之乡间里党，鬼哭神号，满目凄凉之色，毒雾蔽空。惟不知其毒而妄治之，盈城盈野，死于非命；知其毒而善调之，沿门沿户，立起沉疴。其在未溃之初，毒犹盘踞募原，驱伏魔，全凭草果；破坚垒，须借槟榔**吴又可达原饮：槟榔、草果、厚朴、知母、芍药、炙草、黄芩。嘉靖己未，江淮大疫，用败毒散倍人参，去前胡、独活，服者尽效。万历己未大疫，用本方复效。大抵毒在募原，加参于表剂，元气不因表而受伤；以表剂而加参，毒气不藉参而助疟。与达原饮，用知母、芍药同参。至于内溃，两方俱无用矣，惟有一下再下之法。**毒而外溃，渐杀其势矣，即贝母、柴胡，可以和其事**经验方：柴胡、生地、贝母、黄芩、银花、生甘草、茅根引；**毒而内溃，愈纵其悍矣，非芒硝、大黄，奚能奏其功**经验方：芒硝、大黄、槟榔、厚朴、枳实、炙草、姜枣引，下以毒尽为度；**知斯三门，病无遁形；设方攻毒，妙在一心**三门：初中募原、外溃、内溃。精透三门之奥，不过借达原饮、经验方为之榜样。道人自瓶钵以来，所过省垣、郡邑，遇是症，全活约计数千，并无一定之方药。倘备录其案，即此一症，可以盈箱。**夫瘟疫乃四时不正之气，温乃四时之正气，性命攸关，最宜分别。景岳《瘟疫门》中，抄写温病及伤寒之经文，杂凑成章，毒害苍生者，莫此书为甚。阳犯医门之刑**喻嘉言著《医门法律》，擢发难数；阴设海底之狱，阿鼻难逃铁铗铭注：大海之底，有石名沃焦，纵横八万四千里，厚二万里，下有八大地狱，又名阿鼻地狱。若吴又可，其于瘟疫，根源虽未必解透细阅吴又可《瘟疫论》，从《内经·疟论》邪气客于风府，横连募原悟出。其撰之方，即从前人截疟方化裁，真千古慧心人也。至其所论伤寒少而瘟疫多，世医执其说，凡偶感风寒，便曰瘟疫。一言之误，贻祸千秋，而其治法极为精致，刘、李、朱、张下，实为岐黄功臣。

拈一毒字诠题，设方以活生灵。南坡居士评。

《洪范》《内经》，性理《周礼》《难经》，瘟疫之根源，搜采殆尽，惟其学博是以理精。双泉罗锡恒读。

溯病之因，有原有委；绘病之形，有色有声。东堂黄成玉读。

室女脉数反吉论

小儿纯阳，脉常有六七至，甚有八九至者。室女血盛，脉上鱼际，亦常有六七至者。《脉经》但言脉上鱼际，而不言数。余尝见上鱼际之脉，未有不数者。盖脉即血也，血盛则脉长而洪；血衰则脉短而涩。室女贞元未亏，血海充满，其脉之数，亦固其所。但得娇姿艳丽，体态轻盈，谓之无病，可以勿药。惟是兰闺寂寞，愁结多端，纱窗月静，绣幕风清，时觉气体不安，延医调治，见其脉数而以为病，则误矣。《脉经》曰：脉数惟有儿童作吉看。余即补之曰：脉数室女亦应作吉看。

月经论

坤，顺德也，配乎健，则万物化醇；女，阴象也，从乎阳，则万物化生。图书以七为少阳之数，逢阳则化，故七月生齿，七岁毁齿，二七十四而天癸至，是乃先天一点真阴之水，《易》所谓男女媾精，《礼》所谓一阳来复，水泉始动者，此物此志也。积四千八百之期，合一《大藏经》，于以充于中而溢于外。其象上应乎月，三五而盈，三五而缺，周三十日而旋转如环，故称经焉。经者，正也，正直无私；经者，常也，经常不变。本坤之德，应月之精，以生男生女，原生生于不已。乃或为药饵所伤，或以忧思而伤，孰为不及期？孰为过期？在前在后，无所不至矣。夫不及期为热，过期为寒，此其常也。亦有不及期为寒，过期为热者，总分于迟、数、虚、实之脉而已矣。其为药饵伤也，过服寒凉，弊为淤阏；过服温补，弊见沸腾。盖血，阴也，喜静而恶躁，静则培养，躁则消亡。尝见膏粱之家，未有妄服寒凉者。火郁至极，不得已而斟酌服之。在医士擅长半属温补之方。胡为闺居气滞，本非虚也，而以为脾虚，辄予以黄芪、白术；闲坐寒生，本无寒也，而以为命门不足，辄予以附子、干姜。至煎熬之极，或血因火动，一月数行，或血为火灼，数月一行。讵知不及期与过期之俱关于药乎？其为忧思伤也，心地安舒，应期而至；心地抑郁，愆期而来。盖血，营也，好聚而恶散，聚则充周，散则奔突。纵观闾阎之众，未有不乐安舒者。暴怒频加，不期然而忧闷攻之。彼女子善怀，本多抑郁之隐，甚至掣肘于翁姑，致血上溢，非有余也，而以为血满；罔顾其衅起勃豀，反目于夫婿，致血横行，非不足也，而以为血亏；罔顾其悲由茀菲，至郁积之久，或稍如其意，行则后期，或仍拂其意，行则前期，讵知前期与后期之皆系于忧乎？由是观之，伤于忧思而无子者，顺其心，养其神，犹可挽回；伤于药饵而无子者，诵其经，祷其佛，难以救复。盖天地之大德曰生，而鼓其生机者，和风以散之，迟日以暄之，雨露滋培，土膏润泽，自然生意婆娑。一经炎风之煽，烈日之焚，土脉焦枯，英华何由发越？天地犹是也，而生机倦矣。人得天地之生以为生，而畅其生机者，静摄乃气，调和乃血，阴阳交错，子宫温暖，自觉生育绵延。一经燥热之侵，辛温之耗，血元羞涩，胚胎奚自结凝？人则犹是也，而生机绝矣。道人一瓢一笠，云游以来，见艰于嗣息求治者，盈门拥案。及阅前所服之药，无非温补之药；询前所延之医，无非温补之医。比比皆然，令人万不可解。顾考其服药之初，亦觉与温补相宜，气体庞然而丰隆也，姿态嫣然而明媚也，饮食纷然而并进也。医之用药，即此厉之阶耳。惟是瓦积之场，不堪黍植；块存之体，安望熊占？所愿兰房淑媛，绣阁名姝，体坤之道，顺月之恒，勿贪药饵，惟葆幽闲，以副天地好生之德，庶道人救世婆心。亦不至诋为饶舌耳。

胎前全凭脉论

凭脉为的治病而至胎前，其看症也，历历录录；其用药也，离离奇奇。黄芩，安胎者也；乌头，伤胎者也。而胎当寒结，黄芩转为伤胎之鸩血，乌头又为安胎之灵丹_{明党、焦术、砂仁、附片、建姜、秦归、炙草}。焦术，安胎者也；芒硝，伤胎者也。而胎当热结，焦术反为伤胎之砒霜，芒硝又为安胎之妙品_{芒硝五钱，滚水澄去滓，调生蜜服}。当此两命相关，以安为伤，以伤为安，而用之裕如者，夫亦曰权其脉之迟、结、数、促耳！胆从脉出，而胆斯大；智从脉生，而知斯圆。无药不可以安胎，无药不可以伤胎，有何一定之方？有何一定之药也乎？彼《本草》之注安胎，药性之注禁服，不过为初学导之先路。夫胎症，其显焉者也。由胎症而推，脉清而用得其当，信石、蜈蚣，无非参、苓、芪、术；脉溷而用失其当，参、苓、芪、术，无非信石、蜈蚣。拘成见者，赵括读父书而丧师，荆公用《周礼》而乱宋；知变化者，孔明添灶而退兵，楚王破釜而取胜。古今来，英雄成败，止争此一心之妙用，又何恤乎人言。

产后不凭脉论

百脉空虚，瘀血留滞，二语足以括尽产后诸病。其用药也，补则足以填虚空，温则足以散瘀滞。温补二字，在产后极为稳当。而见之于脉，则未可以一格拘也。有迟涩者，有沉细者，有洪数者，有弦紧者。迟涩、沉细，可温可补，若洪数、弦紧，顾可漫无区别，而一于温之补之乎？抑知瘀血填塞隧道，血脉为之沸腾，虚寒之体，转化为实热之脉，倘凭脉以疗病，则为发为泄，为汗为凉。病症百端，药饵肆应，非不经营惨淡，竭力弥缝，乃一病未已，一病旋生，卒至温补难施，不可救药，岂非专凭脉者，阶之厉耶？余家世传《月科》一卷之书，得之本邑王定所。不诊脉，但问症。细阅书中，实是肚腹大胀大痛者，先治之以去瘀之本_{桃仁、归尾、胡索、灵脂、干姜、川芎、荆芥穗，酒调服}。其于症之虚寒者，固不外肉桂、干姜_{茯苓、炙草、当归、川芎、焦白术、肉桂、蜜棉芪、干姜}；即症之大热者，亦不离肉桂、干姜。百试百验，世无产难之妇。远近求药者，日踵其门。传至于余，参究脉理，思欲突过前人。乃凭脉罔效，凭书辄验。而后知产后凭脉，其理犹浅；不凭脉，其理方深。世之家藏秘本，粗视之，了无意义，而用之多效者，大半类此。

小儿疳脉论

　　道人于圣学，本无所窥，而少者怀之，雅有同志。窃于疳症，三致意焉。十六岁以后，谓之痨；十六岁以前，谓之疳。其症头皮枯涩，毛发焦稀，腮缩鼻干，脊耸体削，斗牙咬甲，烦渴自汗，口鼻溺赤，肚胀潮热，酷嗜瓜果、泥炭等物，外则肢体生疮，是其候也。疳之纲领有五：脾、肺、心、肝、肾。至于条目，不可穷纪，姑举其要，曰脊疳，曰蛔疳，曰脑疳，曰丁奚疳，曰无辜疳，曰哺露疳。名有百端，理惟一致，惟见症不同，不外热、积、虫三者而已。考古名方，有塌气丸、龙胆汤、芦荟丸、木香丸、胡黄连丸及各种肥儿丸。其理正，其义深，其效神，信非仙家莫传。因方书论症支吾，虽传其方，无人敢用。如景岳论中，其或气血两虚，有非大补不可，固属门外之揣摩。即钱仲阳为小儿科中一代名医，而以为皆因脾胃虚损，亦是老生常谈，与疳症何涉？钱氏如此，其他可知。道人不惜苦口饶舌，细为分析，病源既明，则作方者之苦心，庶得以阐明于世。杨氏曰：疳者，干也。道人则曰：疳者，甘也。因奉养太过，肥甘之味，郁而为热，蒸而生虫，久而成积，而疳以是名焉。惟其为热，煎熬津液，肌肉为之消削；惟其成积，肚腹胀大，饮食为之减少，惟其生虫，吮脏腑，则偏嗜异物；蚀肢体，则疮痒不痛，种种症候，大半得之膏粱之家，饫藜藿者，十居一二。道人云游以来，每见朱门子弟，反不如居茅屋者之神完气足，总由饮食不节之故，何关乎元气之盛衰，脾胃之强弱？此其大彰明较著者也。名方中不离黄连为君者，解其煎熬之热毒也；用芦荟、生地、山栀、青黛、胆草、黄柏者，清其火也；用芜荑、君子、川楝、雷丸、鹤虱、乌梅者，杀其虫也；用莪术、神曲、山楂、麦芽、青皮、木香者，消其积也，用干虾蟆、蟾酥者，以毒攻其毒也；用夜明砂、灵脂者，去瘀而生新也。有是症则有是药，性味之寒与毒，夫复何疑。尝见患是症者，请一目不识丁之医，或揣之曰：莫不是疳？将师所传治疳之方，遂撮一帖，犹或幸中，彼原不知黄连之寒，芜荑之毒。请一读书明理之医，明知是疳，开口便曰：脾胃大亏，非峻补不可。枯瘦之躯，何堪此黄连之寒，芜荑之毒。主人曰：稳当。不知热得补而益炽，积得补而益坚，虫得补而更多，至于不救。则曰：有命。此非读书之过，不善读书者之过也。道高一尺，魔高一丈，其是之谓与？然则，惟攻热、积、虫遂可以治痔乎？非也。五痔有所见之症，诸痔又各有所见之症，变化生心，岂可胶柱鼓瑟。不过胸有成竹，而后能画竹。然则，治痔一于攻而全无补法乎？亦非也。经曰：大毒治病，十去五六。相其热退，积减虫安，穷寇勿追，或调脾理胃，滋肾平肝，一任医之运用。

　　考古名方 治腹胀大塌气丸：白豆蔻、麦芽、五灵脂、砂仁、莪术、青皮、陈皮、君子二钱，虾蟆三钱，米糊为丸。下虫丸：苦楝子皮酒浸焙，贯众、槟榔、桃仁、芜荑、木香、鹤虱，米糊为丸。木香丸治痔痢：黄连、木香、厚朴、夜明砂，生姜水为丸。大芜荑汤治小儿发热作渴，少食，大便不利，发黄脱落：芜荑、山栀、秦归、白术、云苓、柴胡、麻黄、羌活、防风、黄连、黄柏、炙草各二钱。四味肥儿丸治小儿食积五痔，目生云翳，牙龈腐烂：芜荑、神曲、麦芽、黄连，等分为末，猪胆汁为丸，绿豆大。芦荟肥儿丸治热痔：芦荟、龙胆草、木香、人参、君子、麦芽各二钱，土鳖（去头足酥炙）、槟榔、黄连各三钱，芜荑、胡黄连一钱，猪胆汁为丸，黍米大。龙胆丸治痔脑热疮：龙胆草、升麻、苦楝根皮、赤茯苓、防风、芦荟、油发灰、青黛、黄连，炼蜜为丸。蟾酥丸治小儿头顶结核，面色黄瘦，饮食不甘，腹大发热：蟾蜍二三个，将粪蛆一杓置桶中，以尿浸之，即将蟾蜍打死，投与蛆食，一昼夜，用布袋盛起，置急流中一宿取出，瓦上焙干为末，入麝香少许，米为丸。

　　论症如文渊聚米，立方如与可画竹。南坡居士评。

疑病诈病脉论

　　本无病也，而疑之为病，积想成因，悬拟成象，则无病者真以为有病矣。彼疑之，我亦疑之，何以名之为医？本无病也，而诈之为病，困顿其状，呻吟其声，则无病者，真以为有病矣。彼诈焉，我受其诈焉，何以名之为医？而欲使疑者知其为疑，多方以解其疑，而疑者不疑；诈者知其为诈，直言以指其诈，而诈者不诈。亦惟决于脉，视其缓而已矣。盖有莫解之症，必有莫解之脉，疑则必疑为莫解之症，而何以诊其脉无恙也，其为疑必矣；有莫起之痾，必有莫起之脉，诈则必诈为莫起之痾，而何以诊其脉如常也。其为诈必矣。杯中蛇影，挂弓即解，疑者无所施其疑；炎难分痛，见艾即愈，诈者无所用其诈。精于脉理者，又何疑诈之我欺也哉？！

平人脉歇止无妨论

代脉关乎寿，结脉因乎寒，促脉因乎热。平脉歇止，则不关乎寿与寒热，亦自有说。盖一呼一吸，脉来六寸，血营气卫，息数一万三千五百通，脉行五十度，是为一周。稍为痰气所碍，则脉为之一止。非如代之止有常数，结促之止由迟数而得也。天地万古不老，而有岁差之数；日月万古常明，而有相食之时。岁差、相食，曾何损于天地日月也哉！

纯阴脉症

万物之生，负阴而抱阳，阴阳调和，谓之无病。亦有生来脉旺，谓之纯阳，名曰寿脉，此《脉经》所以言者。有纯阳，则有纯阴，此《脉经》所未言者。余弱冠时，常至一地，见二妇人，一妇二子，一妇三子，家皆饶裕。切其脉，按之至骨，丝微欲绝，问其体，一毫无病。过十年，再至其地，二妇之子，皆入胶庠，家亦丰厚。诊其脉，依然故吾也。过十年，三至其地，一妇之子已登贤书，家更倍于昔日，诊其脉，依然如初也。距今又十有余年矣，二妇白发齐眉，青衿满眼，其发达更有未可料者。《脉经》注：纯阳为寿脉，不知纯阴亦为富贵、福寿之脉。一妇梅，邑庠生谢袭周德配。孝廉公谢运跃母，钟太孺人也。

内外痈疽先变脉论

平人饮食仍旧，气体如常而脉数者，多发痈疽。夫外感脉数，骤然而来，饮食为之一变。兹之脉数，何以饮食仍旧也？内伤脉数，由渐而进，气体为之少减。兹之脉数，何以气体如常也？其为痈疽也，明矣。发于外者，痈疽并称，后犹可疗，发于内者，但以痈论，务须先知。凡属肺痈与胃脘诸痈，总是热毒蕴结，四字该之。其先少发寒热，渐隐隐作痛，斯时清其热、解其毒、疏其气经验方：桔梗、天冬、黄芩、葶苈子五分，秦归、生甘草，易易耳。倘辨脉未清，视为他病，万一肺腑能语，则呼冤，实属可怜，直待吐脓呕血，而后知焉，则已晚矣。士君子穷理于平日，辨脉于临时，一遇内毒，立剖当前，诚有不必为之试黄豆而验红点者。昔扁鹊视病，窥见脏腑之症结。留心脉学者，安见古今不相及也矣！

淡语中肯，力破题坚。南坡居士评。

痈疽一症，迄我朝《医宗金鉴》及《症治全生》等书出。前代所不能医者，皆能医之，独涌泉症，不出前代论定。千总刘兰生童稚知交胶漆友也，患是症，流毒十有余年。未发之先，下其必发者，验其脉数也；已发之后，断其不死者，验其脉缓也。费尽千金，总难全愈。游湘三年，不知亦有人能医否，录之以志，知己之感。

摘平脉三不治症论

天下事之信以为然者，必其理之无不然者也。然仅言其常然，而弗揭其偶然，非惟无以坚其信，或反益以滋其疑。即如定缓为平脉，是宜无病不瘳，讵知噎膈翻胃外，不可治者，又有三焉。肌肉大脱，九候虽调，不可治者，一也；病到喘促，脉忽还元，不可治者，二也；全受而体无亏，全归而脉不变，不可治者，三也。有理外之事，便有理外之理。第恐于理中之理，未能洞悉无疑，斯于理外之理，愈觉昧没而杂。既于理外之理，弗克明辨以晰，遂于理中之理，转至惝恍无凭。而缓为平脉之说，不几于捃摭陈言，究无主宰乎？爰摘三条，明着于编，使知以缓为宗，滴滴归原允矣。一经旧德《汉书》：韦贤以诗书授，七十余为相，少子元成复以明经，历位至丞相。谚曰：遗子黄金满籝，不如一经。沈佺期诗：一经传旧德。是编缓为平脉，本《内经》旧德，**丝丝入扣，森然五字长城**《唐书》：秦系与刘长卿善为诗赋，权德舆曰：长卿自以为五字长城，系用偏师攻之，虽老益壮。《丹铅总录》：司马景王命虞松作表，再呈不可意。钟会取草为定五字，松悦服，以呈景王，景王曰：不当尔也。松曰：钟会也。景王曰：如此可大用。沈佺期诗：五字擢英才。用此事也。解者以五字为诗误矣。

眼光四射，无义不搜。知侬叶正复评。

心细如发，力大于身，井井有条，不至喧客夺主。丹溪王承勋评。

死生章

医者，所以治人之生者也。未知死，焉足以治人之生。实知死之无可救药，则凡稍有一毫之生，自宜多方调治。欲辨死生，仍归缓字。缓为一身之元气，即为一身之生气。有十分之缓，即有十分之生；有分毫之缓，即有分毫之生。听缓之声，绘缓之象，取缓之魂，追缓之魄，刺缓之骨，抟缓之神，而幽明异路，如在目前。弹石劈劈而又急，解索散散而无聚，问：犹有分毫之缓乎？曰：无有也弹石之脉，若坚硬之物击于石上；解索之脉，犹解乱索，指下乍疏乍密。雀啄顿木而又住，屋漏将绝而复起，问：犹有分毫之缓乎？曰：无有也雀啄之脉，犹雀之啄食，连连凑指，且坚且锐，忽然复来，屋漏之脉，良久一滴。虾游冉冉而进退难寻，鱼翔澄澄而迟疑掉尾，问：犹有分毫之缓乎？曰：无有也脉已濡细矣，加以十一二至，满指是脉，犹虾之拥于水中，冉冉而进退难寻；脉已沉矣，加以两息一至，犹鱼之在水中，头身贴然不动，而尾良久一掉。沸釜之脉涌如羹，一占此脉旦夕死，而缓全无余影矣。修到神仙也无药，世间何处觅医生。复有绝处逢生，困顿沉沉，声音劣劣，不患脉少而患脉多，不患脉无而患脉有。寸关虽无，尺沉而匀，病到无聊，脉犹有根，仔细栽培，立可回春。

合观诸作，清奇浓淡，无体不工，的是儒医。南坡居士评。

形色外诊简摩（节选）

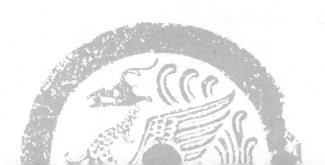

导读

成书背景

《形色外诊简摩》为著名的诊断学著作，清代医家周学海撰，为《周氏医学丛书》之一，共上、下两卷，刊于光绪二十年（1894）仲冬。周氏认为，丛书可使"古人苦心良法，得以类聚而不朽"，然须校雠精审，故其集大半生精力，辑名医之书，扬众家之长，阐个人之见，历三十年而成《周氏医学丛书》，凡三集32种，《形色外诊简摩》一书为其一种。该书中以望诊为本，论述精详，颇多创见，堪称与《望诊遵经》共同体现了我国近代中医望诊的最高水平。本次节选以《周氏医学丛书》池阳周氏福慧双修馆刻本为底本。

作者生平

周学海（1856—1906），字澂之，号健之，清安徽建德（今安徽省东至县）人。周氏出身官宦门第。早年仕途顺利，于光绪十八年（1892）中进士，任补内中书，后又出任浙江候补道、江南扬州府粮捕、河务水利同知等，诰授通议大夫三品衔。中年因积劳多病而潜心医学。周氏读书治学极为严谨精博，并能学以致用，临证水平较高，在江淮间为官之际，时常于政务之间行医治病，对疑难病症的治疗颇为得心应手。在学术上，周氏多宗张璐、叶天士，故于临证时每取张氏学说，并参己见。此外，周学海亦为中医典籍收藏家、出版家，自光绪十七年（公元1891年）起，他便精心校审家藏秘籍古医书，功擅著书立说、评注与校刊中医药典籍，推动了中医药知识的普及和中医药理论的发展，惠普后人，影响深远，对中医诊断学的发展做出了巨大贡献，其生平事迹作为清代名医收载入《清史稿》列传。

学术思想

《形色外诊简摩》全书以望诊为主，闻诊、问诊为辅。上卷专谈"望形"，首叙"形诊总义"，包括身形内应脏腑部位及其病症；次述生形、病形以及络脉形色等，作者系统引证《内经》论述，有不少个人的见解和发挥。下卷以望色为主，先谈面色总义，包括面部内应脏腑、外应肢节，面部脏腑、肢节分位图说明等；次述面色，分析面色吉凶情况，并介绍伤寒、温病、杂病的面色见证等；又次为目色、舌色及外诊杂法类等。其中"目色"介绍目部内应脏腑部位，目胞、目睛的形色见证等；"舌色"以论述舌苔和舌质为主，并辨伤寒、温病、杂病的舌苔所见。外诊杂法包括诊毛发、鼻、人中、唇、齿、耳、爪（指甲）等，并介绍按、嗅、闻、问四法。全书内容丰富，反映了周氏钻研"形色外诊"具有一定的深度，对临床辨证颇有参考价值。

1. 立足典籍，广采群书

《形色外诊简摩》是一部中医典籍诊断学辑录之作，其收录与编排尤为精当。全书收录了二十余部医籍中的诊法内容。对《内》《难》当中的诊断学内容全篇收入，对于《中藏经》《脉经》《伤寒论》《千金方》等医籍，则有针对性地列专篇收录，"《内经》三诊之文全在，《难经》以下，择其切要，能补《内经》未备者收之"。此外，对于一些存疑或难以理解之处，周氏则在按语中根据自身临证体悟加以解析评议。虽然收录内容较多，但编排系统清晰。全书按纲目编排，以形、色为纲，上卷论形，下卷论色。形诊下设生形、病形、络脉形色三目；色诊下设面色、目色、舌色及杂法。附录闻诊、问诊于末篇。引文出处均以小字标注，同篇内引文按年代排序，条理清晰一目了然。另外，周氏对所辑录的内容，适当加以评述，联系临床实际及临证治法，具有较强的临床指导意义。

2. 四诊合参，互为主辅

周氏虽在脉诊方面造诣颇深，但并不独尊脉诊，且不满于重于脉诊而略于望、闻、问之时弊，《形色外诊简摩》为纠偏之作。周氏认为四诊之于临证，不应墨守陈规，四诊应当相互补充印证，"三法之与切脉，固互为主辅矣"，故本书是对望、闻、问诊的一次必要补充，书中并非独论望诊，附篇中对闻诊、问诊亦作论述，认为望诊同时当参合脉象，辅以闻问。

3. 推崇面诊，重视舌诊

周氏尤为推崇望诊中的面诊及舌诊，并有所创新。《形色外诊简摩》中面部分候脏腑理论承自《灵枢·五色》，但其面部分区与所候脏腑的关系，较前代医家都不相同。周氏在系统考证《内经》原文的基础上，重新绘制了面部脏腑肢节分位图，确定了各部位名称和所对应的脏腑名称。创新性地提出人中部候大肠、唇周候肾的划分法。另外，周氏还将气化理论运用于面部色诊，指出"病在筋者，视筋络之部；病在脉者，视脉络之部；病在气化者，视气化之部；病在神明者，视神明之部，知此则分部之法虽各不同，而皆各适其用矣"。

明清时期，舌诊发展至鼎盛，舌诊相关著作颇多。周氏在《形色外诊简摩》中选取了陶节庵、胡玉书、张石顽、叶天士等伤寒温病大家的经验，辅以己见，对舌诊进行了详细的阐释。对于"胎""苔"之辨，设《舌质舌苔辨》和《舌苔有根无根辨》专篇，论述苔质之别、舌苔之真假与有根无根，可见对舌诊的重视。值得注意的是，书中所辑舌诊论述并不囿于门户，而是伤寒温病医家理论兼收，客观全面地展示了当时舌诊理论的水平成就，极具临床参考价值。

综上，本书为辑录中医四诊学之作，其内容选取精当，又与临床联系紧密，且无门户之见。在学习中医诊断学时，书中的内容对望诊、闻诊、问诊的学习有较大的帮助。又因周氏在古籍整理校勘方面极具功底且有所成，书中对相关文献的整理与保存多有贡献，故该书的临床与研究价值极高。

形色外诊简摩卷上

形诊总义

身形内应脏腑部位篇_{面窍 体部}

五脏者,肺为之盖,巨肩陷咽,候见其外。心为之主,缺盆为之道,骺骨有余,以候𩩲骬。肝者主为将,使之候外,欲知坚固,视目大小。脾者主为卫,使之迎粮,视唇舌好恶,以知吉凶。肾者主为外,使之远听,视耳好恶,以知其性。六腑者,胃为之海,广骸大颈张胸,五谷乃容。鼻隧以长,以候大肠。唇厚人中长,以候小肠。目下裹大,其胆乃横。鼻孔在外,膀胱漏泄。鼻柱中央起,三焦乃约。此所以候六腑者也。上下三等,脏安且良矣。

五脏常内阅于上七窍也,故肺气通于鼻,肺和则鼻能知臭香矣;心气通于舌,心和则舌能知五味矣;《五脏别论》曰:五气入鼻,藏于心肺,心肺有病,而鼻为之不利也。肝气通于目,肝和则目能辨五色矣;脾气通于口,脾和则口能知五谷矣;肾气通于耳,肾和则耳能知五音矣。五脏不和,则六腑不通,六腑不和,则留结为痈。痈同壅,谓痞满、关格、肿胀之类,非专指疮痈也。

肝开窍于目,目藏精于肝,肝病在头、在筋。心开窍于耳,耳藏精于心,心病在五脏、在脉。脾开窍于口,口藏精于脾。脾病在舌本、在肉。肺开窍于鼻,鼻藏精于肺。肺病在背、在皮毛。肾开窍于二阴,二阴藏精于肾。肾病在溪、在骨。上面窍之分应脏腑也。头、脏、舌、背、溪,以体段言;皮毛、肉、脉、筋、骨,以形层言。

肺应皮,肺合大肠,大肠者皮其应。心应脉,心合小肠,小肠者脉其应。脾应肉,脾合胃,胃者肉其应。肝应爪,肝合胆,胆者筋其应。肾应骨,肾合三焦、膀胱,三焦、膀胱者腠理毫毛其应。视其外应,以知其五内,即知所病矣。膀胱言其气之磅礴而光大也,又言其体之孤悬无倚而光洁也。爪为筋余,齿为骨余。

肝生筋,筋生心;心生血,血生脾;脾生肉,肉生肺;肺生皮毛,皮毛生肾；肾生骨髓，髓生肝。心合脉也，其荣色，面之色也。其主肾。肺合皮也，其荣毛，其主心。肝合筋也，其荣爪，其主肺。脾合肉也，其荣唇，《生气通天论》曰：其华在唇四白。其主肝。肾合骨也，其荣发，其主脾。合言其气之所应也，荣言其血之所华也。此义《生气通天》《脏气法时》二篇最详，以文繁，故录此。

东风生于春，病在肝，俞在颈项。南风生于夏，病在心，俞在胸胁。西风生于秋，病在肺，俞在肩背。北风生于冬，病在肾，俞在腰股。中央病在脾，俞在脊。俞，应也，非俞穴也。《金匮真言》曰：春气者病在头，夏气者病在脏，秋气者病在肩背，冬气者病在四肢。《诊要经终》《四时刺逆从义》均相类，不复琐具。

肝气之病，内舍胠胁，外在关节。心气之病，内舍膺胁，外在经络。脾气之病，内舍心腹，外在肌肉四肢。肺气之病，内舍膺胁肩背，外在皮毛。肾气之病，内舍腰脊骨髓，外在溪谷腨膝。

背为阳，阳中之阳，心也。背为阳，阳中之阴，肺也。腹为阴，阴中之阴，肾也。腹为阴，阴中之阳，肝也。腹为阴，阴中之至阴，脾也。

肺心有邪，其气留于两肘。肝有邪，其气留于两腋。脾有邪，其气留于两髀。肾有邪，其气留于两腘。凡此八墟者，皆机关之室，真气之所过，血络之所游，邪气恶血固不得住留，留之则伤筋络骨节，机关不得屈伸，故病挛也。上并出《内经》。

三焦者，水谷之道路，气之所终始也。上焦当心下、胃上口，主内而不出，其治在膻中。中焦在胃中脘，主腐熟水谷，其治在脐旁。下焦当膀胱上口，主分别清浊，出而不内，其治在脐下一寸。故曰三焦，其府在气街。其府在气街，谓其源在气街之处，即命门也。

腑会太仓，脏会季胁，筋会阳陵泉，髓会绝骨一曰枕骨，血会膈俞王勋臣血府之说，正与此暗合。骨会大杼，脉会太渊，气会三焦外一筋直两乳内也。热病在内者，取其会之气穴也。上体部之分应脏腑也。诸会谓其气之所聚，非谓其所发源也。上并出《难经》。

按：头面七窍可望而知，筋骨血脉不可望也。第事理所关，不容缺略。医者所见谓之望，病者所自见亦何不可谓之望？又况此篇总义者，实赅闻问于其中，不独文义相连，无可割裂也。

身形内应脏腑病证篇出《灵枢》

赤色，小理者心小，粗理者心大。无髑骬音遏污，一读曷于，心蔽骨，一名鸠尾者心高，**髑骭**小短举者心下，**髑骭**长者心下坚，**髑骭**弱小以薄者心脆，**髑骭**直下不举者心端正，**髑骭**倚一方者心偏倾也。

心小则安，邪弗能伤，易伤以忧；心大则忧不能伤，易伤于邪；心高则满于肺中，悗音冤，一读郁，一读闷而善忘，难开以言；心下则脏外谓脏体外露于肺下，易伤于寒，易恐以言；心坚则脏安守固；心脆则善病消瘅热中；心端正则和利难伤；心偏倾则操持不一，无守司也司，去声。

白色，小理者肺小，粗理者肺大，巨肩反膺陷喉者肺高，合腋张胁者肺下，好肩背厚者肺坚，肩背薄者肺脆，背膺厚者肺端正，胁偏疏者肺偏倾也。

肺小则少饮，不病喘喝；肺大则多饮，善病胸痹、喉痹、逆气；肺高则上气肩息咳；肺下则居贲迫肺，善胁下痛；肺坚则不病咳上气；肺脆则善病消瘅，易伤；肺端正则和利难伤；肺偏倾则胸偏痛也。迫肺似当作迫肝，肝体半在膈下，半在膈上，肺下即逼压之，故胁下痛。贲，膈也。

青色，小理者肝小，粗理者肝大，广胸反骹者肝高，合胁兔骹者肝下，胸胁好者肝坚，胁骨弱者肝脆，膺腹好相得者肝端正，胁骨偏举者肝偏倾也。

肝小则脏安，无胁下之病；肝大则逼胃迫咽，迫咽则苦膈中，且胁下痛；肝高则上支贲切胁谓挂膈而迫于胁也，悗为息贲；肝下则逼胃，胁下空肝下不得逼胃，此胃当指小肠，胁下空则易受邪；肝坚则脏安难伤；肝脆则善病消瘅，易伤；肝端正则和利难伤；肝偏倾则胁下痛也。

黄色，小理者脾小，粗理者脾大，揭唇者脾高，唇下纵者脾下，唇坚者脾坚，唇大而不坚者脾脆，唇上下好者脾端正，唇偏举者脾偏倾也。

脾小则脏安，难伤于邪也；脾大则苦凑胁而痛凑，迫也。胁，音杪，腰两旁空软处，不能疾行；脾高则胁引季胁而痛；脾下则下加于大肠，则脏善受邪；脾坚则脏安难伤；脾脆则善病消瘅，易伤；脾端正则和利难伤；脾偏倾则善满善胀也。肝居胃后而附脊，脾居胃下而附腹；肝下即迫小肠，脾下即迫大肠也。

黑色，小理者肾小，粗理者肾大，高耳者肾高，耳后陷者肾下，耳坚者肾坚，耳薄不坚者肾脆，好耳前居牙车者肾端正，耳偏高者肾偏倾也。

肾小则脏安难伤；肾大则善病腰痛，不可以俯仰，易伤于邪；肾高则其背膂痛，不可以俯仰；肾下则腰尻痛，不可以俯仰，为狐疝；肾坚则不病腰背痛；肾脆则善病消瘅，易伤；肾端正则和利难伤；肾偏倾则苦腰尻痛也。凡此诸变者，持则安，减则病矣。

五脏皆小者，少病，苦燋心，大愁忧；五脏皆大者，缓于事，难使以忧；

五脏皆高者，好高举措；五脏皆下者，好出人下；五脏皆坚者，无病；五脏皆脆者，不离于病；五脏皆端正者，和利得人心；五脏皆偏倾者，邪心而善盗，不可以为人平，反复言语也。燋，音灼。上叙五脏形证。

肺应皮，皮厚者大肠厚；皮薄者，大肠薄；皮缓，腹裹大者，大肠大而长；皮急者，大肠急而短；皮滑者，大肠直；皮肉不相离者，大肠结也。肺合大肠，大肠者皮其应。

心应脉，皮厚者脉厚，脉厚者小肠厚；皮薄者脉薄，脉薄者小肠薄；皮缓者脉缓，脉缓者小肠大而长；皮薄而脉波小者，小肠小而短。诸阳经脉皆多纡屈者，小肠结也。心合小肠，小肠者脉其应。

脾应肉，肉䐃手臂腿肚厚肉，皆谓之䐃坚大者胃厚，肉䐃幺者胃薄；幺，幺幺，尖小也。肉䐃小而幺者胃不坚；肉䐃不称身者胃下，胃下者下脘约不利；肉䐃不坚者胃缓；肉䐃无小裹累者胃急裹音果，作"里"误，肉内坚结而大小成颗者；肉䐃多小裹累者胃结，胃结者上脘约不利也。脾合胃，胃者肉其应。

肝应爪，爪厚色黄者色即爪下肉色胆厚；爪薄色红者胆薄；爪坚色青者胆急；爪濡色赤者胆缓；爪直色白无约者胆直约，即爪上横纹；爪恶色黑多纹者胆结也。肝合胆，胆者筋其应。

肾应骨，密理厚皮者三焦膀胱厚；粗理薄皮者三焦膀胱薄；疏腠理者三焦膀胱缓；皮急而无毫毛者三焦膀胱急；毫毛美而粗者三焦膀胱直；稀毫毛者三焦膀胱结也。肾合三焦膀胱，三焦膀胱者，腠理毫毛其应。上叙六腑外形。

故五脏有小大、高下、坚脆、端正、偏倾，六腑有小大、长短、厚薄、结直、缓急，视其外应以决其五内，即知所病矣。

形诊生形类

三人篇 出《灵枢》

人之肥瘦、大小、寒温，与其气血多少，各有度也。何者？人有肥、有膏、有肉。䐃肉坚，皮满者，肥；肉不坚，皮缓者，膏；皮肉不相离者，肉。此言三人之形体也。膏者，其肉淖，而粗理者身寒，细理者身热。脂者，其肉坚，细理者热，粗理者寒。此言寒热，是指其人本身气血之寒热，非发寒发热、恶寒恶热之病也。

凡人身皮肉之温，扪之各有轻重不同，是本于禀赋也。膏者，多气而皮纵缓，故能纵腹垂腴。肉者，身体容大。脂者，其身收小。此言肥瘦大小。膏者，多气，多气者热，热者耐寒。肉者，多血则充形，充形则平。脂者，其血清，气滑少，故不能大。此言气血多少。此别于众人者也。众人者，皮肉脂膏不能相加也。血与气不能相多，故其形不大不小，自称其身，命曰众人。推论众人。故治者，必先别其三形，血之多少，气之清浊，而后调之，无失常经。是故膏人者纵腹垂腴，肉人者上下容大，脂人者虽脂不能大也。此概言治法，并补醒三形。

阳人阴人篇 出《灵枢》

重阳之人，熇熇高高，言语善疾，举足善高，心肺之脏气有余，阳气滑盛而扬，故神动而气先行矣。

重阳之人而神不先行者，何也。曰：此人颇有阴者也。何以知其颇有阴也。曰：多阳者多喜，多阴者多怒，数怒而易解，故曰颇有阴。其阴阳之离合难，故其神不能先行也。阳人血清而气滑，故喜怒即发而不留。阴人血浊而气滞，故神思不能自畅，遂阳阴相激而多怒矣。经曰：阴出之阳则怒。以是知人之性情，皆与气血相关也。

五人篇 出《灵枢》

天地之间，六合之内，不离于五，人亦应之，非徒一阴一阳而已也。故有太阴之人，少阴之人，太阳之人，少阳之人，阴阳和平之人。此五人者，其态不同，其筋骨气血各不等。

太阴之人，贪而不仁，下齐湛湛 自下而齐于众人，湛湛然深藏不露，好内音纳而不出，心和而不发，不务于时，动而后之。之，往也，先审于心而后行。此太阴之人也。太阴太阳，即前篇所谓阴人阳人也。

少阴之人，小贪而贼心，见人有亡，常若有得，亡如丧官失财，此所谓幸灾乐祸者。好伤好害，见人有荣，乃反愠怒，心疾 很也 而无恩，此少阴之人也。

太阳之人，居处于于，好言大事，无能而虚说，志发于四野，举措不顾是非，为事好常自用，事虽败而常无悔，此太阳之人也。

少阳之人，谛谛好自贵，有小小官，则高自宜，好为外交，而不内附，此少阳之人也。

阴阳和平之人，居处安静，无为惧惧，无为欣欣，婉然从物，或与不争，与时变化，尊则谦谦，谭而不治，是谓至治。或与：谓人有所与也。谭而不治：谓议明事之义理，而不刻期其效也。上五节叙五人性情。

古之善用针艾者，视人五态乃治之。可知叙三人、五人、二十五人诸篇，均为施治之本，非徒托空言而已。

太阴之人，多阴而无阳，其阴血浊，其卫气涩，阴阳不和，缓筋而厚皮，不之疾泻，不能移之。

少阴之人，多阴少阳，小胃而大肠，六腑不调，其阳明脉小，而太阳脉大，必审调之，其血易脱，其气易败也。

太阳之人，多阳而少阴，必谨调之，无脱其阴，而泻其阳，阳重脱者易狂，阴阳皆脱者，暴死不知人也。

少阳之人，多阳少阴，经小而络大，血在中而气外，实阴而虚阳，独泻其络脉，则强气脱而疾，中气不足，病不起也。强气即人身之悍气，卫外者也，剽悍滑疾见开而出，故泻络即外脱而行疾。

阴阳和平之人，其阴阳之气和，血脉调，谨诊其阴阳，视其邪正，安容仪，审有余不足，盛则泻之，虚则补之。上五节叙五人证治。

夫五态之人，卒然新会，未知其行也行即前叙性情，何以别之？别其形状。曰：众人之属，无如五态之人者，故五五二十五人，而五态之人不与焉。五态之人，尤不合于众者也。

太阴之人，其状黮黮然黑色，念然下意，临临然长大，䐃然未偻，此太阴之人也。未偻，未至行而似伏之甚也。

少阴之人，其状清然窃然，固以阴贼，立而躁崄，行而似伏，此少阴之人也。少阴形性之恶，甚于太阴者，以其禀气更驳也。

太阳之人，其状轩轩储储，反身折腘，此太阳之人也。

少阳之人，其状立则好仰，行则好摇，其两臂两肘，则常出于背，此少阳之人也。

阴阳和平之人，其状委委然，随随然，颙颙然，愉愉然，暶暶音旋然，豆豆然，众人皆曰君子，此阴阳和平之人也。委、随，貌之谦也。颙、愉，容之和也，暶、豆，视之审也。上五节叙五人形状。

二十五人篇附形色相胜年忌　附相家五形

二十五人之形，其态不合于众也，而阴阳之人不与焉。血气之所生，别而以候，从外知内。先立五形，金木水火土，别其五色，异其五形之人，而二十五人具矣。

木形之人，比于上角，似于苍帝，其为人苍色，小头，长面，大肩背，直身，小手足，好有才，劳心少力，多忧劳于事。能春夏不能秋冬，秋冬感而病生，足厥阴佗佗然。

太角之人，比于左足少阳，少阳之上遗遗然。

左角一曰少角之人，比于右足少阳，少阳之下随随然。

钛音杕角一曰右角之人，比于右足少阳，少阳之上推推然。

判角之人，比于左足少阳，少阳之下括括然。

火形之人，比于上征，似于赤帝。其为人赤色，广䏖，脱面脱当作"锐"，小头，好肩背髀腹，小手足，行安地，疾心，行摇肩，背肉满，有气轻财，少信，多虑，见事明，好颜，急心，不寿，暴死。能春夏不能秋冬，秋冬感而病生，手少阴核核然。疾心即急心，语意重出。或疾心指其心之狠也。

质征一曰太征之人，比于左手太阳，太阳之上肌肌然。

少征之人，比于右手太阳，太阳之下慆慆然。

右征之人，比于右手太阳，太阳之上鲛鲛一作熊熊然。

质判之人，比于左手太阳，太阳之下支支颐颐然。

土形之人，比于上宫，似于上古黄帝。其为人黄色，圆面，大头，美肩背，大腹，美股胫，小手足，多肉，上下相称，行安地，举足浮，安心，好利人，不喜权势，善附人也。能秋冬不能春夏，春夏感而病生，足太阴敦敦然。

太宫之人，比于左足阳明，阳明之上婉婉然。

加宫之人一曰众之人，比于左足阳明，阳明之下坎坎然。

少宫之人，比于右足阳明，阳明之上枢枢然。

左宫之人，比于右足阳明，阳明之下一作上，非兀兀然。

金形之人，比于上商，似于白帝。其为人白色，方面，小头，小肩背，小腹，小手足，如骨发踵外，骨轻，身清廉，急心，静悍，善为吏。能秋冬不能春夏，春夏感而病生，手太阴敦敦然。如骨发之如，同而，古通用。

钛商之人，比于左手阳明，阳明之上廉廉然。

右商之人，比于左手阳明，阳明之下脱脱然。

左商之人，比于右手阳明，阳明之上监监然。

少商之人，比于右手阳明，阳明之下严严然。

水形之人，比于上羽，似于黑帝。其为人黑色，面不平，大头，廉颐，小肩，大腹，动手足，发行摇身，下尻长，背延延然，不敬畏，善欺绐人，戮死。能秋冬不能春夏，春夏感而病生，足少阴汗汗然。

太羽之人，比于右足太阳，太阳之上颊颊然。

小羽之人，比于左足太阳，太阳之下纡纡然。

众之为人一作加之人，比于右足太阳，太阳之下洁洁然。

桎之为人，比于左足太阳，太阳之上安安然。

五正形外，各有四兼形，左右上下，以经络言。诸然，以形态言。如今之浙人、广人、齐鲁之人、湘湖之人，可一望而辨之者。第左右配合，与五音五味篇异同互见，未详厥旨。上二十五人形气。

是故五形之人，二十五变者，众之所以相欺者也。相欺，难辨。如得其形，不得其色，或形胜色，或色胜形者，至其胜时年加，感则病，行失则忧矣。感于邪则为病，若行事有失者，必有忧患之祸也。形色相得，富贵大乐也。对上忧字说，其无病不待言矣。其形色相胜之时年加者，凡年忌，下上之人统二十五人言大忌。常加七岁、十六岁、二十五岁、三十四岁、四十三岁、五十二岁、六十一岁，皆人之大忌，不可不自安也，感则病，行失则忧矣。当此之时，无为奸事即行失也，是为年忌。上年忌。

观此，知人所生病类，常与命相相关通矣。年忌起于七岁，九年一见。今世明九暗九之说，似本于此，此众人之所同也。其胜时年加，必以本相合逐年运气求之。如木形金色，是色胜形，而又行金运之年；木形土色，是形胜色，而又行木运之年是也。色胜形者死，形胜色者病。五变篇曰：先立其年，以知其时，时高则起，时下则殆，虽不陷下，当年有冲通，其病必起，是谓因形而生病也。此即相家面部流年气色之法，谓面部不能端满者，若流年行至骨高之部即起病，行至骨陷之部必危殆矣。亦有端满而病者，必其年有冲通也。冲通即胜时年加也，或流年与本命干支相犯也。上出《灵枢》。

附：相家五形五色五声出《神相全编》

眉龐并眼大，城廓更团圆，此相名真水，平生福自然。水形主圆，得其五圆，气色不杂，精神不乱，动止宽容，行久而轻也。又曰：水不嫌肥。又曰：水形色黑，要带白，忌黄。又曰：水声圆急又飘扬。上水形水色水声。

欲识火形貌，下阔上头尖，举止全无定，颐边更少髯。火形主明，得其五露，气色不杂，精神不乱，动止敦厚，卧久而安也。又曰：火不嫌尖。又曰：火形色红，要带青，忌黑；又曰：火声焦烈。上火形火色火声。

棱棱形瘦骨，凛凛更修长，秀气生眉眼，须知晚景光。木形主长，得其五长，气色不杂，精神不乱，动止温柔，涉久而清也。又曰：木不嫌瘦，又曰：木形色青，要带黑，忌白。又曰：木声高畅。上木形木色木声。

部位要中正，三停又带方，金形人入格，自是有名扬。金形主方，得其五方，气色不杂，精神不乱，动止规模，坐久而重也。又曰：金不嫌方。又曰：金形色白，要带黄，忌红，又曰：金声和润。上金形金色金声。

端厚仍深重，安详若泰山，心谋难测度，信义动人间。土形主厚，得其五厚，气色不杂，精神不乱，动止敦庞，处久而静也。又曰：土不嫌浊。又曰：土形色黄，要带红，忌青，又曰：土声深厚如发瓮中。上土形土色土声。

三阳上下气血多少形状篇_{附妇宦无须 附六经气血多少}

足阳明之上，血气盛则髯美长，血少气多则髯短，气少血多则髯少，血气皆少则无髯，两吻多画。如宦者相。

足阳明之下，血气盛则下毛美长至胸，血多气少则下毛美短至脐。行则善高举足，足指少肉，足善寒。血少气多则肉而善瘃。瘃者，皴裂。血气皆少则无毛，有则稀，枯悴，善痿厥足痹。痿厥，痿厥并病，后世所称类中风者是也。

足少阳之上，气血盛则通髯美长通髯，髯与发通，俗名兜腮，血多气少则通髯美短，血少气多则少髯，血气皆少则无髯，感于寒湿则善痹骨痛爪枯也。

足少阳之下，血气盛则胫毛美长，外踝肥；血多气少则胫毛美短，外踝皮坚而厚；血少气多则胫毛少，外踝皮薄而软；血气皆少则无毛，外踝瘦无肉。

足太阳之上，血气盛则美眉，眉有毫毛毫，即豪字，毛中独长出者；血多气少则恶眉，面多少理多少，言其多也；血少气多则面多肉；血气和则美色。心主血脉，其华在面，此虽系足太阳，而曰血气和，则心气和可知矣。

足太阳之下，血气盛则跟肉满，踵坚；气少血多则瘦，跟空；血气皆少则喜转筋，踵下痛。

美眉者，足太阳之脉血气多；恶眉者，血气少。其肥而泽者，血气有余；

肥而不泽者，气有余血不足。瘦而无泽者，血气俱不足。

手阳明之上，血气盛则髭美，血少气多则髭恶，血气皆少则无髭。

手阳明之下，血气盛则腋下毛美，手鱼肉以温；血气皆少则手瘦以寒。

手少阳之上，血气盛则眉美以长，耳色美；血气皆少则耳焦恶色。

手少阳之下，血气盛则手卷多肉以温，血气皆少则寒以瘦，气少血多则瘦以多脉。脉即络脉，蓝色隐见皮肤下者。

手太阳之上，血气盛则口多须，面多肉以平。血气皆少则面瘦恶色。

手太阳之下，血气盛则掌肉充满，血气皆少则掌瘦以寒。上指诸经之行头面者，下指其行手足者。前篇左右上下部位，义即指此。

审察其形气有余不足而调之。按其寸口、人迎，切循其经络之凝涩，结而不通者，此于身皆为痛痹，甚则不行，故凝涩。凝涩者致气以温之，血和乃止。其结络者，脉结血不和，决之乃行。故气有余于上者，导而下之。气不足于上者，推而休之休疑。其稽留不至者，因而迎之。必明于经隧，乃能持之。寒与热争者，导而行之。其菀即郁字陈血不结者，则因也。马氏云作侧，非而予上声之。必先明知二十五人，则血气之所在，左右上下，可知逆顺矣。总束上文，末句叫醒大义。上三阳上下气血多少形状。

美眉者太阳多血，通髯极须者少阳多血，美须者阳明多血。然则妇人无须者，无血气乎？曰：冲脉、任脉，皆起于胞中，上循背里，为经络之海。其浮而外者，循腹右上行，会于咽喉，别而络唇口。血气盛则充肤热肉，血独盛则澹渗皮肤，生毫毛。妇人之生也，有余于气，不足于血，以其数脱血也。冲任之脉，不荣唇口，故须不生矣。士人有伤于阴，阴气绝而不起阴气即阴器，非误，阴不用，然其须不去，而宦者独去，何也？曰：宦者其宗筋伤，其冲脉血泻不复，皮肤内结，唇口不荣，故须不生矣。其有天宦者，未尝被伤，不脱于血，然其须不生何也？曰：此天之所不足也，其任冲不盛，宗筋不成，有气无血，唇口不荣，故须不生矣。上妇宦无须。

阳明多血多气，太阳多血少气，少阳多气少血，太阴多血少气一作少血多气。林亿引杨上善《太素》云：太阴与阳明表里，血气俱盛，当是多血多气，厥阴多血少气一作多气少血，少阴多气少血一作多血少气。是故刺阳明出血气，刺太阳出血恶气恶，去声，不欲出气也，刺少阳出气恶血，刺太阴出血恶气，刺厥阴出血恶气，刺少阴出气恶血也。上六经气血多少。并出《灵枢》。

辨皮色不胜四时之风篇 出《灵枢》

春青风，夏阳风，秋凉风，冬寒风。凡此四时之风，其所病各不同形。黄色薄皮弱肉者，不胜春之虚风；白色薄皮弱肉者，不胜夏之虚风；青色薄皮弱肉者，不胜秋之虚风；赤色薄皮弱肉者，不胜冬之虚风也。黑色而皮厚肉坚，固不伤于四时之风。其皮薄而肉不坚色不一者色不正黑，长夏至而有虚风即病矣。其皮厚而肌肉坚者，长夏至而有虚风不病也，必重感于寒，外内皆然乃病。故材木之异也，皮之厚薄，汁之多少，而各不同。木之早花先叶者，遇春霜烈风，则花落而叶萎。久曝大旱，则脆木薄皮者，枝条汁少而叶萎。久阴淫雨，则薄皮多汁者，皮溃而漉。卒风暴起，则刚脆之木枝折杌伤。秋霜疾风，则刚脆之木根摇而叶落。凡此五者，各有所伤，况于人乎？杌同虆。

辨寿夭肥瘦勇怯忍痛不忍痛胜毒不胜毒形状篇

形有缓急，气有盛衰，骨有大小，肉有坚脆，皮有厚薄，以立寿夭。故形与气相任则寿，不相任则夭；皮与肉相裹则寿，不相裹则夭；血气经络胜形则寿，不胜形则夭。故平人而气胜形者寿，病而形肉脱，气胜形者死，形胜气者危矣。何谓形之缓急也？曰：形充而皮肉缓者则寿，形充而皮肉急者则夭；形充而脉坚大者顺也，形充而脉小以弱者气衰，气衰则危矣。若形充而颧不起者骨小，骨小则夭矣；形充而大肉䐃坚而有分者肉坚，肉坚则寿矣有分，谓有纵纹。即所谓皮肉缓；形充而大肉无分理不坚者肉脆，肉脆则夭矣。此天之生命，所以立形定气而视寿夭者也。必明乎此，而后可以临病患，决死生。故墙基卑高，不及其地者，不满三十而死。其有因而加病者，不及二十而死也。

人之寿百岁而死者，使道隧以长，基墙高以方，通调荣卫，三部三里起，骨高肉满，百岁乃得终也。故人生十岁，五脏始定，血气已通，其气在下，故好走。二十岁，血气始盛，肌肉方长，故好趋。三十岁，五脏大定，肌肉坚固，血脉盛满，故好步。四十岁，五脏六腑十二经脉皆大盛以平定，腠理始疏，荣华颓落，发颇斑白，平盛不摇，故好坐。五十岁，肝气始衰，肝叶始薄，胆汁始减，目始不明。六十岁，心气始衰，苦忧悲，血气懈惰，故好卧。七十岁，脾气虚，皮肤楛。八十岁，肺气衰，魄离，故言善误。九十岁，肾气焦，四脏经脉空虚。百岁，五脏皆虚，神气皆去，形骸独居而终矣。其不能终寿而死者，五脏皆不坚，使道不长，空音孔外以张，喘息暴疾，又卑基墙，薄脉少血，其肉不石即实字，数中风寒，血气虚，脉不通，真邪相攻，乱而相引，故中寿而尽也。

脉出气口，色见明堂，五色更出，以应五时，五官已辨，阙庭必张，乃立明堂。明堂广大，蕃蔽见外，方壁高基，引垂见外，五色乃治，平博广大，寿中百岁，见此者刺之必已。如是之人，血气有余，肌肉坚致，故可苦以针矣。五官不辨，阙庭不张，小其明堂，蕃蔽不见，又埤其墙，墙下无基，垂角居外，如是者，虽平常殆，况加疾乎。上寿夭。

人之黑白肥瘦小长五十以上为老，二十以上为壮，十八以下为少，六岁以下为小，各有数也。年质壮大，血气充盈，肤革坚固，因加以邪，刺此者，深而留之。此肥人也，广肩腋项，肉薄厚皮而黑色，唇临临然，其血黑以浊，其气涩以迟，其为人也，贪于取与，刺此者，深而留之，多益其数也。瘦人者，皮薄色少，肉廉廉然，薄唇轻言，其血清气滑，易脱于气，易损于血，刺此者，浅而疾之。刺常人者，视其黑白，各为调之，其端正敦厚者，其血气和调，刺此者，无失常数也。刺壮士真骨者，坚肉缓节，监监然。此人重则气涩血浊，刺此者，深而留之，多益其数。劲则气滑血清，刺此者，浅而疾之。重，厚浊也。劲，骄捷也。婴儿者，其肉脆，血少气弱，刺此者，以毫针，浅刺而疾发针，日再可也。上肥瘦常人壮士婴儿。

夫忍痛不忍痛者，皮肤之厚薄，肌肉坚脆缓急之分也，非勇怯之谓也。故勇士之不忍痛者，见难则前，见痛则止；怯士之忍痛者，闻难则恐，遇痛不动。勇士之忍痛者，见难不恐，遇痛不动；怯士之不忍痛者，见难与痛，目转面盼，恐不能言，失气惊战，颜色无定，乍死乍生。夫勇士者，目深以固，长衡当是"冲"字直扬，三焦理横，其心端直，其肝大以坚，其胆满以傍平声，充溢于外，怒则气盛而胸张，肝举而胆横，眦裂而目扬，毛起而面苍，此勇士之所由然也。怯士者，目大而不减，阴阳相失，三焦理纵，髑骬短而小，肝系缓，其胆不满而纵，肠胃挺，胁下空，虽方大怒，气不能满胸，肝肺虽举，气衰复下，故不能久怒，此怯士之所由然也。上忍痛不忍痛并勇怯。

凡人之骨强筋弱，肉缓皮肤厚者，耐痛，其于针石之痛亦然，加以黑色而美骨者耐火矣。坚肉薄皮者，不耐针石火焫之痛也。人之病，同时而伤，或易已或难已者，其身多热者易已，多寒者难已也。伤科，气滑血充者易复，气滞血少而湿多者，每溃烂缠延。人之胜毒不胜毒者，胃厚色黑大骨及肥者，皆胜毒；其瘦而薄胃者，皆不胜毒也。胜毒者有病，可用大寒大热及诸毒药重剂也。上耐痛不耐痛胜毒不胜毒，并出《灵枢》。

辨善病风厥消瘅寒热瘅积聚善忘善饥不瞑多卧形状篇

附壮不昼瞑老不夜瞑　并出《灵枢》

人之有常病也，亦因其骨节皮肤腠理之不坚固者，邪之所舍也，故常有病矣。

人之善病风厥漉汗者，肉不坚，腠理疏故也。何以候肉之不坚也？曰，䐃肉不坚而无分理者，粗理；粗理而皮不致者，腠理疏，此言其浑然者。浑然，谓未甚异于常人也。

人之善病消瘅者，五脏皆柔弱故也。五脏脆与五脏脉微小者，皆苦消瘅。何以知五脏之柔弱也？曰：夫柔弱者必有刚强，刚强者多怒，柔者易伤也。言其性情刚强，五志火盛，脏体柔脆，不胜其灼，故津燥多怒。此人薄皮肤而目坚固以深者，长冲直扬，其心刚，刚则多怒，怒则气上逆，胸中蓄积，血气逆留，宽皮充肌，血脉不行，转而为热，热则消肌肤，故为消瘅，此言其人刚暴而肌肉弱者也。

人之善病寒热者，必其人小骨而弱肉也，何以候骨之大小，肉之坚脆，色之不一也？上句未及色，盖脱文。一，纯也。曰：颧骨者骨之本也，颧大则骨大，颧小则骨小，皮肤薄而其肉无䐃，其臂懦懦然，其地色殆然，不与其天同色，污然独异天，额角；地，颊车，此其候也。而又臂薄者，其髓不满。故善病寒热也。

人之善病痹者，理粗而肉不坚也。痹之高下有处，各视其部。部，面之色部也。义详面色篇中。

人之善病肠中积聚者，皮肤薄而不泽，肉不坚而淖泽也。如此则肠胃恶，恶则邪气留止积聚乃伤，肠胃之间，寒温不次。积聚，有因饮食生冷，胃中血液瘀凝，有因风寒自经络内袭，日久痰血相裹结。邪气稍渐也至，蓄积留止，大聚乃起。上五条出五变篇。

人之善忘者，上气不足，下气有余，肠胃实而心肺虚，虚则荣卫久留于下，不以时上，故善忘也。又曰：气并于上，乱而善忘。

人之善饥而不嗜食者，精气并于脾，热气留于胃，胃热则消谷，谷消则善饥，胃气逆上，则胃脘寒_{当是实字}，故不嗜食也。

人之病而不得卧者，卫气不得入于阴，常留于阳，留于阳则阳气满，阳气满则阳跷盛，不得入于阴则阴气虚，故目不瞑矣。

人之病而目不得视者，卫气留于阴，不得行于阳，留于阴则阴气盛，阴气盛则阴跷满，不得入于阳则阳气虚，则目常闭也。

人之多卧者，其人肠胃大而皮肤湿，而分肉不解也。肠胃大则卫气留久，皮肤湿则分肉不解，其行迟。_{湿，痰水也。解，利也。}凡人身伤于湿与多痰者，其性皆好卧。夫卫气者，昼行于阳经也，夜行于阴脏也，阳气尽则卧，阴气尽则寤。故卫气留久而行迟者，其气不清，目常欲瞑，故多卧矣。其肠胃小皮肤滑以缓，分肉解，则卫气留于阳者久，故少瞑也。_{此皆素性然也。}其卒然多卧者，邪气留于上焦，上焦闭而不通，已食若饮汤，卫气留久于阴而不行_{亦有因胃实不寐者，所谓胃不和则卧不安也}。或食填太阴，或痰饮格于中焦。故凡痰据于阳，令人多卧；痰据于阴，令人不寐，故卒然多卧矣。_{上五条出大惑论} <u>按</u>：《灵枢》口问篇所论十二邪，亦人之常病也，但言荣卫气血，不及外诊之形，故不具录。

壮者之气血盛，其肌肉滑，气道通，荣卫之行，不失其常，故昼精而夜瞑。老者之气血衰，其肌肉枯，气道涩，五脏之气相搏，其荣气衰少，而卫气内伐，故昼不精，夜不瞑也。_{出《营卫生会篇》。}

辨人身气血盛衰时日篇

人与天地相应，日月相参，故虽平居，其腠理开闭缓急，故常有时也。月满，则海水西盛，人气血精，肌肉充，皮肤致，毛发坚，腠理郄，烟垢着。当是之时，虽遇贼风，其入浅不深。月廓空，则海水东盛，人气血虚，卫气去，形独居，肌肉减，皮肤纵，腠理开，毛发残，膲理薄_{膲同焦}，烟垢落。当是之时，遇贼风，则其入深，其病卒暴。故得三虚者，其死暴疾，得三实者，邪不能伤人也。乘年之衰_{本命受流年克制}，逢月之空_{月魄}，失时之和_{寒温非时}，是为三虚；逢年之盛，遇月之满，得时之和，是为三实。_{上《灵枢》。}

天温日明，则人血淖液而卫气浮，故血易泻，气易行。天寒日阴，则人血凝泣而卫气沉。月始生，则血气始精，卫气始行。月郭满，则血气实，肌肉坚。月郭空，则肌肉减，经络虚，卫气去，形独居。是以天寒无刺，天温无疑_{行之无忌}，月生无泻，月满无补，月郭空无治，是谓得时而调之。

阳气者，一日而主外曰，言昼也，平旦人气生，日中而阳气隆，日西而阳气已虚，气门乃闭，是故暮而收拒，无扰筋骨，无见雾露，反此三时，形乃困薄。上《素问》。薄，迫也，削也。

气阳而应日，血阴而应月。故暑则气泻，寒则气敛，日中则气壮，日下则气衰。所谓日中得病夜半愈，夜半得病日中愈者，阴阳乘除故也。月生人血渐盛，月死人血渐减。凡病在血分及失血诸证，有血盛邪无所容而病退者，有血减邪失所附而病亦退者。若夫精神之复，必在生明之候矣。故仲景于疟疾曰：以月一日发，当十五日愈。设不瘥，当月尽解。疟为卫邪入荣之病，故以晦朔决瘥剧之期也。昔尝患暑下血，以月满得病，血止后，神明不复，至次月朔日，顿见爽朗矣。世俗谓久病以朔望病势增损定吉凶，岂诬也哉。经脉血气，似于形诊无关。《灵枢》曰：营气之病也，血上下行。东垣谓：血上下行者，面部乍肥乍瘦也。血随气升，即面胕而似肥。血随气降，即面消而似瘦。元气不足之人，常有此象。又曰：营气濡然者，病在血脉。是邪气激其血脉，光泽浮越于面部也。观此，岂真无关形诊耶？

形诊病形类

五脏病证总例篇附五邪病证心例 附六气病证总例

诸风掉眩皆属于肝，诸寒收引皆属于肾，诸气膹郁皆属于肺，诸湿肿满皆属于脾，诸热瞀瘛皆属于火，诸痛痒疮皆属于心，诸厥固泄皆属于下，诸痿喘呕皆属于上，诸禁鼓栗如丧神守皆属于火，诸痉项强皆属于湿，诸逆冲上皆属于火，诸胀腹大皆属于热，诸躁狂越皆属于火，诸病有声鼓之如鼓皆属于热，诸病胕肿疼酸惊骇皆属于火，诸转反戾水液混浊皆属于热，诸病水液澄澈清冷皆属于寒，诸呕吐酸暴注下迫皆属于热。故大要曰：谨守病机，各司其属，有者求之，无者求之，盛者责之，虚者责之，必先五胜五行之胜，即六气之胜复也。疏其气血，令其调达，而致和平，此之谓也。

东方生风，风生木，木生酸，酸生肝，肝生筋，筋生心。其在天为玄，在人为道，在地为化。化生五味，道生智，玄生神，化生气。神在天为风，在地为木，在体为筋，在气为柔，在脏为肝。其性为暄，其德为和，其用为动，其色为苍，其化为荣，其虫毛，其政为散，其令宣发，其变摧拉，其眚为陨，其味为酸，其志为怒。怒伤肝，悲胜怒，风伤肝，燥胜风，酸伤筋，辛胜酸。阴阳应象有在音为角，在声为呼，在变动为握，在窍为目。

南方生热，热生火，火生苦，苦生心，心生血，血生脾。其在天为热，在地为火，在体为脉，在气为息，在脏为心。其性为暑，其德为显，其用为躁，其色为赤，其化为茂，其虫羽，其政为明，其令郁蒸，其变炎烁，其眚燔焫，其味为苦，其志为喜。喜伤心，恐胜喜，热伤气，寒胜热，苦伤气，咸胜苦。阴阳应象有在音为徵，在声为笑，在变动为忧，在窍为舌。

中央生湿，湿生土，土生甘，甘生脾，脾生肉，肉生肺。其在天为湿，在地为土，在体为肉，在气为充，在脏为脾。其性静兼，其德为濡，其用为化，其色为黄，其化为盈，其虫倮，其政为谧，其令云雨，其变动注，其眚淫溃，其味为甘，其志为思。思伤脾，怒胜思，湿伤肉，风胜湿，甘伤脾，酸胜甘。阴阳应象有在音为宫，在声为歌，在变动为哕，在窍为口。

西方生燥，燥生金，金生辛，辛生肺，肺生皮毛，皮毛生肾。其在天为燥，在地为金，在体为皮毛，在气为成，在脏为肺。其性为凉，其德为清，其用为固，其色为白，其化为敛，其虫介，其政为劲，其令雾露，其变肃杀，其眚苍落，其味为辛，其志为忧。忧伤肺，喜胜忧，热伤皮毛，寒胜热，辛伤皮毛，苦胜辛。阴阳应象有在音为商，在声为哭，在变动为咳，在窍为鼻。

北方生寒，寒生水，水生咸，咸生肾，肾生骨髓，髓生肝。其在天为寒，在地为水，在体为骨，在气为坚，在脏为肾。其性为凛。其德为寒，其用为阙，其色为黑，其化为肃，其虫鳞，其政为静，其令木阙，其变凝冽，其眚冰雹，其味为咸，其志为恐。恐伤肾，思胜恐，寒伤血，燥胜寒，咸伤血，甘胜咸。阴阳应象有在音为羽，在声为呻，在变动为栗，在窍为耳。**又按：**以例推之，中央热伤皮毛，寒胜热，当作燥伤皮毛，热胜燥。北方寒伤血，燥胜寒，当作寒伤骨，湿胜寒。盖湿热二气相合，热胜燥，是热而湿也。湿胜寒，是湿而热也。此五节字字精切，果能参透，万病机括，无不贯澈。上《素问》。

假令得肝脉，其外证，善洁，面青，善怒。其内证，脐左有动气，按之牢若痛。其病，四肢满闭，淋溲便难，转筋。有是者肝也，无是者非也。满闭，即满痹也。旧以"闭淋"二字句，误。

假令得心脉，其外证，面赤，口干，喜笑。其内证，脐上有动气，按之牢若痛。其病，烦心，心痛，掌中热而䏰。有是者心也，无是者非也。

假令得脾脉，其外证，面黄，善噫，善思，善味。其内证，当脐有动气，按之牢若痛。其病，腹胀满，食不消，体重节痛，怠堕嗜卧，四肢不收。有是者脾也，无是者非也。

假令得肺脉，其外证，面白，善嚏，悲愁不乐，欲哭。其内证，脐右有动气，按之牢若痛。其病，喘咳，洒淅寒热。有是者肺也，无是者非也。

假令得肾脉，其外证，面黑，善恐欠。其内证，脐下有动气，按之牢若痛。其病，逆气，小腹急痛，泄而下重，足胫寒而逆。有是者肾也，无是者非也。上《难经》。

附：五邪病证心例 出《难经》

凡病从前来者为实邪，从后来者为虚邪，从所不胜来者为贼邪，从所胜来者为微邪，自病为正邪。假令心病，中风得之为虚邪，伤暑得之为正邪，饮食劳倦得之为实邪，伤寒得之为微邪，中湿得之为贼邪。

假令心病，何以知中风得之？然其色当赤。何以言之？肝主色，自入为青，入心为赤，入脾为黄，入肺为白，入肾为黑。肝为心邪，故知当赤色也。其病，身热，胁下满痛，其脉浮大而弦。

何以知伤暑得之？然当恶臭。何以言之？心主臭，自入为焦臭，入脾为香臭，入肝为臊臭，入肾为腐臭，入肺为腥臭。故知心病，伤暑得之，当恶臭也。其病，身热而烦，心痛，其脉浮大而散。

何以知饮食劳倦得之？然当喜苦味也。虚为不欲食，实为欲食。何以言之？脾主味，入肝为酸，入心为苦，入肺为辛，入肾为咸，自入为甘。故知脾邪入心，当喜苦味也。其病，身热，而体重嗜卧，四肢不收，其脉浮大而缓。喜苦味，非心喜之，谓口中常患苦也。

何以知伤寒得之？然当谵言妄语。何以言之？肺主声，入肝为呼，入心为言，入肾为呻，入肺为哭。故知肺邪入心，为谵言妄语也。其病，身热，洒洒恶寒，甚则喘咳，其脉浮大而涩。寒本肾邪，此以为肺，必兼燥也。谵妄脉涩，皆出于燥。

何以知中湿得之？然当喜汗出不可止。何以言之？肾主液，入肝为泣，入心为汗，入脾为涎，入肺为涕，自入为唾。故知肾邪入心，为汗不可止也。其病，身热，小腹痛，足胫寒而逆，其脉沉濡而大。

附：六气病证总例 出《素问》

风胜则动，热胜则肿，燥胜则干，寒胜则浮，湿胜则濡泄，甚则水闭胕肿。

厥阴所至，为里急，为支痛支柱，妨也，为缓戾，为胁痛呕泄。所至，谓主令也。后同。

少阴所至，为疡胗身热，为惊惑、恶寒战栗、谵妄，为悲妄、衄蔑，为语笑。

太阴所至，为积饮痞隔，为惊惑稽满，为中满，霍乱吐下，为重，胕肿。重，体重也，如怠惰四肢不举，湿胜则缓故也。

少阳所至，为嚏呕，为疮疡，为惊躁瞀昧暴病即暴痛也，为喉痹、耳鸣、呕涌，为暴注、瞤瘈、暴死。

阳明所至，为浮虚，为鼽。尻阴股膝髀腨胻足病即痛字，为皴揭，为鼽嚏。

太阳所至，为屈伸不利，为腰痛，为寝汗，为流泄禁止。

尺肤滑涩肘臂掌脐寒热决病篇出《灵枢》

审其尺之缓急大小滑涩，肉之坚脆，而病形定矣。

视人之目窠上微痈一作痈、痈，如新卧起状，其颈脉动，时咳，按起手足上，窅而不起者，风水肤胀也。水胀篇：按其腹，随手而起，如裹水之状者，水也；窅而不起，腹色不变者，肤胀也；腹筋起者，臌胀也。

尺肤滑以淖泽者，风也；尺肉弱者，解㑊尺脉缓涩，谓之解㑊；安卧脱肉者，寒热不治。

尺肤滑而泽脂者，风也；尺肤涩者，风痹也面部阙中，色以薄泽为风，冲浊为痹；尺肤粗如枯鱼之鳞者，水泆饮也；尺肤热甚，脉盛躁者，病温也；其脉盛而滑者，汗且出。人一呼脉三动，一吸脉三动，而躁，尺热，曰病温；尺不热，脉滑，曰病风；脉涩，曰痹。

尺肤寒，其脉小者，泄，少气。尺寒脉细，谓之后泄。

尺肤炬然《脉经》作烜然，下并同，先热后寒者，寒热也；尺肤先寒，久持之而热者，亦寒热也。寒热，疟之类也。

尺涩脉滑，谓之多汗。滑者阴气有余，为多汗而身寒。脉粗尺常热者，谓之热中。脉粗大者，阴不足，阳有余，为热中也。

肘所独热者，腰以上热；手所独热者，腰以下热；肘前独热者，膺前热；肘后独热者，肩背热；臂中独热者，腰腹热；肘后粗以下三四寸热者，肠中有虫；掌中热者，腹中热《难经》以掌中热而啘，为心病；掌中寒者，腹中寒；尺炬然热，人迎大者，当夺血人迎指喉脉言，谓此象将必夺血也。当作尝，非；尺坚大，脉小甚，少气，色白，悗有加，立死。

胃中热，则消谷，令人悬心善饥；脐以上皮热，肠中热，则出黄如糜；脐以下皮寒当作热，胃中寒，则腹胀；肠中寒，则肠鸣飧泄；胃中寒，肠中热，则胀而且泄；胃中热，肠中寒，则疾饥，小腹痛胀。

百病头身手足寒热顺逆死生篇

寒气暴上因寒而气上暴喘也，脉满而实，何如？曰：实而滑则生，实而逆则死。脉实满，手足寒，头热，何如？曰：春秋则生，冬夏则死。脉浮而涩，涩而身有热者死。其形尽满身面俱肿，何如？曰：其形尽满者，脉急大坚，尺涩而不应也。如是者，从则生，逆则死。所谓从者，手足温也；所谓逆者，手足寒也。上喘满胕肿。

肠澼便血，何如？曰：身热则死，寒则生。脉悬绝此专指悬绝小也，不言小者，对下文滑大而可知也则死，滑大则生。肠澼下白沫，何如？曰：脉沉则生，浮则死。肠澼，身不热，脉不悬绝，何如？曰：脉滑大者生，悬涩者死，以脏期之。

泄及便脓血诸过者，切之涩者，阳气有余也；滑者，阴气有余也。阳气有余为身热无汗，阴气有余为多汗身寒，阴阳俱有余则无汗而寒。此发明滑涩寒热之义也。

肾脉小搏沉为肠澼下血，血温身热者死。《素问》。

下利，脉大者，为未止；脉微弱数者，为欲自止，虽发热不死。少阴病，吐利，手足不逆冷反发热者，不死。脉不至者，灸少阴七壮，脉还，手足温者生，不者死。下利，恶寒而蜷卧，手足温者可治，逆冷者死。身热有不死者，其热在初起为外感，在日久为胃中湿热，非阴虚血竭孤阳飞越之躁热。上肠澼下利 仲景

脉至如搏，血衄，身热者死。脉来悬钩浮，为常脉。《素问》。

吐血，咳逆上气，其脉数，而有一作身热，不得卧者死。此虚劳败候，自古无治法矣。上衄血吐血，仲景。

乳子中风热，喘鸣肩息者，脉实大也，缓则生，急则死。乳子而病热，脉悬小者，手足温则生，寒则死。上乳子病风热，与常人不同者，乳子则阴血必虚，而阳气亦大耗也。

阴在内，阳之守也；阳在外，阴之使也。阳胜则身热，腠理闭，喘粗为之俯仰，汗不出而热，齿干以烦悗，腹满死，能冬不能夏。阴胜则生寒，汗出，身常清，数栗而寒，寒则厥，厥则腹满死，能夏不能冬。上虚劳之偏阳偏阴者，俱

以腹满为死者，上损下损，过脾皆不治也。《素问》。

内伤伤于七情，阴血虚耗及劳役饮食饥饱不节者，病则手心热，手背不热。掌中热而腕为心病。外伤风寒者，病则手背热盛，过于手心也。上东垣《内外伤辨·手》。

凡病初起，手足俱冷，为阴寒。手足常畏冷，为阳虚。若足冷手不冷，身体发热，头或痛或不痛者，有夹阴，有内伤阳虚，亦有湿温病。足冷手温，多汗妄言，此痰气结于中焦，阳气不得下通也。若手冷而足热如火者，此阴衰于下，阳衰于上，三焦痞隔之象也。亦有因脾胃湿热郁盛，而肺虚浊气下流者，当有软弱之候。若加感寒湿，当见赤肿，即脚气是也。石顽。

形气有余不足篇 附营卫并行

寒伤形，热伤气；气伤痛，形伤肿。故先痛而后肿者，气伤形；先肿而后痛者，形伤气也。《素问》。

病在阳者命曰风，在阴者命曰痹，阴阳俱病命曰风痹。病有形而不痛者，阳之类也；无形而痛者，阴之类也。阴痹者，按之不可得。无形而痛者，其阳完而阴伤之也，急治其阴，无攻其阳。有形而不痛者，其阴完而阳伤之也，急治其阳，无攻其阴。阴阳俱动，乍有形，乍无形，加以烦心，命曰阴胜其阳，此谓不表不里，其形不久。《灵枢》。

形盛脉细，少气不足以息者危。形瘦脉大，胸中多气者死，形气相得者生。平人气胜形者寿。病而形肉脱，气胜形者死，形胜气者危。目眶内陷者死。皮肤着入声，枯也者死。脱肉，身不去者死。形肉已脱，九候虽调，犹死。若夫急虚身中，譬如堕溺，不可为期，其形肉虽不脱，犹死也。病而气胜形者，喘息低昂，抬肩撼胸。

形弱气虚死。形气有余，脉气不足死。脉气有余，形气不足生。

气盛身寒恶寒，得之伤寒。气虚身热恶热，得之伤暑。谷入多而气少者，得之有所脱血，湿居下也。谷入少而气多者，邪在胃及与肺也。脉小血多者，饮中热也。脉大血少者，脉有风气，水浆不入也。《素问》。

形气不足，病气有余，是邪胜也，急当泻之。形气有余，病气不足，急当补之。形气不足，病气不足，此阴阳俱不足也。不可刺之，刺之重不足，则阴阳俱竭，血气皆尽，五脏空虚，筋骨髓枯，老者灭绝，壮者不复矣。形气有余，病气有余，此阴阳俱有余也。急泻其邪，调其虚实。李东垣曰：病来潮作之时，病气精神增添者，是为病气有余，乃邪气胜也，急泻之。病来潮作之时，神气困弱者，为病气不足，乃真气不足也，急补之。不问形气有余不足，只从病气上分别补泻。形谓皮肉筋骨血脉也，气谓口鼻气息也。东垣释《内经》，出《内外伤辨》。

荣之生病也，寒热少气，血上下行。卫之生病也，气通当是冲痛，时来时去，怫忾贲响，风寒客于肠胃之外。寒痹之为病也，留而不去，时痛而皮不仁。寒痹有椒姜桂心醇酒熨法。

荣气虚则不仁，卫气虚则不用，荣卫俱虚则不仁，且不用，肉如故也，人身与志不相有，曰死。卫虚不用，故治偏废，重用芪防。

诸病以肥瘦决难治易治篇

脉一来而久住者，宿病在心主中治；脉二来而久住者，病在肝支中治；脉三来而久住者，病在脾下中治；脉四来而久住者，病在肾间中治；脉五来而久住者，病在肺支中治。五脉病，虚羸人得此者死。所以然者，药不得而治，针不得而及。盛人可治，气全故也。《脉经》。

曹山跗，病肺消瘅，加寒热，不治。所以然者，其人尸夺，尸夺者形弊，形弊者不当关灸镵石及饮毒药也。

齐丞相舍人奴伤脾，法当至春死，乃至四月泄血死者，诊其人时愈顺，愈顺者人尚肥也。奴之病得之流汗数出，炙于火而以出，见大风也。原文：一愈顺及一时。又安谷者过期，不安谷者不及期。上《仓公传》。

《续名医类案》载：白云集万镏家贫，右臂痿废。一旦遇人谓之曰：汝少饶今涩，怒盛于肝，火起于脏也。因扪右臂曰：幸尚瘦，可治也。武夷茶，涧水饮之，久自愈。合前诸论案，若不相合者。盖尝思之，肢臂痿废者，正气不至其处，则喜其瘦，为邪气亦所不居，充其正气而可复也。虚损发于五脏，见于周身，则喜其肥，为津液尚未销尽，扶其正气而可复也。然肥瘦亦须不失常度，若瘦如枯柴，肥如腐尸，岂可为哉。

凡患脚气诸风，其人本黑瘦者易治，肥大肉厚赤白者难愈。黑人耐风湿，赤白不耐风湿也。瘦人肉硬，肥人肉软，肉软则受疾至深矣。《千金方》。

此论其人之本肥本瘦也，故与上文因病变肥变瘦者不同，肥人肉淖理疏，邪气易于深入，而痰多气滞，又难于出，故难治也。凡痛疽痿痹者，俱当根据此例诊之。

肥人多中风，以形厚气虚难以周流，气滞痰生，痰积生火，故暴厥也。瘦人阴虚，血液衰少，相火易亢，故多劳嗽。张石顽尝谓有人年盛体丰，冬时腰痛，不能转侧，怯然少气，足膝常冷。与肾气丸不应，反转寒热喘满者，肥人多湿。脉沉者，湿遏气脉也。腰痛不能转侧者，湿伤经络也。怯然少气者，湿干肺胃，气不舒也。足膝常冷者，阳气不能四达也。法当散气行血，以助流动，而反与滋腻养荣，宜其增剧也。

骨槁肉陷篇_{附损至脉证}

大骨枯槁，大肉陷下，胸中气满，喘息不便，其气动形，期六月死。真脏脉见，予之期日。肺绝。

大骨枯槁，大肉陷下，胸中气满，喘息不便，内痛引肩项，期一月死。真脏见，乃予之期日。心绝。

大骨枯槁，大肉陷下，胸中气满，喘息不便，内痛引肩项，身热，脱肉破䐃，真脏见，十日原作月，非之内死。脾绝。

大骨枯槁，大肉陷下，肩髓内消，动作益衰，真脏未见，期一岁。见其真脏，乃予之期日。肾绝 肩髓之肩，疑是骨字之讹。

大骨枯槁，大肉陷下，胸中气满，腹内痛，心中不便，肩项肩项上似当有引字身热，破䐃脱肉，目眶陷，真脏见，目不见人，立死。其见人者，至其所不胜之时则死。肝绝。

急虚身中，卒至五脏闭绝，脉道不通，气不往来，譬于堕溺，不可为期。其脉绝不来，若一息五六至，其形肉虽不脱，真脏虽不见，犹死也。急有虚邪而身中之，猝令五脏气闭，如堕溺不可期也。脉法：再动一至，故一息五六至者，十动以上也。林亿以为误文，疏矣。上《素问》。

一呼三至，至一呼六至者此一动一至之例也，此至之脉也。一呼一至，至四呼一至者，此损之脉也。至脉从下上，损脉从上下。上下即内外也。吴师朗谓虚损有外感内伤两大端，即此义。一损损于皮毛，皮聚而毛落。二损损于血脉，血脉虚少，不能荣于五脏六腑也。三损损于肌肉，肌肉消瘦，饮食不为肌肤。四损损于筋，筋缓不能自收持。五损损于骨，骨痿不能起于床。反此者，至之为病也。从上下者，骨痿不能起于床者死。从下上者，皮聚而毛落者死。《灵枢》本脏篇叙五脏内伤，均以毛悴色夭为死证，即此义。损其肺者益其气，损其心者调其荣卫，损其脾者调其饮食，适其寒温，损其肝者缓其中，损其肾者益其精。《难经》。

诊大肉消长捷法篇

病人大肉已落，为不可救药，盖以周身肌肉，瘦削殆尽也。余每以两手大指次指后，验大肉之落与不落，以断病之生死，百不失一。病患虽骨瘦如柴，验其大指次指之后，有肉隆起者，病纵重可医。若他处肌肉尚丰，验其大指次指之后，无肉隆起，而反见平陷者，病即不治矣。周慎斋三书云：久病形瘦，若长肌肉，须从内眦眼下胞长起，以此属阳明胃，胃主肌肉故也。此言久瘦渐复之机也，不可不知。赵晴初。

目眶为足阳明所系，极与大肉相关。惟下利，专泄胃气，其目眶虽陷，而面色神光未改者，不足为虑。

若壮年无病，目眶忽陷，久而不复；咳嗽带红，而目眶常陷；诸病饮食倍增，身面加肥，而目眶独陷，皆脾真暗败之先征。即面色神光未改，且觉难于挽回。补救及时，方药针对，仅可侥幸百一。若加见山根黯惨，两角无光，短期速矣。再瘦人与高年，目眶虽陷而无虑者，盖陷之形有不同也。胞皮宽纵，眶骨不至削如锋刃者，是乃常见之事。若胞皮吸入骨里凹成深坑，得不谓之非常之变乎。

病深而形色毛发有不变者篇

营气濡然者，病在血脉。是邪气激其血脉，光泽浮越于外也。邪气者，湿热也。

五色精微象见矣，其寿不久也。是五脏精华全越于外也。前为邪盛，此为真漓。故曰色明不粗沉夭者，为病甚。

尝贵后贱，虽不中邪，病从内生，名曰脱营。尝富后贫，名曰失精。五气流连，病有所并。不在脏腑，不变躯形，身体日减，气虚无精，病深无气，洒洒然时惊。病深者，以其外耗于卫，内夺于荣也。脱营失精，精气外浮，其内愈竭，而毛发面色愈美，此为病在心，心华在面，精气并于心故也。所谓并者，虚而相并也。故凡坐伤于忧愁思虑者，即肌肉消瘦，肢节酸软，而毛发面自美也。凡男女爱慕，功名抑郁者，多有此候。故《脉经》曰：忧恚思虑，心气内索；面色反好，急求棺椁。上《素问》。

女子竖病伤脾，在死法中。而视其颜色不变，不以为意，至春果呕血死。其病得之流汗，流汗者同法，病内重，毛发面色泽，脉不衰，此关内之病也。流汗者，自汗也。内关之病，不自知其所痛，心慧然若无苦，若见一病，即不及救。

寒薄吾蛲瘕，腹大，上肤黄粗，循之戚戚音瑟然。饮以芫花一撮，出蛲可数升，病已，三十日如故。病得之于寒湿，寒湿气菀笃不发，化为蛊矣。所以知然者，切其脉，循其尺，其尺索刺粗，而毛发奉美奉即"華"字，茂也。原注当作奉，非，是虫气也。其色泽者，中脏无邪气及重病也。前案病内重而毛发色泽，此脏无重病而亦然者，何也。读者宜深思其故。上仓公传。

面色不变，肌肤日瘦，外如无病，内实虚亏，俗名桃花疰。其证必蒸热咳嗽，或多汗，或无汗，或多痰，或无痰，或经闭，或泄精，或吐血，或衄血，或善食，或泄泻。此为阴火煎熬之证，男女婚嫁过时及少寡者多有之。以阴火既乘阳位，消烁阳分之津液，而阴分津液亦随气而升，竭力以上供其消烁，故肢体日削，而面色愈加鲜泽也。按：阴阳津液之说未莹。面色属心，心华于面，心神外驰，不能内守，是外有所慕，精神驰骛，故心之精华，全浮于面，与忧荒于内者迥别。仓公前案流汗，汗为心液，亦与心精外越之义符合，后案虫气，是正气未伤，而湿热内盛，化生蛲虫，胃中转多一番生气，故上蒸头面而毛发奉美也。若至虫能饮血啮肠，则亦必渐变枯索矣。

传尸疰者，是恶虫啮人脏腑，其人沉沉嘿嘿，不知所苦，而无处不苦，经年累月，渐就羸瘦。其证蒸热，咳嗽不止，腰背酸痛，两目不明，四肢无力，或面色脱白，或两颊时红，常怀忿怒，夜梦奇怪，或与鬼交，最易传染，甚至灭门。此面时红，阳浮无根也，非虫气矣。上张石顽《医通》。

百病虚实顺逆篇

邪气盛则实，精气夺则虚。五实死，五虚死。脉盛，皮热，腹胀，前后不通，闷瞀，此谓五实；脉细，皮寒，气少，泄利前后，饮食不入，此谓五虚。其时有生者，何也？曰：浆粥入胃，泄注止，则虚者活；身汗，得后利，则实者活。何以得粥入泄止，何以得汗与利，是必有望于医者。

气血以并，阴阳相倾，气乱于卫，血逆于经，血气离居，一实一虚。

血并于阴，气并于阳，故为惊狂。阴不胜其阳，脉流薄疾，并乃狂。三阳积并，发为惊狂。邪入于阳，重阳则狂，诸文皆指阳气喷激也。

血并于阳，气并于阴，乃为炅中。炅即炯字，热也。此阳气内郁也。

血并于上，气并于下，心烦惋，善怒。此阳气下抑也。

血并于下，气并于上，乱而善忘。此孤阳亢逆，阴津不能上濡也。

血气并走于上，则为大厥，厥则暴死，气复返则生，不返则死矣。

血气者，喜温而恶寒，寒则泣不能流，温则消而去之。宜用温散温下，不可温补。

是故气之所并为血虚，血之所并为气虚。何者？有者为实，无者为虚，故气并则无血，血并则无气。血与气相失，故为虚焉。络之与孙脉，俱输于经，血与气并，故为实焉。夫阴与阳，皆有俞会，阳注于阴，阴满之外，阴阳匀平，以充其形，九候若一，命曰平人。上虚实 以上《素问》。

喜怒不测，饮食不节，阴气不足，阳气有余，营气不行所谓气行血止也。阴津不足以载血，使之滑利，而阳气之悍者涌来，血遂拥挤而成痈疽，发为痈疽。阴阳不通，两热相搏是血愈拥挤，而悍气亦不得通，故蒸而为脓矣，乃化为脓。脓成，十死一生。其白眼青，黑眼小，一逆也。纳药而呕，二逆也。腹痛渴甚，三逆也。肩项中不便，四逆也。音嘶色脱，五逆也。除此五者，为顺也。今疡科有五善七恶之说，义即本此。上痈疽顺逆。

热病脉静，汗已出，脉躁盛，是一逆也。病泄，脉洪大，是二逆也。着痹不移，腘肉破，身热，脉偏绝，是三逆也。淫而夺形，身热，色夭然白，及后下血，血衃笃重，是四逆也。淫，马注谓：好色，非也。凡遗精漏浊下利自盗汗皆是。寒热夺形，脉坚搏，是五逆也。

腹胀，身热，脉大，一逆也。腹鸣而满，四肢清，脉大，二逆也。衄而不止，脉大，三逆也。咳且溲血，脱形，其脉小劲，四逆也。咳，脱形，身热，脉小以疾，五逆也。如是者，不过十五日而死矣。

腹大胀，四末清，脱形，泄甚，一逆也。腹胀，便血，脉大，时绝，二逆也。咳，溲血，形肉脱，脉搏，三逆也。呕血胸满引背，脉小而疾，四逆也。咳呕，腹胀，且飧泄，其脉绝，五逆也。如是者，不及一时而死矣。上杂病顺逆

热病不可刺者有九。所谓勿刺者，有死征也。一曰汗不出，大颧发赤，哕者死。二曰泄而腹满甚者死。三曰目不明，热不已者死。四曰老人、婴儿热而腹满者死。五曰汗不出，呕，下血者死。六曰舌本烂，热不已者死。七曰咳而衄，汗不出，出不至足者死。八曰髓热者死。九曰热而痉者死。腰折，瘛疭，齿噤䶇也。凡此九者，不可刺也。其可刺者急刺之，不汗且泄。上热病顺逆。以上《灵枢》。

诸病以昼夜静剧辨阴阳气血篇_{出丹溪}

昼则增剧，夜则安静，是阳病有余，气病而血不病也。

夜则增剧，昼则安静，是阴病有余，血病而气不病也。

昼则发热，夜则安静，是阳气自盛于阳分也。昼则安静，夜则发热烦躁，是阳气下陷入阴中也。热入血室。

昼则发热烦躁，夜亦发热烦躁，是重阳无阴也。补阴泻阳。

夜则恶寒，昼则安静，是阴气自盛于阴分也。夜则安静，昼则恶寒，是阴气上冒于阳中也。夜则恶寒，昼亦恶寒，是重阴无阳也。补阳泻阴。

昼则恶寒，夜则烦躁，饮食不入，名曰阴阳交错者死。

按：昼夜静剧，仍须辩证之寒热有余不足。即如昼静夜剧，其证见阳热之有余者，是阳陷入阴也。其证见阴寒之不足者，是阴气自盛也。其证见虚热而不甚者，则为阴虚，而非阳盛矣。其证见微寒而不甚者，又为阳虚，而非阴盛矣。余根据此例推之。更有寒热日夜数过，寒已即热，热已复寒，无已时者，在初病为风气太盛，所谓风胜则动也。在汗后为里邪外争，在下后为外邪内争，皆为阴阳不和，而有病进病退之别也。在久病为阴阳败乱，元气无主也。

百病善恶形证汇述篇

五脏者，身之强也。头者精明之府，头倾视深，精神将夺矣。背者胸中之府，背曲肩随，府将坏矣。腰者肾之府，转摇不能，肾将惫矣。膝者筋之府，屈伸不能，行则偻附，筋将惫矣。骨者髓之府，不能久立，行则振掉，骨将惫矣。《难经》髓会绝骨，义即本此。作枕骨，非。得强则生，失强则死。五强。

精脱者耳聋。气脱者目不明。津脱者腠理开，汗大泄。液脱者，骨属屈伸不利，色夭，脑髓消，胫酸，耳数鸣。血脱者色白，天然不泽，其脉空虚。《难经》脱阳者见鬼，脱阴者目盲。五脱。

是以夜行，则喘出于肾，淫气病肺。有所堕恐，喘出于肝，淫气害脾。有所惊恐，喘出于肺，淫气伤心。度水跌仆，喘出于肾与骨。当是之时，勇者气行则已，怯者则着而为病也。五喘。

故饮食饱甚，汗出于胃。疾走恐惧，汗出于肝。惊而夺精，汗出于心。持重远行，汗出于肾。摇体劳苦，汗出于脾。故春秋冬夏，四时阴阳，生病起于过用，此为常也。五汗。

面肿曰风。足胫肿曰水。颈脉动，喘疾，咳，曰水。目裹微肿，如卧蚕起之状，曰水。溺黄赤，安卧者，黄疸。已食如饥者，胃疸。风水疸。上《内经》。

病欲得寒而欲见人者，病在腑也；病欲得温而不欲见人者，病在脏也。何以言之？腑者阳也，阳病欲得寒，又欲见人；脏者阴也，阴病欲得温，又欲闭户独处，恶闻人声。故以别知脏腑之病也。阳入之阴则静，阴出之阳则怒，此病机也。《难经》。

病六七日病，谓卧病不动，不知人也，手足三部脉皆至，大烦而口噤不能言，其人躁扰者，必欲解也。若脉和，其人大烦，目重，睑内际黄者，此谓欲解也。脉皆至者，其先脉伏也。脉和者，本未伏也。

病人家来请云：病人发热烦极。明日师到，病人向壁卧，此热已去也。设令脉不和，处言已愈。

师持脉，病人欠者，无病也。脉之呻者，病当是痛字也。言迟者，风也。摇头言者，里痛也。行迟者，表强也。坐而伏者，短气也。坐而下一脚《脉经》作膝者，腰痛也。里实，护腹如怀卵物者，心痛也。

诸脉浮数，其人当发热，而反时时洒淅恶寒，若身中或腹内有痛处，饮食如常者，必蓄积有脓也。在身者为诸痈疽，在内者为肺痈肠胃诸痈也。

浸淫疮，从口起流向四肢者，可治。从四肢流来入口者，不可治。病在外者可治，入里者即死。肿胀由四肢向腹者死，由腹向四肢者可治。又凡面色，起于耳目口鼻之窍而外行者，病可治；由外部而入窍者，病即死矣。仲景。

凡不病而五行绝者死五行，即五官也。绝如目匡陷、眉系倾、唇反、人中满是，不病而性变者死，不病而暴语妄者死，不病而暴不语者死，不病而暴喘促者死，不病而暴强厥者死，不病而暴目盲者死，不病而暴耳聋者死，不病而暴缓痿者死，不病而暴肿满者死，不病而暴大小便结者死，不病而暴昏冒如醉者死，此皆内气先尽故也。逆者即死，顺者二年无有生者也。凡辨生死之法，声色心性，但一改常，即死矣。又有无病而暴面色惨黯，无病而暴肌肉瘦削，皆凶。《中藏经》。

凡察病者身，以轻易转侧而热者为阳。病在气分。若肢体骨节疼痛，为表证。以沉重难移动而寒者为阴。病入血分。若腹痛自利厥逆，宜温经。然中湿亦主身重痛，湿痹则身痛，关节不利。风湿则身痛而肿，骨节烦疼掣痛，不得屈伸，汗出恶风，而不欲去衣。若少腹硬痛，小便不利为溺涩，小便利为蓄血。未发热而厥者，寒也。发热久而后厥者，热深也。背微恶寒者，阳微也。自汗身重，鼻鼾多睡，风温也。肉𥆧筋惕，汗下虚也。手足瘛疭，虚而有风也。循衣撮空，有阳明实证，又有似撮空而执持坚急者，亦属内热，非尽绝证。石顽。

五脏阴阳绝证篇

脉浮而洪一作滑，身汗如油，喘而不休，水浆不下，体形不仁，乍静乍乱，此为命绝也。

又未知何脏先受其灾。如汗出发润，喘不休者，此为肺先绝也。

阳反独留，形体如烟熏，直视摇头者，此为心绝也。

唇吻反青，四肢𪗶习者，此为肝绝也。

环口黧黑，柔汗发黄者，此为脾绝也。

溲便遗失，狂言，目反，直视者，此为肾绝也。

又未知何脏阴阳前绝。若阳气前绝，阴气后竭者，其人死，身色必青；阴气前绝，阳气后竭者，其人死，身色必赤，腋下温，心下热也。

六腑气绝于外者，手足寒，上气，脚缩；五脏气绝于内者，利不禁，下甚者手足不仁。仲景。

五脏气绝于内者，脉口气内绝不至，其死也，内气重竭，无气以动，故静。五脏气绝于外者，脉口气外绝不至，其死也，阳气反入，阴气有余阳并于阴，故躁。《灵枢》。

肝绝，八日死。何以知之？面青，但欲伏眠，目视而不见人，汗一作泣出如水不止。又面肿苍黑，肝败。

胆绝，七日死。何以知之？眉为之倾。

筋绝，九日死。何以知之？手足爪甲青，呼骂不休。

心绝，一日死。何以知之？肩息，目亭亭回视。又手掌并缺盆骨满，心败。

小肠绝，六日死。何以知之？发直如干麻，不得伸屈，自汗不止。

脾绝，十二日死。何以知之？口冷，足肿，腹热，胪胀，泄利不觉，出无时度。又脐肿满突出，脾败。

胃绝，五日死。何以知之？脊痛，腰中重，不可反侧，腓肠平。《中藏经》此文云骨绝，据诸证属肾，当是骨。

肉绝，六日死。何以知之？耳干，舌肿，溺血，大便赤泄。

肺绝，三日死。何以知之？口张，气但出而不还。又鼻黑唇肿。肺败。

大肠绝，不治。何以知之？泄利无度，利绝则死。

肾绝，四日死。何以知之？齿为暴枯，面为正黑，目中黄色，腰欲折，自汗出如流水，足心肿。又阴阳肿不起，肾败。

骨绝，十日死。何以知之？齿黄落，色如熟小豆，或齿忽变黑，或齿光无垢。以上《脉经》参《中藏经》。

形诊络脉形色类

络解篇

经脉十二者，伏行分肉之间，深而不见。其常见者，足太阴过于外_{当是内字}踝之上，无所隐故也。诸脉之浮而常见者，皆络脉也。故经脉者，常不可见也。其虚实也，以气口知之。脉之见者，皆络脉也。诸络脉者，皆不能经大节之间，必行绝道而出入，复合于皮中，其会皆见于外。

阳明之阳，名曰害蜚。上下同法_{上下，手足经也}，视其部中有浮络者，皆阳明之络也。其色多青则痛，多黑则痹，黄赤则热，多白则寒，五色皆见，则寒热也。络盛则入客于经，阳主外，阴主内。

少阳之阳，名曰枢持。上下同法，视其部中有浮络者，皆少阳之络也。络盛则入客于经，故在阳者主内，在阴者主出，以渗于内，诸经皆然。_{阳注于阴，阴满之外。}

太阳之阳，名曰关枢。上下同法，视其部中有浮络者，皆太阳之络也。络盛则入客于经。

少阴之阴，名曰枢儒。上下同法，视其部中有浮络者，皆少阴之络也。络盛则入客于经。其入经也，从阳部注于经；其出者，从阴内注于骨。

心主之阴，名曰害肩。上下同法，视其部中有浮络者，皆心主之络也。络盛则入客于经。

太阴之阴，名曰关蛰。上下同法，视其部中有浮络者，皆太阴之络也。络盛则入客于经。

凡此十二经之络脉者，皆皮之部也。是故百病之始生也，必先于皮毛。邪中之则腠理开，开则入客于络脉，留而不去，传人于经。留而不去，传人于腑，廪于肠胃。邪之始入于皮也，溯然起毫毛，开腠理。其人于络也，则络脉盛，色变；其入客于经也，则感虚乃陷下。其留于筋骨之间，寒多则筋挛骨痛，热多则筋弛骨消，肉烁䐃破，毛直而败。上皮部论。

按：络有二说：一经脉之分支者，以其能从此经络于彼经也，在三阳之部曰阳络，三阴之部曰阴络。一脏腑之膜与系也，膜能包络脏腑之体，系能连络脏腑于身，此皆谓之阴络。《素问》：脉代而钩者，病在络脉。仓公：代者络脉有过，皆以脏腑之系言之。系有病，则脏腑之气不能畅达于身，而脉来不一矣。至于经脉之分络，行于身者，虽有部位，而人不尽同。故曰络脉者，实则必见，虚则必下，视之不见，求之上下。人经不同，络脉异所别也。凡以络脉求穴者，须知此义。

络形篇 《素问·缪刺论》叙络脉病证甚详，集隘不能备录

何谓虚实？曰：邪气盛则实，精气夺则虚。经络俱实，何如？曰：是寸脉急，而尺缓也，皆当治之。寸口候经，所谓经不可见，其虚实以气口知之也。尺肤候络，所谓皮之部也。脉实满而急，络实则臕起而缓。滑则从，涩则逆也。夫虚实者，皆从其物类始，故五脏骨肉滑利，可以久长也。言虚实无定形，因物类以为推，如其物本涩者，即以得其涩为实，失其涩为虚矣。人之五脏骨肉本滑利，故不失其滑利者，可以久长也。

络气不足，经气有余，何如？曰：脉口热而尺寒也。秋冬为逆，春夏为从，治主病者。

经虚络满，何如？曰：经虚络满者，尺热满，脉口寒涩也，此春夏死，秋冬生。治此者络满经虚，灸阴刺阳；经满络虚，刺阴灸阳。络阳经阴，刺泻灸补。

色脉与尺之相应也，如桴鼓影响之相应也，不得相失也，此亦本末根叶之出候也。色脉形肉不得相失，故知一则为工，知二则为神，知三则神且明。调其脉之缓、急、大、小、滑、涩，而病变定矣。脉急者，尺之皮肤亦急；脉缓者，尺之皮肤亦缓；脉小者，尺之皮肤亦减而少气；脉大者，尺之皮肤亦臕而起；脉滑者，尺之皮肤亦滑；脉涩者，尺之皮肤亦涩。凡此变者，有微有甚。诸急者多寒，缓者多热。大者多气少血，小者血气皆少。滑者阳气盛，微有热；涩者多血少气，微有寒。是故刺急者，深内而久留之。刺缓者，浅内而疾发针，以去其热。刺大者，微泻其气，无出其血。刺滑者，疾发针而浅内之，以泻其阳气而去其热。刺涩者，必中其脉，随其逆顺而久留之，必先按而循之，已发针，疾按其痏，无令血出，以和其脉。诸小者，阴阳形气俱不足，勿取以针，而调以甘药也。涩脉多血，后人多疑之。其实经意指气虚血壅，以病形言。如形瘦脉大，胸中多气者死，岂真多气而反死哉？正以其气满而喘息不便耳。

奇邪之不在经者，血络是也。是故刺血络而仆者，脉气盛而血虚，刺之则脱气，脱气则仆。气悍而血少不能维之，刺之则见开而出，气脱而仆矣。凡浮大而散之脉，重用汗剂，则汗出不可止而亡阳，亦此意也。经脉曰：其脉青而短，少气甚者，泻之则闷，闷甚则仆不得言，义理正可互参。

血出而射者，血气俱盛，而阴气少，其血滑，刺之则射。血少黑而浊者，阳气蓄积，久留而不泻，其血黑以浊，故不能射矣。

血出清而半为汁者，新饮而液渗于络，而未合和于血也，故血出而汁别焉。其不新饮者，身中有水，久则为肿。血必得水调之，始能滑淖，故经谓水入于经，其血乃成。新饮而未合和，故汁别也。

发针而肿者，阴气积于阳，其气因于络，故刺之血未出而气先行，故肿。**按：**病有浮沉，刺有浅深，若刺浅不及病，反生外壅而为肿矣。

血出若多若少，而面色苍苍者，阴阳之气，其新相得，而未和合。因而泻之，阴阳俱脱，表里相离，故脱色而苍苍然。血出若多若少，言不必皆因多出血而然。

刺之血出多，面色不变而烦悗者，刺络而虚经，虚经之属于阴者，阴脱故烦悗。虚经之属于阴者，谓虚其阴经也，此刺失于深也。多出血而不动摇者，何也？阴阳相得而合为痹者，此为内溢于经，外注于络。如是者，阴阳俱有余，虽多出血，弗能虚也。不动摇，言形色神气俱无所变动也。何以知其有余也？曰：血脉者盛，坚横以赤，上下无常处，小者如针，大者如箸，则而泻之，万全也。马氏曰：则，当是侧字。**愚按：**则，因也。故无失数矣。针入而肉着者，热气因于针则针热，热则肉着于针，故坚矣。血络篇。因，聚结之义也。

是故视其经脉之在于身也，其见浮而坚，其见明而大者多血；其见细而沉者多气也。《骨度篇》多气即少血，经每有此文法。

诸刺络脉者，必刺其结上，甚血者虽无结，急取之，以泻其邪，而出其血，留之发为痹也。《经脉篇》。

凡人着黄，五种黄皆同，其人至困，冥漠不知东西者，看其左手脉，名手肝脉，两筋中其脉如有如无。又看近手屈肘前臂，当有三歧脉，中央者名手肝脉，两厢者名歧脉。若肝脉全无，两厢坏者，其人十死。若中央脉近掌三指道有如不绝，必不死。脉经三日，渐彻至手掌，必得汗而愈。妇人看右手脉也。巢氏：有如不绝，谓有而又不救断也。经言：脉之大小、长短、厚薄、缓急、结直，内应小肠，即赅络脉言之。已见前身形内应脏腑篇，不复赘录。

络色篇

络脉之见也，其五色各异，何也？曰：经有常色而络无常变也。经之常色，何如？曰：心赤，肺白，肝青，脾黄，肾黑，皆亦应其经脉之色也。络之阴阳亦应其经乎？曰：阴络之色应其经，阳络之色变无常，随四时而行。寒多则凝泣，凝泣则青黑；热多则淖泽，淖泽则黄赤，此皆常色，谓之无病。五色俱见者，谓之寒热。应其经脉之色，谓五脏应之也，此皆常色，谓本是常色，多则为病也。

邪之入于络也，则络脉盛，色变。其色多青则痛，多黑则痹，黄赤则热，多白则寒，五色皆见，则寒热也。《论疾诊尺》曰：诊血脉者，多赤多热，多青多痛，多黑为久痹，多赤、多黑、多青皆见者，为寒热。盖寒痼于外，热沸于内也。

黄赤为风，青黑为痛，白为寒，黄而膏润为脓，赤甚者为血，痛甚为挛，寒甚为皮不仁。五色。

凡诊络脉，脉色青则寒且痛，赤则有热。胃中寒，手鱼之络多青矣。《论疾诊尺》曰：鱼上白肉有青血脉者，胃中有寒。胃中有热，鱼际络赤。其暴黑者，留久痹也。其有赤、有黑、有青者，寒热气也。其青短者，少气也。凡刺寒热者，皆取血络，必间日而一取之，血尽乃止，乃调其虚实。有因蓄血而生寒热，有因寒热而致蓄血，故有虚实不同。其青而短少气，甚者泻之则闷，闷甚则仆不得言，闷则急坐之也。急坐勿使其仆。

面热者，足阳明病。鱼络血者，手阳明病。两跗之上脉坚陷者，足阳明病，此胃脉也。经脉。

邪在肝者，取耳中青脉，以去其掣。论疾诊尺曰：婴儿病，耳间有青筋者掣痛。据此是不仅婴儿有之。五邪。

臂多青脉，曰脱血。脉要精微。

络色之变，皆由血生。青黑皆血寒而瘀，而有浅深之辨。黄赤皆血热而沸，而有燥湿之殊。白者血少之甚也。黄兼赤者为湿热，兼白兼青者为湿寒。青黑兼赤者，为寒热相搏。赤多为紫，是热极而血涌聚于此，又有毒也。纯青纯黑，推之不动，血已死也，神昏不知人。

血脉通于心。若络色或赤或黑，而腹内作痛，神气清明者，此病在小肠及脉络中也。若狂躁者，血热攻及心包也。若昏迷不省者，血寒而瘀甚矣，全不知人即死。

形色外诊简摩卷下

色诊面色总义

面部内应脏腑外应肢节并男女左右顺逆篇

明堂者鼻也，阙者眉间也，庭者颜也《千金翼方》云：颜当两目下，貌当两目上眉下，与此异说，蕃者颊侧也，蔽者耳门也，其间欲方大，去之十步以外，皆见予外，寿中百岁矣。故明堂骨高以起，平以直，五脏次于中央，六腑侠其两侧，首面上于阙庭，王宫在于下极。故庭者首面也，阙上者咽喉也，阙中者肺也，下极者心也，直下者肝也，肝左者胆也，下者脾也，方上者胃也，中央者大肠也，侠大肠者肾也，当肾者脐也，面王以上者小肠地，面王以下者膀胱子处也，颧者肩也，颧后者臂也，臂下者手也，目内眦上者膺乳也，侠绳而上者背也，循牙车以下者股也，中央者膝也，膝以下者胫也，当胫以下者足也，巨分者股里也，巨屈者膝膑也，此五脏六腑肢节之部也。五色所见，各有部分。用阴和阳，用阳和阴，当明部分，万举万当，能别左右所起所向，是谓大道。男女异位，故曰阴阳。五色。

热病：肝热病者左颊先赤，心热病者颜先赤，脾热病者鼻先赤，肺热病者右颊先赤，肾热病者颐先赤，病虽未发，见赤色者刺之，名曰治未病。热病从部所起者，至期而已。谓如从心部先赤起者，至心主气之期，其病即已，余脏类推。太阳之脉，色荣颧骨，热病也，荣未交交则其色必由本部入于七窍，如后所谓入门户井灶，所谓伤部而交是也。曰今且得汗，待时而已，与厥阴脉争见者，死期不过三日，其热气内连肾。少阳之脉，色荣颊前，热病也，荣未交，曰今且得汗，待时而已，与少阴脉争见者，死期不过三日。两争见皆以部位言，谓此部与彼部色并见，与荣交同义。颊下逆颧为大瘕逆，连也。大瘕泄，即痢疾也，下牙车为腹满，颧后为胁痛，颊上者膈上也。刺热论。此篇所叙部位，与上节五色篇不同，须参观而得之。

色见上下左右，各在其要。上为逆，下为从详下篇。女子右为逆，左为从；男子左为逆，右为从。易：重阴死，重阳死。其色见浅者，汤液主治，十日已；其见深者，必齐主治峻剂也，二十一日已；其见大深者，醪酒主治，百日已。色夭面脱，不治，百日尽已。脉短气绝，死；病温虚甚，死。玉版。

按：钱仲阳诊李寺丞子，三岁，病搐，目右视，大叫哭。钱曰：此逆也。男为阳而本发左；女为阴而本发右。若男目左视，发搐时无声，右视有声；女发时，右视无声，左视有声。所以然者，左肝右肺，肝木肺金。男目右视，肺胜肝也。金来刑木，二脏相战，故有声也。此文虽非论面色，而男女左右顺逆之义，与经相反者，盖右视即病在左，左视即病在右耳。陈远公谓男女左右之说，不足信者，其意以为脏腑肢节配合之部位，不当有左右之殊也。第经旨逆从，只指气色先起于左，与先起于右。若脏腑肢节部位，经文亦何尝分左右耶。

面部脏腑肢节分位图说篇

面部分位图

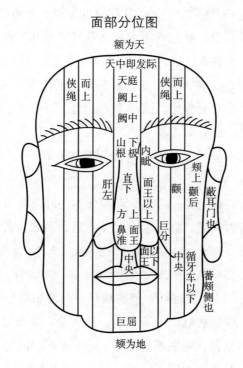

面部脏腑肢节分位图

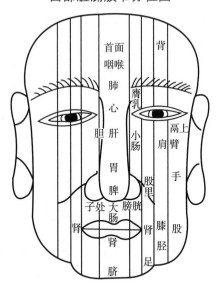

谨案：面部当分九行，正中一行，左右各四行也。正中为天庭，为阙上，为阙中，为下极，为方上，为面王，为中央<small>此中央为人中也</small>，为承浆，为下颏。其侧当内眦以下，为目内眦，为面王以上，为面王以下。次侧当目睛以下，为巨分<small>一名法令</small>，为颐口角。次侧当颧以下，为颧<small>一名顺</small>，<small>音求</small>，为中央<small>此中央为颊中央也</small>。次侧当颧后耳前，为颐<small>一作颔，以其动与颔应也</small>，为颧后<small>一名颐，音拙，即颧后横骨</small>，为循牙车以下。次侧在面部之外，为蔽，耳门也；为蕃，颊侧也。侠绳而上者，绳为面部两侧之转角处也，下当颧，上当额角，如引绳者。侠而上，即侠额角也。方上谓正当面王之上，即鼻柱与准相接，稍见低扼之处，能候胃气盛虚，胃有瘕聚，即生黯奸；胃气虚怯，即见低陷。方之为义与本腧篇大陵掌后两骨之间方下者也正同，旧谓两迎香上者未协。综观其位，五脏次于中央，而肾居膀胱下<small>五色篇言中央有三而义各不同</small>，六腑侠其两侧，而胃居脾上，肢节又居六腑之外也。刺热论谓颊下逆颧为大瘕<small>大瘕泄，即痢疾也。有谓五更肾泄者，未</small><small>是，</small>是大肠病也，是中央诊膝，又诊大肠也，故大便久秘，即其处发热。颧后为胁痛，是颧后诊臂，又诊胁也。下牙车为腹满，是牙车以下诊股，又诊腹也。且股与股里，膝膑与膝，似俱不当两出，疑巨分股里，当作腹里也。颊上者，膈上也，是颧后横骨之上也。

又案：面部之内应脏腑也，有以筋所结，有以脉所过，有以气化所通，有以神明所发。如上文五色篇及刺热论所叙，盖气化之事也。若内眦膀胱，外眦

<small>形色外诊简摩（节选）
形色外诊简摩卷下</small>

小肠，上唇人中大肠，下唇环口胃，耳前后耳中三焦、胆，则脉络之事也。目上纲太阳，下纲阳明，鼻足太阳，耳中手太阳，头右角足少阳，左角手阳明，则筋络之事也。舌心，耳肾，鼻肺，唇脾，目肝，眉胆，则神明之事也。病在筋者，视筋络之部；病在脉者，视脉络之部；病在气化者，视气化之部；病在神明者，视神明之部，知此则分部之法虽各不同，而皆各适其用矣。圣人之言，岂故为多歧以惑人哉？事各有当，不如此则事理不备也。兹详注面部经络如下，以便省览。

额、颅、头项：膀胱脉上额，交巅上下项。胃脉过客主人，循发际至额颅。肝脉上出额，与督脉会于巅。胆脉上抵头角。三焦脉过客主人前。三焦正脉别于巅。胃正脉上额。胃别脉上络头项。以上经脉所络。

心肾肺脾胃五络皆会于耳中，上络左角。以上络脉所络。

督脉上额交巅，入络脑，还别下项。营气上巅下项，合足太阳；其支者上额，循巅下项中，循脊入骶，是督脉也。以上奇经所络。

膀胱筋上头。肾筋结于枕骨。胆筋上额角交巅上，左络于右。三焦筋上乘颔，结于角。大肠筋上左角络头。以上经筋所络。

面颜：胃阳明脉荣于面。心其华在面。心正脉出于面。胆正脉散于面。以上经脉所络。

任脉循面。以上奇经所络。

膀胱筋上颜。以上经筋所络。

鼻柱、鼻准、鼻孔：胃脉起于鼻之交頞中，旁纳太阳之脉，下循鼻外。大肠脉挟鼻孔。小肠脉抵鼻。以上经脉所络。

膀胱筋结于鼻。胃筋结于鼻。以上经筋所络。

人中：大肠脉交人中，左之右，右之左。脾气绝，人中满。以上经脉所络。**按**：人中亦主膀胱、子处、督脉。

唇口：大肠脉挟口。胃脉挟口环唇。胃正脉出于口。肝脉环唇内，故肝气绝唇青。太阴结于太仓，故脾气绝唇反。以上经脉所络。

任脉环唇。以上奇经所络。

三焦络有邪，口干。以上络脉所络。

胃筋挟口，寒则引颊移口，热则缓纵不收。胃小肠筋急，则口目为僻。以上经筋所络。

承浆：胃脉交承浆。以上经脉所络。

上齿、下齿：胃脉入上齿中。大肠脉入下齿中。大肠别脉入颃，遍下齿。膀胱别脉入颃，遍上齿。肾气绝，齿长而垢，或齿光无垢。以上经脉所络。

舌中、舌本、舌下：脾脉连舌本，散舌下。脾正脉贯舌中。肾脉挟舌本。肾正脉系舌本。膀胱脉挟舌本。心别脉系舌本。少阴结于廉泉。厥阴结于玉英。脾气绝舌萎。以上经脉所络。癫狂篇：舌下少阴。

膀胱筋支者，入结舌本。三焦筋系舌本。三焦络有邪，舌卷。肝气绝，舌卷，卵缩。以上经筋所络。

咽喉：胃脉循喉咙。胃别脉合诸经之气，下络喉嗌。胃正脉上循咽。脾脉挟咽。脾正脉结咽。大肠正脉循喉咙。肺正脉循喉咙。小肠脉循咽。心正脉走喉咙。包络正脉循喉咙。胆正脉挟咽。肝脉循喉咙之后，上入颃颡。膀胱脉循咽喉。肾脉循喉咙。营气注肺，上循喉咙，入颃颡之后，究于畜门。以上经脉所络。

三焦络有邪，喉痹。肾络有邪，咽痛，不可纳食。以上络脉所络。

任脉至咽喉，入喉。以上奇经所络。

目内眦锐眦、上胞下胞：胃脉上至目内眦。膀胱脉起目内眦。太阳结于命门，命门者目也。小肠脉过目锐眦，至目内眦。三焦脉至目锐眦。胆脉起目锐眦，至锐眦后，其支者别锐眦。心正脉合目内眦。营气注目内眦。以上经脉所络。

任脉入目，系两目之下中央。督脉别络起目内眦。阴**跷**之脉合太阳、阳**跷**而上行至目内眦，故目内眦痛取之阴**跷**。以上奇经所络。

膀胱筋为目上纲。胃筋为目下纲。胆筋结于目眦为外维。小肠筋属目外眦。三焦筋属目外眦。胃小肠筋急，口目为僻，眦急不能卒视。以上经筋所络。目下裹大，其胆乃横；水在腹者，目下必肿；是脾气通于下胞也。上为外眦，下为内眦。

目系：膀胱脉正属目本，名曰眼系。胃正脉系目系。心别脉属目系。胆正脉系目系。肝脉连目系，故肝气绝目运。卫气平旦出于目，目者宗脉所聚也。以上经脉所络。脱阴者目盲，气脱者目不明。

颧颅：胃正脉上额颅。膀胱脉入颅遍上齿。大肠脉入颅遍下齿。小肠脉上颅，斜络于颧。三焦脉出颅。胆脉抵颅下。**按：**颅，音拙，颧后横骨也。颧，音求，即颧也，作鸠误。以上经脉所络。

胃筋合于颅。膀胱筋结于颅。大肠筋结于颅。胆筋结于颅。以上经筋所络。**跷**脉入颅，营气出颅。以上奇经所络。

颊颐：大肠脉贯颊。小肠脉上颊，其支者别颊。三焦脉下颊又交颊。肝脉支者，从目系下颊里。以上经脉所络。

任脉上颐。以上奇经所络。

胃筋支者，从颊结于耳前。大肠筋上颊，其支者下右颔。以上经筋所络。

颔曲颊牙车：胃脉循颐后下廉，下大迎，循颊车。胆脉下颊车。大肠别脉上曲颊。胆正脉出颐颔中。以上经脉所络。

大肠筋上颊，其支者下右颔。小肠筋下结于颔。胆筋下走颔。三焦筋支者，当曲颊入系

111

舌本,其支者上牙车。以上经筋所络。

　　耳前后耳上下角耳中:胃脉上耳前。阳明结于颊大,颊大者钳耳也。大肠别脉其支者入耳中,合于宗脉,耳者宗脉之所聚也。小肠脉入耳中。膀胱脉支者从巅至耳上角。三焦脉系耳后,上出耳上角,入耳中,出走耳前。胆脉下耳,其支者从耳后入耳中,出走耳前。少阳结于窗笼,窗笼者耳中也。包络正脉出耳后,合三焦脉于完骨之下。胃中空则宗脉虚,故耳鸣。液脱者,骨属曲伸不利,胫酸,耳数鸣。精脱者耳聋。以上经脉所络。

　　心肝脾肺胃五络皆会于耳中,上络左角。以上络脉所络。

　　胃筋结于耳前。三焦筋循耳前。胆筋循耳后。膀胱筋结于完骨。小肠筋结于耳后完骨,其支者入耳中,直者出耳上。以上经筋所络。

　　上皆筋脉所络之事也。至于气化神明之二义,犹有可得而言者,如额心、鼻脾、颐肾、左颊肝、右颊肺,此高下左右,以应五脏气化之正位也。又面色皆属于心,两目四维皆属于肝,两颊皆属于肺,唇四白皆属于脾,两颧两耳轮皆属于肾,颊车皆属大肠,舌下两窍皆属胆,又属肾,此旁见侧出,以应脏腑气化之旁溢也。目分五脏者,目虽主肝而出于脑,脑受五脏之精也。舌分五脏者,舌虽主心而本于胃,胃为脏腑之海也,此皆气化之所通也。神明者,性情之有知觉者也,如耳能知音也,目能知色也,鼻能知臭也,口能知味也,舌能出音也,此皆有五脏知觉以主之,而非外窍所能为也,故曰神明所发也。病在筋失其形,病在脉失其形,或失其色,病在气化失其色,病在神明失其知觉功用也。能通此者,即观于面,而知筋络脏腑受病之浅深,所谓洞见五脏症瘕也,可称神良矣。

察色真诀篇 出《灵枢·五色》篇

　　五色之见也,各出其色部。部骨陷者,必不免于病矣。其色部承袭者,虽病甚,不死也。承袭者,色与部相生也,如水部见木色之类。上部骨起陷。

　　《千金方》曰:凡人分部骨陷起者,必有病生。胆少阳为肝之部,小肠太阳为心之部,胃阳明为脾之部,大肠阳明为肺之部,侠膀胱并太阳为肾之部。若当其处陷者,必死。脏气通于内,外部亦随而应之,沉浊为内,浮清为外。若色从外走内者,病从外生,部处起;若色从内出外者,病从内生,部处陷。内病,前治阴,后治阳;外病,前治阳,后治阴也。

　　按 所称五阳之部,不知在面部何处,与前图说,似有合有不合。若根据前图分之:胆少阳肝部,即鼻茎也;小肠太阳心部,即山根连目两眦以下也;胃阳明脾部,即鼻准也;膀胱太阳肾部,即环口也;大肠阳明肺部,似指阙中,非人中也,如此则理有可通,而事有可据矣。

五色各有脏部，有外部，有内部也。色从外部走内部者，其病从外走内；色从内部走外部者，其病从内走外。病生于内者，先治其阴，后治其阳，反者益甚；病生于阳者，先治其外，后治其内，反者益甚。上分部内外。

凡色青黑赤白黄皆端满，有别乡别乡，即内部外部之谓也，其色上锐，首空上声上向，下锐下向。在左右如法，左为左，右为右。其色有邪，聚散而不端，面色所指者也。其色上行者，病益甚。其色下行如云彻散者，病方已。此所谓上为逆，下为从也。端满者，谓人之生也，本有五色之分，其本来正色满面者，不为病也，有邪则独见其邪色，或聚或散而不能端满矣，则有色所起之部，与所指之部矣，所谓别乡也。华佗谓面目俱等者不病，不等则病矣。谓其色独见，异于他部也。故察色以其起大如拇指者为准。上分部上下左右。

五色各见其部，察其浮沉，以知浅深；察其泽夭，以观成败；察其散抟，以知远近；视色上下，以知痛处；积神于心，以知往今。故相去声气不微，不知是非，属意勿去，乃知新故。色明不粗，沉夭为甚；不明不泽，其病不甚。其色散驹驹然未有聚，其病散而气痛，聚未成也。上浮沉泽夭抟散新故。

肾乘心，心先病，肾为应，色皆如是。谓心部先见肾色，次肾部自见其色也，余脏同此。男子色指黑色，承肾来，在于面王，为首腹痛首腹，大腹，下为卵痛，其圜直为茎痛，高为本，下为首，狐疝㿉阴之属也。女子色在于面王，为膀胱子处之病，散为痛，抟为聚，方圆左右各如其色形，其随而下至胝为淫，有润如膏状，为暴食不洁。暴食而即出不洁，所谓回风入咽旋出也。

凡色青黑赤白黄此特提五色者，以上文是专指黑色也，皆端满，有别乡。别乡赤者，其色赤作亦非，大如榆荚，在面王，为不月。原作不日，注者谓不日即愈，或曰不日即死，皆非也。此承女子来，但非肾之黑色，故特笔叙之，读者遂迷，不识其实蒙上文矣。

风者百病之始也，厥逆者寒湿之起也。常候阙中，薄泽为风，冲浊为痹，在地为厥，此其常也，各以其色言其病。青黑为痛，黄赤为热，白为寒，是谓五官。其色粗以明，沉夭者为甚。审察泽夭，谓之良工。沉浊为内，浮泽为外，黄赤为风，青黑为痛，白为寒，黄而膏润为脓即痰也，赤甚者为血，痛甚为挛，寒甚为皮不仁。上二节形应及主病大义。

按：凡诊面色，以远望而乍视之，为能得其真。华佗谓人面之色，但改其常者，即为病矣。其改常也，往往终日相对之人不觉，而久别乍见者，心窃惊异之矣。又相法，必须天明初起，未盥未食之时，此即诊脉必以平旦之义，在无病之人则然。若病卧于床者，其色脉终日如常，固时时可诊也，第须问其曾食与否而已，食入胃气乍旺，阳明之脉气乍充，光泽必盛也，然久病即此，亦可占胃气之生死矣。

又按：端满别乡，上向下向，走内走外，与上编所谓荣未交，及厥阴少阴脉争见等语，乃察色之本，不可不考也。端满即本来正色之满面者，华佗所谓面目俱等者不病也。若邪色至于面目俱等，岂得谓之无病耶。别乡，即邪色所在之部，异于他部者，故曰别乡。赤者，是其色赤大如榆荚也，以赤为例，他可知矣。上下内外，察其所起与其所向，以占病之浅深吉凶也。荣即色荣颧骨之荣，谓浅露于肤也，指初起之部言。交者，谓色满于本部，而又溢于他部，如色起于颧，溢于颊，而复交于颧之类，如此则色必环绕于目、于鼻、于口、于耳矣，故谓即入门户井灶之事也。争见者，彼部复有色起，与此部相应也。故部位不可不详，而色之所起所向，不可不察也。若不识此，即不能以色决病矣。至于所谓色者，隐隐于皮肤之下，若隐若见者也。其浮于皮上者非也，或尘垢所着，或风日所暴，或燥肤之将起白屑而未退者，过在浮肌，而无与于五内也。又有为秽恶之气所冲者，亦由阳气不足。又凡色气退散，必先退出于皮上而散也。故曰积神于心，以知往今，属意勿去，乃知新故，恐其误以将散为方起也。

五色吉凶通义篇

夫精明五色者，气之华也。赤欲如白裹朱，不欲如赭；白欲如鹅羽，不欲如盐；青欲如苍璧之泽，不欲如蓝；黄欲如罗裹雄黄，不欲如黄土；黑欲如重漆色，不欲如地苍—作炭色。五色精微象见矣，其寿不久也。

色味当五脏：白当肺辛，赤当心苦，青当肝酸，黄当脾甘，黑当肾咸。故白当皮，赤当脉，青当筋，黄当肉，黑当骨。故色见青如草滋者死，黄如枳实者死，黑如炲者死，赤如衃血者死，白如枯骨者死，此五色之见死也。青如翠羽者生，赤如鸡冠者生，黄如蟹腹者生，白如豕膏者生，黑如乌羽者生，此五色之见生也。生于心，如以缟裹朱；生于肺，如以缟裹红；生于肝，如以缟裹绀；生于脾，如以缟裹栝蒌实；生于肾，如以缟裹紫，此五脏所生之外荣也。裹字最妙，凡真色皆根于皮里，其深含于皮里者，正色也。由皮里而暴露于皮外者，病色，死色也。其薄散而仅浮于皮上者，浮游之气不根脏腑，无关吉凶者也，直谓之垢而已。上《素问》。

夫五色有光，明亮是也；五色有体，润泽是也。光者无形，为阳主气；体者有象，为阴主血。气血俱亡，其色沉晦，经所谓草兹、枳实、炲、衃血、枯骨五者是也。气血尚存，其色光明润泽，经所谓翠羽、鸡冠、蟹腹、豕膏、鸟羽五者是也。然此五色虽为可生，终属一脏独亢，病也，非平也。平人五脏既和，其一脏之色，必待其王而始荣于外。其荣于外也，禀胃气而出于皮毛之间，胃气色黄，皮毛色白，故云如缟裹。如缟裹者，朦胧光泽，虽有形影，犹未灿然，内因气血无乖，阴阳不争，五脏无偏胜故也。苟或不然，五脏衰败，其见色也，昔之朦胧者，一变而为独亢；昔之光明者，一变而为沉浊；昔之润泽者，一变而为枯槁；甚至沉浊枯槁，合而为夭，是光体俱无，阴阳气血俱绝矣。不死又何待乎？

按： 此篇之义，与前篇微有不同，前指分部所起之邪色，此指满面自有之本色也。邪色起于别乡，大如榆荚，无论青黄赤白黑，皆有所主之病，有凶无吉者也。本色端满于面，无有分部，而专以色之夭泽辨吉凶者也。一重在部上，一重在色上。

色诊面色应病类

《内经》 面部五色应病总述篇

是故圣人视其颜色：黄赤者多热气，青白者少热气，黑色者多血少气。

青黑为痛，黄赤为热，白为寒，薄泽为风，冲浊为痹，沉浊为内，浮泽为外。

大气入于脏腑者，不病而卒死，何以知之？曰：赤色出两颧，大如拇指者，病虽小愈，必卒死。黑色出于庭，大如拇指，必不病而卒死也。上论五色所主之病。经曰：大气入脏，腹痛下淫，谓周身元气皆内陷也，故可以知死，不可以致生。

何以知皮肉气血筋骨之病也？曰：色起两眉薄泽者，病在皮肤。唇色青黄赤白黑者，病在肌肉。营气濡然者，病在血脉。目色青黄赤白黑者，病在筋。耳焦枯如受尘垢者，病在骨。

鼻者，肺之官也；目者，肝之官也；口唇者，脾之官也；舌者，心之官也；

耳者，肾之官也。故肺病者，喘息鼻张；肝病者，眦青；脾病者，唇黄；心病者，舌卷短，颧赤；肾病者，颧与颜黑。五脏各有次舍，故五色之见于明堂，以候五脏之气，左右高下，各如其度也。

五痿者，生于大热也。肺热者，色白而毛败。心热者，色赤而络脉溢。肝热者，色苍而爪枯。脾热者，色黄而肉蠕动。肾热者，色黑而齿槁。上论五脏病色。

色以应日，脉以应月，色之与脉，当参相应。见其色而不得其脉，反得相胜之脉者即死；得相生之脉者病即自己。假令色青，其脉当弦而急；色赤，其脉当浮大而散；色黄，其脉当中缓而大；色白，其脉当浮涩而短；色黑，其脉当沉濡而滑。此所谓五色之与脉参相应者也，其不应者病矣。假令色青，其脉浮涩而短，若大而缓为相胜；浮大而散，若小而滑为相生也。

有故病，五脏发动，因伤脉色，各何以知其久暴至之病乎？曰：征其脉小，色不夺者，新病也；征其脉不夺，其色夺者，久病也；征其脉与五色俱夺者，此久病也；征其脉与五色俱不夺者，新病也。肝与肾并至，其色苍赤，当病毁伤不见血；已见血，湿若中水也。

脉至如颓土之状，按之不得，是肌气予不足也。五色先见黑白，垒即蔂字发死。**按：** 此浮濡而芤，阳虚阴散，所谓脾气去胃，外归阳明也。

尺脉数甚，筋急而见，此谓疹筋。腹急，白色黑色见，则病甚。上论色脉相应。**按：** 此脉数字，似当作急字解，谓紧敛急引而不舒和也。见，谓挺鼓于皮上也，此寒气深痼于筋中也，故曰疹筋。白黑色见，是寒凉清肃之气，内连肝脏，克制生阳之气化，不得宣发也。

溺黄赤，安卧者，黄疸。已食如饥者，胃疸。目黄者，黄疸。身痛而色微黄，齿垢黄，爪甲上黄，黄疸也。巢氏云：身面发黄，舌下大脉起青黑色，舌强不能言者，名曰嗓黄，心脾二脏瘀热所为也。卒然发黄，心满气喘，命在顷刻者，名曰急黄。有得病即身面发黄者；有初不知是黄，死后乃身面黄者，其候得病即发热心战者是也。

癫疾始生，先不乐，头重痛，视举，目赤甚，作极，已而烦心。候之于颜，取手太阳、阳明、太阴，血变而止。钱仲阳云：目直视而颞赤，肝心俱热，明日午间，预防惊搐，即此节义。上杂论疸癫。

五脏风证并诸风肥瘦寒热形色篇 《内经》《中藏经》《巢氏》

肺风之状，多汗恶风，色皏然白，时咳短气，昼日则差，暮则甚。诊在眉上，其色白。

心风之状，多汗恶风，焦绝，善怒吓《甲乙》无吓字，赤色，病甚则言不可快。仲景曰：风温为病，难以言，又曰：言迟者风也。诊在口，其色赤。

肝风之状，多汗恶风，善悲，色微苍。嗌干，善怒，时憎女子。诊在目下，其色青。

脾风之状，多汗恶风，身体怠惰，四肢不欲动，色薄微黄，不嗜食。诊在鼻上，其色黄。

肾风之状，多汗，恶风，面庞然浮肿，脊痛不能正立，其色炲，隐曲不利。诊在肌上，其色黑。肾风者，面胕庞然，壅害于言，又面肿曰风。肌，恐颧字、颐字或耳字之讹，俟考。

胃风之状，颈多汗，恶风，食饮不下，膈塞不通，腹善满，失衣则䐜胀，食寒则泄，诊形瘦而腹大。颈为阳明经脉所盛。

首风之状新沐中风也，然头风不尽因新沐，经特举其大意耳，后仿此，头面多汗，恶风，当先风一日，则病甚，头痛不可以出内，至其风日，则病少愈。

漏风之状饮酒中风，或多汗，不可单衣，食则汗出，甚则身汗，喘息，恶风，衣常濡，口干善渴，不能劳事。

泄风之状林亿云：当作内风。窃疑内风当是与泄风形证相近，抑或内风即泄风，故不别出，多汗，汗出泄衣上，口中干，上渍其风，不能劳事，身体尽痛，则寒。上渍句与末句，疑有误倒。

风者百病之长也，善行而数变，腠理开则洒然寒，闭则热而闷，其寒也衰食饮，其热也消肌肉，使人怢栗而不能食，故名曰寒热。

风气与阳明入胃，循脉而上，至目内眦。其人肥则风气不得外泄，则为热中而目黄；人瘦则外泄而寒，则为寒中而泣出。

风气与太阳俱入，行诸脉俞，散于分肉之间，与卫气相干，其道不利，故使肌肉愤䐜而有疡，卫气有所凝而不行，故其肉有不仁也。

疠者，有荣气热胕，其气不清，故其鼻柱坏而色败，皮肤疡溃。风寒客于脉而不去脉风成为疠，名曰疠风，或名曰寒热。一名大风，详长刺节论。又《脉经》曰：脉从尺邪入阳明者，大风也，寒热，是其脉必洪长而外鼓也。

风中五脏六腑之俞，各入其门户，则为偏风。上《素问》。

心风之状，汗自出，而好偃仰卧，不可转侧，言语狂妄。若唇正赤者生，宜于心俞灸之。若唇面或青，或黄，或白，或黑，其色不定，眼睛动不休者，心绝也，五六日死。

肝风之状，青色围目连额上，但坐不得倨偻者，可治，宜于肝俞灸之。若喘而目直视，唇面俱青者死。

脾风之状，一身通黄，腹大而满，不嗜食，四肢不收持巢论：有吐咸汁。若手足未青，面黄者，可治。不然巢论云：手足青即死，宜于脾俞灸之。

肾风之状，但倨坐，而腰脚重痛也。视其腰下，未生黄点者巢论云：如饼粢大，可治。不然巢论云：若齿黄赤，鬓发直，头面土色者，不可治即死，宜于肾俞灸之。

肺风之状，胸中气满，冒昧，汗出，鼻不闻香臭，喘而不得卧者可治巢论云：视目下，鼻上下两边，下行至口，色白可治。若失血及妄语者巢论云：若色黄为肺已伤，化为血，七八日死，宜于肺俞灸之。上《中藏经》。

凡中风，鼻下赤黑相兼，吐沫而身直者，七日死。又心脾俱中风，则舌强不能言。肝肾俱中风，则手足不遂。上巢氏。按：小儿脐风与急慢惊风诊法，似当根据此例察其面目，以决其生死。

按：百病皆有色诊，而前篇之末，独系疸癫，此篇更专述风证者，以风为百病之长，而疸与癫为急病也。凡急病五色之吉凶生死，皆可取例于此。若必欲备载百病色诊，则《内经》及百家所述繁矣，不胜录也。

色诊目色应病类

目部内应脏腑部位篇

五脏六腑之津液，尽上渗于目。

目者肝之官也。肝开窍于目，目藏精于肝。肝者主为将，使之候外。欲知坚固，视目大小。目下果大，其胆乃横。水者阴也，目下亦阴也，腹者至阴之所居，故水在腹者，必使目下肿也。据此是下胞属脾也，予历诊亦以下属脾，上属胃为合。

足少阳之筋结于目眦，为外维。其病也，颈维筋急，从左之右，右目不开。

足太阳之筋，为目上纲。足阳明之筋，为目下纲。其病也，寒则筋急，目不合；热则筋纵，目不开。

手太阳之筋，属目外眦。手少阳之筋，属目外眦。足之阳明，手之太阳，筋急则口目为僻，眦急不能卒视。

手少阴之脉，系目系。其病目黄，胁痛，掌中热痛。

手太阳之脉，至目锐眦，其支者至目内眦。其病目黄。

足太阳之脉，起于目内眦。其病目黄，目似脱，项似拔。

手少阳之脉，至目锐眦。其病目锐眦痛。

足少阳之脉，起于目锐眦。其支者复至目锐眦后。其病目锐眦痛。

足厥阴之脉，连目系，从目系下颊里。

足阳明有侠鼻入于面者，属口对入系目本。足太阳有通项入于脑者，正属目本，名曰眼系。病苦头目痛。入阴出阳，交于锐眦，阳气盛则瞋目，阴气绝则瞑目。绝，极也。谓不交于阳也。

足阳明胃脉，上至目内眦。

阴跷之脉，合太阳、阳跷而上行，至于目内眦，故目内眦痛者，取之阴跷。邪客于足阳跷之脉，令人目痛，从内眦始。诊目痛，赤脉从上下者，太阳病；从下上者，阳明病；从外走内者，少阳病。上并出《内经》。

首尾赤眦属心，满眼白睛属肺，其乌睛圆大属肝，其上下肉胞属脾，而中间一点黑瞳如漆者，肾实主之。杨仁斋。

黑珠属肝，白珠属肺，瞳人属肾，大角属大肠，小角属小肠大外小内，上胞属脾，下胞属胃。夏禹铸　**按**：其赤络属于心。

目胞形色应证篇 凡已见面目五色生克篇、门户井灶篇者，不复重具，以省繁文，当与前后诸篇参看。

跷脉气不荣，则目不合。以下出《内经》。

视人之目窠上，微痈，如新卧起状，其颈脉动，时咳，按其手足上，窅而不起者，风水肤胀也。凡上下胞壅起者，皆脾胃有湿。

眼胞上下如烟煤者，寒痰也。以下出李士材。

目下灰色为寒饮，眼黑颊赤为热痰。

眼黑而行走艰难，呻吟者，寒湿入骨也。

眼黑而面赤如土色，四肢痿痹，屈伸不便者，风痰也。

眼上下有青色晕者，多欲劳伤，精神不爽，即夜未睡。

面黄白及肿连眼胞者，谷疸，其人必心下痞。

大眦破烂，肺有风也。小眦破烂，心有热也。上胞肿，脾伤也。下胞青色，胃有寒也。

脾间积热，及宿食不消，则生偷针。

按：小儿目胞微肿者常也，以其乳食，胃中湿气当盛也；若肿甚者，中有停滞也。壮年目胞肿不退者，是生而脾气不足，常受肝制，其人多怒而少寿。

目睛形色应证篇

十二经脉，三百六十五络，其血气皆上于面，而走空窍。其精阳气上走于目，而为睛。**按**：凡病虽剧，而两眼有神，顾盼灵活者吉，以目为五脏十二经之精气所发见也。

五脏六腑之精气，皆上注于目，而为之精。精之窠为眼，骨之精为瞳子，筋之精为黑眼，血之精为络，其窠气之精为白眼，肌肉之精为约束，裹撷筋骨血气之精，而与脉并为系，上属于脑，后出于项中。故邪中于项，因逢其身之虚，其入深，则随眼系以入于脑，入脑则脑转，脑转则引目系急，目系急则目眩以转矣。邪中其精，其精不相比也，则精散，精散则视歧，视歧见两物。目者五脏六腑之精也，营卫魂魄之所常营也，神气之所生也。故神劳则魂魄散，志意乱。是故瞳子黑眼法于阴，白眼赤脉法于阳也，故阴阳合传而睛明也。目者心之使也，心者神之舍也，故神精乱而不转，卒然见非常处，精神魂魄散不相得，故曰惑也。

太阳之脉其终也，戴眼。少阳终者，耳聋，目睘绝系。阳明终者，口目动作。五阴气俱绝则目系转，转则目晕，目晕者死。目正圆者，痓，不治。

精明者，所以视万物，别黑白，审短长。以长为短，以白为黑，如是则精衰矣。骨槁肉脱，气喘目陷，目不见人，即死；能见人，至其所不胜之时而死。

肾脉微滑为骨痿，坐不能起，起则目无所见。《千金方》曰：人有风疹，必多眼昏，先攻其风，其暗自愈。

阳气者，烦劳则张，精绝，辟积于夏，使人煎厥，目盲不可视，耳闭不可听。气脱者目不明，脱阴者目盲，热病目不明者死，髓海不足，脑转耳鸣胫酸，目无所见也。

目赤色者病在心，白在肺，青在肝，黄在脾，黑在肾，黄色可名者，病在胸中。

目色青黄赤白黑者，病在筋。目黄，爪甲上黄者，黄疸。

诊寒热瘰疬，有赤脉上下贯瞳子，见一脉，一岁死；见一脉半，一岁半死；见二脉，二岁死；见二脉半，二岁半死；见三脉，三岁死。见赤脉，不上下贯瞳子者，可治也。<small>诊目赤脉法，又详部位篇。</small>

诊痈疽，白眼青，黑眼小者，逆不治。<small>《内经》。</small>

咳而上气，此为肺胀，其人喘，目如脱状，脉浮大者，越婢汤主之。

尺脉浮，目睛晕黄，衄未止；晕黄去，目睛慧了，知衄今止。<small>仲景。</small>

白轮变赤，火乘肺也。肉轮赤肿，火乘脾也。黑水神光被翳，火乘肝与肾也。赤脉贯目，火自盛也。凡目暴赤肿起，羞明隐涩，泪出不止，暴翳目瞢，皆火热所为也。<small>子和。</small>

勇视而睛转者，风也。直视不转睛者，肝绝也。黑珠纯黄，凶证也。白珠色青，肝风侮肺也。淡黄色，脾有积滞也。老黄色乃肺受湿热，疸证也。瞳子属肾，无光采，又兼发黄，肾气虚也。<small>黑珠变黄，肾水为脾土所克，若湿热新病，犹有可治。久病身重，不能转侧，无论寒热湿热，均难措手。石顽。</small>

体肥气盛，风热上行，目昏涩者，胸中浊气上行也。重则为痰厥，亦能损目。常使胸中气清，无此病也。暴失明者，是阳为阴闭，当有不测之疾。翳膜者，风热重也，或斑入眼，此肝气盛而发于上也，当发散而去之，若疏利则邪气内蓄，翳反深矣。当以掀发之物，使其邪气再动，翳膜乃浮，辅以退翳之药，则自去矣。病久者不能速效，当以岁月除之。<small>《医说》。</small>

目疼，阳明表证。目赤，经络热盛。目瞑，漱水，鼻燥，为阳邪上盛，欲解必衄。目黄而头汗，欲疸。目不了了，阳明腑实。若睛不和者，少阴热也。目眩，为痰因火运。目白睛黄，欲发瘅也。目直视不能眴，或白睛黄，此误发汗，将欲衄也。目正圆者，痓，不治。下后目闭，为阴血受伤。目反上瞪，为阴气上逆。<small>石顽。此条伤寒。</small>

肝开窍于目。燥病则目光炯炯，湿病则目光昏蒙。燥甚则目无泪而干涩，湿甚则目珠黄而眦烂，或眼胞肿如卧蚕。目有眵有泪，精采内含者，为有神气；无眵无泪，白珠色蓝，乌珠色滞，精采内夺，及浮光外露，皆为无神。凡病开目欲见人者为阳，闭目不欲见人者为阴。目能识人者轻，昏眊不识人者危。其直视斜视，上视下视，目睛微定，移时稍动者，有因痰闭使然，又不可竟谓之不治也。<small>《医原》。此条温病，《难经》谓病患闭目不欲见人者，脉当弦，当是肝邪有余。</small>

色诊舌色应病类

舌部舌色内应脏腑篇_{附咽喉}

胃足阳明之脉，循喉咙。

胃足阳明之别，上络头项，合诸经之气，下络喉嗌。其病气逆则喉痹卒喑。

肝足厥阴之脉，循喉咙之后，上入颃颡。其病咽干。

小肠手太阳之脉，循咽下膈。病则咽痛。

脾足太阴之脉，侠咽，连舌本，散舌下。病则舌本强痛。

心手少阴之脉，从心系上侠咽，病则咽干。

心手少阴之别，系舌本。其病虚则不能言。

肾足少阴之脉，循喉咙，侠舌本，其病舌干咽肿。

膀胱足太阳之筋，入结舌本。肾足少阴之筋，结于枕骨，与足太阳之筋合。

按：合则亦入结舌本矣。上出《内经》。

舌者，心之窍也。凡病俱见于舌。舌尖主心，舌中主脾胃，舌边主肝胆，舌根主肾。江笔花。

舌之尖属心经，中心至根属肾经，两旁肝胆，四边脾经。四边谓中心之四围，平面之处也。两旁，谓极边两侧，向外之处也。铺面白苔是肺经。此谓本来自有之白苔也。满舌皆是胃经。又舌尖是上脘所管，中心是中脘所管，舌根是下脘所管。此舌上一定之部位也。胡玉海《伤寒一书》。

至论颜色，黄苔胃经，黑苔脾经，红苔胆经，紫红苔肾经，苔上起杨梅刺焦干，黑中有红点者是肝经。再纯黑亦是脾经，鲜红有刺，亦是胆经，此各经一定之颜色也。其或黑与黄间，红与紫呈，白与黄杂，红与黑形。此兼经互呈之颜色也。同上　按：苔无红色，是舌质也。前人皆苔质不分，今特辨之如下。

舌质舌苔辨_{新订}

前人之论舌诊详矣，而只论舌苔，不论舌质，非不论舌质也，混苔与质而不分也。夫舌为心窍，其伸缩展转，则筋之所为，肝之用也。其尖上红粒细于粟者，心气挟命门真火而鼓起者也。其正面白色软刺如毫毛者，肺气挟命门真火而生出者也。至于苔，乃胃气之所熏蒸，五脏皆禀气于胃，故可藉以诊五脏之寒热虚实也。若推其专义，必当以舌苔主六腑，以舌质主五脏。舌苔可刮而去者，气分之事，属于六腑；不可刮，即渐侵血分，内连于脏矣。舌质有变，全属血分与五脏之事。前人书中有所谓舌苔当分有地无地者，地即苔之里层，不可刮去者也，亦无与于舌之质也。尝见人无他苦，但苦常滑遗，视其舌，中心如钱大，光滑无苔，其色淡紫。又见患胃气痛者，其舌质常见通体隐隐蓝色。此皆痰血阻于胃与包络之脉中，使真气不能上朝，故光滑不起软刺，是血因寒而瘀也。通体隐蓝，是浊血满布于细络也。故舌苔无论何色，皆属易治。舌质既变，即当察其色之死活。活者，细察柢里，隐隐犹见红活，此不过血气之有阻滞，非脏气之败坏也。死者，柢里全变，干晦枯萎，毫无生气，是脏气不至矣，所谓真脏之色也。故治病必察舌苔，而察病之吉凶，则关乎舌质也。以下诸篇，所论已详，读者当细思之。

按： 刘河间极论玄府之功用，谓眼耳鼻舌身意，皆藉玄府以成其功用者也。上言舌体隐蓝，为浊血满布于细络，细络即玄府也。所谓浊血满布，是血液之流通于舌之玄府者，皆夹有污浊之气也。或寒气凝结，或痰涎阻滞于胃与包络之脉中，致血液之上朝者，不能合于常度，即污浊之气生矣，非必其血腐败而后然也。若果败血满塞于中，有不舌强硬而死者耶？

舌苔有根无根辨 新订

脉有有根无根之辨，舌苔亦何独不然。前人只论有地无地，此只可以辨热之浮沉虚实，而非所以辨中气之存亡也。地者，苔之里一层也；根者，舌苔与舌质之交际也。夫苔者，胃气湿热之所熏蒸也。湿热者，生气也。无苔者，胃阳不能上蒸也，肾阴不能上濡也。前人言之晰矣。至于苔之有根者，其薄苔必匀匀铺开，紧贴舌面之上，其厚苔必四围有薄苔辅之，亦紧贴舌上，似从舌里生出，方为有根。若厚苔一片，四围洁净如截，颇似别以一物涂在舌上，不是舌上所自生者，是无根也。此必久病，先有胃气而生苔，继乃胃气告匮，不能接生新苔，而旧苔仅浮于舌面，不能与舌中之气相通，即胃肾之气，不能上朝以通于舌也。骤因误服凉药伤阳，热药伤阴，乍见此象者，急救之犹或可复。若病势缠绵日久，渐见此象，真气已索，无能为矣。常见寒湿内盛之病，舌根一块白厚苔，如久经水浸之形，急用温里，此苔顿退，复生新薄苔，即为生机。

又常见病困将死之人，舌心一块厚苔，灰黄滞黯，四面无辅，此阴阳两竭，舌质已枯，本应无苔，而犹有此者，或病中胃强能食，五脏先败，而胃气后竭也。或多服人参，无根虚阳结于胸中，不得遽散，其余焰上蒸，故生此恶苔，甚或气绝之后半日胸中犹热，气口脉犹动也。

伤寒舌苔辨证篇一 出胡玉海《伤寒一书》，大旨是论湿温为伤寒后半截事。

头痛，身热，恶寒，脉浮滑，阳明太阳。

身热，口燥，脉弦滑，阳明少阳。

身热，舌苔白，脉洪滑，正阳阳明。

舌苔微黄，正阳阳明。

舌苔前白后黄，正阳阳明。**按**：是上寒下热，外寒内热。

前黄后白，正阳阳明。**按**：是上脘化热，而中焦有水饮。

四围白，中间黄，正阳阳明。

白带灰色，阳明将入太阴。

白带有路，阳明太阴。

微白燥黄色，阳明太阴。

粉白微红，阳明少阳。

无白，微桃红，阳明少阴。

前半红，后半白，少阳太阴。

前半红，后半黄，少阴太阴。

前半黄，后半黑，阳明太阴。

前半黄，后半赤，太阴少阴。

前半黄，后半紫，太阴厥阴。

纯黑色，太阴。

纯黄色，太阴。

黄分八字，阳明太阴。

一边黄，一边白，阳明太阴。

一边黑，一边黄，阳明太阴。

焦黑，太阴。

润黑，太阴。

花黄灰黑，阳明太阴。

纯红，镜面，太阴。其形色光如漆桌，如光而不湿，舌下华池皆干者，重。宜细审之。

舌厚如三个厚，少阴。

舌阔如三个阔，少阴。

舌圆，少阴。

舌平无尖，少阴。**按**：旧谓舌边缺如锯齿者死。

白苔有一点点红，阳明少阳。

白苔有一点点黑，阳明太阴。

白苔有一点点黄，正阳阳明。

尖红后赤，少阴少阳。

尖赤后紫，少阴少阳。

以上三十五法，乃辨证之大略，余照此类推之可也。

广东、福建、浙江、江南扬州分野，鱼盐海滨之地，肠胃脆薄，气盛血热，所以风邪一客即病。头虽痛，不如斧劈；项虽强，尚可转侧；背虽牵制，尚可动摇。风邪入胃，肺则凝塞，所以一日为风，二日为热，三日为火，热甚之故。热与风邪相搏，凝塞成毒。此毒，胃主肌，脾主肉，不在肉而在肌。肌，毛窍之内也。故点点然如斑之状，如疹之形，红色鲜明，一日三潮，三日九潮，故毒必三日，虽不治，亦疏散也。脉左寸浮，右关滑，气口大，无有正伤寒也。故太阳经虽病不病，此阳明之正病也，谓之阳明太阳。舌苔白，一日不口渴，二日不大便，至三四五六日，大便解，则腠理开。汗出而解。如阳明第四日，血热成毒，不能发越，毒郁在中，腠理不开，郁遏邪热，则传入少阳。一日口渴，左关洪大，右关洪滑，右寸气口闭遏，此肺经热邪冲遏，气道不舒，斑在肌腠，血凝在皮，少阴虽然受热，而未尝着病。二日目赤，舌苔红，耳鸣，左关脉洪大而数，此热甚邪胜也。第三日谵语，不欲眠，右关洪滑而实。四日斑出则少解，斑不出狂叫不安，右关滑实有力，左关脉洪数微弦，左尺脉虚大，此邪气将入于里。第五日耳聋，不欲眠，起坐不休，谵语欲狂，此斑毒不得发越，口干消水，舌苔红黄色，邪尚未曾传里也；舌苔红紫色，将入于脾。左关弦，右关实，乙木怒极，热郁之甚。耳聋，肾之火闭也。斑毒出于胸项脊背，此阳邪有余，隐于胸项脊背，此阳毒将陷入阴分。六日大便解，邪气得下，斑必发出；六日不解，火气闭于幽门，小便短涩，毒反熏胃，肺闭，大肠热，目直视，不欲见人，脉数，舌焦。邪传太阴，目黄，面黄，此风胜湿郁。第七日耳聋，口渴，目黄，两颊黄赤，舌苔焦，脉与六日同，此病尚在阳分未除，邪虽入里，犹可挽回。少阳不得解，邪传入里，流入太阴脾经。一日右关洪大而软，左关弦动，左寸闭，此热邪客于包络，神昏气短，白珠红，肺经郁抑，斑毒则颈项上见者红色，两颊无有，心胸不见，季胁有微点，腹上点点红色，手臂前俱有红色，舌苔黄黑，虽然传里，阳证未除。二日右寸见弦脉，风邪客于肺，将发白斑，气促者死，鼻扇者死，耳聋者生，面颊红者生，闭目不欲见人者生，鱼口鸦声者死。第三日右关数，左寸不见，右尺洪大，此邪热客于肾，唇紫，舌焦黑，目直视，不欲见人，此毒郁于小肠，燥粪不得下，斑隐在肉内，怒狂叫骂者生，口渴消水者生，小便不滋润者死。第四日左寸闭，左关弦，左尺洪大，右关虚软，右寸见芤脉，右尺不见，血热在中焦，斑见蓝色。第五日左右手寸关脉不见，两尺洪大，声嘶欲哭，斑郁不得发越，目黄身黄者死。第六日尺寸俱无，两关弦紧，舌苔湿滑，此火甚感寒，头凉，舌苔燥裂，仍为火论。或阳明第五日斑发不透，邪毒不入少阳，竟入太阴，此非越经传也，或饮食所伤，或药饵所误。太阴一二日，季胁痛，下痢，左关弦软，右关弦长，气口脉洪，尺脉大，口渴甚，嘴唇干，舌燥，神气清，舌苔黄厚，黑灰色。第三日舌根黑，中黄，尖白，目赤面青，左关脉数，右关滑大有力，肺脉大，两尺脉闭，头面有斑，颈项无斑，胸背有斑，肚腹无斑，此阳气不得发越，阴气凝塞。太阴四日，左三部闭，右关软，肺脉大，尺脉洪，口渴甚，目红，面赤，鼻青，唇黑者死，伏斑下陷。太阴五日，尺寸俱浮，右关芤，左关紧，时作寒战，头痛，目赤，鼻黑，舌青，唇紫者死，斑毒乘于肝，非传厥阴，邪中厥阴也。太阴之脉，利于无力，邪入于脾，气盛血热，流于四肢，分布百骸，贯注于心，心神失专其权，是以相火之邪甚炽，心神与相火失位，则一身无所主矣。故四肢百骸俱痛，腹满口干，舌黄舌黑，唇燥，五脏与大小肠膀胱三焦皆受其制。脉之细小者，胃气不伤，脉之滑大者，胃气已坏。胃主纳谷，脾主消谷；胃主受纳，脾主转濡；胃之受纳在于肺，脾之转濡在乎肝。在上者为痰，在下者为糟粕。膈气实则痰滞于膻中；心气热，则糟粕滞于小肠。渴欲饮冷者，膈气热也。饮水不小便者，肺叶焦也。肺气盛者，则大肠之道不行。夫邪在阴分，不利见阳脉；病在阳分，不利见阴脉。太阴之病，利于细小虚软，不利于洪大滑实。通其经络，导其闭塞，毋使风木成邪，致人九窍不通而死。太阴之脉，非独取右关，左寸左关右尺皆可概见也。独肺居华盖，肺气凝涩，更利于细小，不利于实大。与正伤寒之病，传入太阴，皆脉大者病进，脉小者病退；有力者病进，无力者病退；滑实者病进，虚软者病退；紧实者病进，芤软者病退；洪数者病进，细软者病退。如病之外现，目红面红，舌红唇红，手足摇动，坐立不宁，舌苔焦黑，此毒邪炽盛，脉见细小，此皆有胃气，不可谓不治也。如目青面青，唇青舌白，脉见微细者，毒气下陷，将出汗而死矣。太阴病，面赤目赤，唇紫舌黑，两关见数脉者危，见促脉者死。面白目赤，鼻青唇青，舌苔灰色，左尺右关见紧脉者死。目赤面黄，鼻扇唇青，右寸见数脉，关脉见弦脉，两尺不应者死。神气如常，舌苔微黑，两关见革脉者死。舌黄目青，面白唇白，脉见微弱，手足厥冷，身发白斑者死。舌光如镜，目红面青，两关洪大，两尺洪数，两寸不应，毒陷下焦，颈项斑不出者死。舌上芒刺，苔色灰黑，腹胸胀满，渴甚不欲饮水，右寸见极，右关见软，左关见涩，结胸者死。舌尖平，季胁痛，舌苔焦黑，时下清水，口渴不欲饮汤水，左尺见结，左寸见代，右关见牢，热结小肠死。舌苔黄白，点点红紫，唇青，面白，目赤，左关见软，右关见涩，肺脉不应者死。舌苔厚白，上灰黑色，脾部干燥，唇红，目赤，面白，两尺不应，左关见软，右关沉实，两寸不应，颈项发白斑者死。舌苔红紫，目赤面黄，唇干胸满，神气昏沉，手足厥冷，右关不应，左关弦紧，左尺空大，斑毒陷下者死。舌焦圆厚，华池干燥，唇焦齿黑，目红面赤，神气昏愦，脉见细小，频叫，不知人者死，知人者可生。大便频解，不知人者死；大便频解，渐知人者可生。舌不出口，发战者死。大便解后，舌不润转者死不治。大便解后，神气倏清，舌虽润，即出汗者死。大便解后，脉见狂大，必定血从口鼻出，急服更衣散一服，使肝分得凉，藏血可生，如迟，吐血必死。夫病至太阴，死证已多；若传入少阴，则邪盛正衰，危者十九，死者亦多；传入厥阴，则风木成邪，九窍将闭，不必为之细论矣。此篇所论，与温病相出入，先生亦谓非正伤寒病也。

凡舌红面赤，而两手见阴脉，或脉来摇摆无根，恍惚难凭，舌上肝胆部位，有一点点紫泡如黄豆大者，此热毒归脏，不治之证。在左者重，在右者轻，在中间而不在肝胆部位者更轻，察其脉，可救者，须救之。旧谓舌边缺如锯齿者死，即此义也。

伤寒舌苔辨证篇二 出张石顽《伤寒绪论》，中间略据鄙见补注。

舌胎之名，始于长沙，以其邪气结里，如有所怀，故谓之胎。一谓之苔，如地之生苔者。伤寒邪在表，则胎不生。邪热传里，则胎渐生，自白而黄，黄而黑，黑甚则燥裂矣。要以滑润而白者为表邪，灰黑湿润无苔为阴寒此即舌质之变色也，灰黑薄滑为夹冷食，皆不可用寒凉攻下之剂。然中暑夹血，多有中心黑润者，又不可拘此说。若黄黑灰色而干燥纹裂者为热极，万无虚寒夹血之理。亦有因极热忽地饮冷而胃口之血瘀结，见黑苔者。惟屡经汗下，舌虽干而有微薄苔，却无燥裂芒刺，此为津液耗亡，不可误认实热而攻之，必致不救。《金镜》三十六治法，举世宗之。又《观舌心法》一百三十七图，条分缕析，辨证最详。其间论红为瘟热，紫为酒毒，霉酱为夹食，蓝为肝脏纯色，迥出前人未备，所嫌舍本逐末，未免繁紊无纲领。因括其捷要，辨论于下。

如白胎者，邪伤气分，肺主气而色白，又主皮毛，故凡白胎，犹带表证；仲景以为胸中有寒，止宜和解，禁用攻下，攻下必致结痞，变证不测。若温病、热病，一发便壮热，昏愦燥渴，舌正赤此即舌质而有白滑胎，即当用白虎汤汗之。白虎汤虽可生汗，初起总宜略加表药。时疫初起，舌上白胎如积粉者，达原饮解之。若伤寒邪入胃腑，则白胎中黄；邪传少阴，则白中变黑。若纯色为一经证，边与中间两色俱传经证。若从根至尖直分两路者，是合病与夹阴舌也。合病则白中兼两路黄，夹阴则白中兼两路黑润及灰色也。从根至尖横分两三截苔色者，是并病舌也。合病并病，分别含混。合病者，一邪而伤两经也，或虽由此经传彼经，而仍是寒邪，谓两经合病于一邪也。并病者，此经寒邪蕴为彼经热病，或一经而有寒热之两病，谓两邪并病于一身也。舌胎之直分横截，与此浑不相涉。直分二三路者，以表里分也。中间为里，两边为表，左为肝胆，右为脾胃。横分两三截者，以三焦分也。尖为上焦，中为中焦，根为下焦，视其色以决其寒热虚实也。故尖白根黄，尖白根黑，及半边胎滑者，虽证类不同，皆属半表半里。白胎多而滑、黄黑胎少者，表证多也，尚宜和解。黄黑胎多而白胎少，或生芒刺黑点干燥者，里证多也，必下无疑。虽中心黄黑，而滑润边白者，此为表证未尽。所谓表证未尽，即风寒尚未全化热也。鄙见即化热，仍是表邪，与真正里证，总是不同。伤寒则大柴胡两解之，温热时疫则凉膈散或白虎合承气攻下之。又伤寒坏病，虽白而厚，甚燥裂者，此为邪耗津液，宜小柴胡稍加芒硝微利之。纯白滑胎，为胃虚寒饮结聚膈上之候，每于十三四日过经致变，不可泛视也。一种白厚胎，如煮熟色到底不变者，必里挟寒物留滞不散，致脉伏不出，乃心脾气绝，肺气受伤也，慎不可下。寒滞不化，可用温下。宜枳实理中汤，热甚，合小陷胸下之。至于能食自利而白胎滑者，为脏结难治也。黄连汤、连理汤、备急丸选用，间有得生者。

黄胎者，阳明腑实也。黄湿而滑者，为热未盛，结当未定，不可便攻，攻之必致初鞕后溏也。冬时宜确守此例，俟结定乃攻，不得已，大柴胡微利之。若在夏月，一见黄苔，便宜攻下。以夏月伏阴在内，多有下证最急而胎不燥者，不可泥也。若黄而燥者，为热已盛，峻下无疑。黄而生芒刺黑点者，为热势极。黄而瓣裂者，为胃液干，下证尤急也。诸黄胎皆属胃热，分缓急轻重下之。有种根黄而硬，尖白而中不甚干，亦不滑，短缩不能伸出，谵妄烦乱者与前条半表半里证不同，此痰挟宿食占据中宫也，大承气加生姜、半夏主之。有舌色青紫此即舌质而胎却黄厚，甚则纹裂，但觉口燥，舌仍不干者，此阴证夹食也。青紫是有瘀血，非阴证也，是湿邪蕴积，深陷于血分之象。脉或沉细而伏，或虚大而涩，按其心下或脐旁硬痛结痰与瘀血相挟，多有此脉象证候而时失气者若常失气，非有宿食燥屎，即当为气脱矣，急宜大承气，另煎生附子佐大黄下之。若脉虚大者，黄龙汤主之，热极烦躁者，更加生地、麦冬，夏月尤宜。若冬时阴证夹食，而舌上苔黄不燥者，宜用附子理中合小承气下之。大抵舌有积苔，虽见阴象，亦是虚中有实，急当攻下无疑，但下法与寻常不同耳。又中宫有痰饮水血者，舌多不燥，不可因其不燥，而延缓时日致误也。凡温病热病稍见黄白胎，无论燥润，即宜凉膈双解。时行疫疬稍见白苔，即宜白虎、达原。若见黄黑，无论干湿，大承调胃，急夺无疑。

黑胎者，少阴肾色也。血分瘀浊之极也。燥硬而隐隐见紫者，是因热灼，以致血败。柔润而隐隐见淡者，水饮结而气不流行，以致血瘀也。若五六日后，热传少阴，火乘水位，亢极之火，不为水衰，反兼水化五行空谈，陋习也。此只是热邪深入，阴液全干，血瘀气浊，发见枯滞之死色也，如火过炭黑是也。始因表证失汗所以瘀也，致邪入少阴，下之即愈。然有屡下，热不减，苔不退者，此必宿食留滞于中宫也，宜黄龙汤加炮姜、川连。有误用汗下太过，津液枯竭所以瘀也，而胎燥黑者，此为坏病，须量人虚实为治。虚者其胎必薄而润，生脉散合附子理中；实者其胎必厚而燥，生脉合黄连解毒解毒即三黄汤。一则阴虚阳亢，一则阳虚阴亢，不可不审。热势盛剧，则黑胎上生芒刺，及燥裂分隔瓣者，须用青布蘸薄荷汤拭润，更以姜片刮去芒刺，撅起隔瓣，看刺下瓣底即舌质也，色红可治，急下之；若俱黑，不治矣。又黑胎腐烂者，心肾俱绝；舌黑而卷缩者，肝绝；皆不可治。舌黑及灰或黄，而发疱生虫腐烂，虽为湿热，亦属肝伤，俱为危候。又中间一路润黑燥胎质润而苔燥也，两边或黄或白者，两感舌也。此或夙有蓄血，内正虚，外邪实，非两感也。篇中说两感皆未合。边黄则调胃承气，边白则大柴胡下之。若中间一路黑滑薄胎，两边白滑，此表里俱虚，胃中虽有留结，急宜附子汤温之。凡黑胎多凶心气为瘀血所阻，邪气内溃甚速，黑而干燥或芒刺瓣裂，皆为实热，急宜下夺。黑薄湿润，或兼白滑者，皆为阴寒，急当温经也。一种中黑而枯，或略有微刺，色虽黑而中无积胎，舌形枯瘦，而不甚赤此即舌质，其证烦渴耳聋，身热不止，大便五六日或十余日不行，腹不硬满，按之不痛，神识不昏，昼夜不得睡，稍睡或呢喃一二句，或带笑，或叹息，此为津枯血燥之候，急宜炙甘草汤，或生料六味丸，换生地，合生脉散，加桂，滋其化源，庶或可生。误与承气必死，误与四逆亦死。凡舌胎或半黄半黑，或半黄半白，或中燥边滑，或尖干根润，皆为传并之邪，寒热不和之候。大抵尖黑稍轻，根黑至重，黄黑宜大承气，兼白者宜凉膈散，分缓急下之。若全黑，为死现舌，不治心血全瘀。夏月热病，邪火时火，内外燔灼，胎黑易生，犹可攻治。冬月伤寒，舌胎全黑，决难救也。此乃指黑而润者，是血因寒而瘀，夏热瘀易行，冬寒瘀难行也，若热瘀，即冬夏皆凶。然中暑误认外感，而加温覆，多致中黑，边极红而润，脉必虚大，急用白虎汤清之，虚者加人参、竹叶。如更误认阴寒，而与热药，必致烦躁不救也。夏月中暑，多有黑舌，黑而中干者，白虎无疑。黑而滑润，或边白者，必夹寒食。前以此为两感，为表里俱虚，此以为夹寒食，当以此文为得之。然尚遗却蓄血一证。蓄血有寒有热，亦辨于苔之润燥也。挟痰者，多见灰色之苔，总因邪气关及血分致此。古法用大顺散，然不若理中合小陷胸最当。若直中少阴真寒，始病不发热，舌心便黑色如此必昏厥矣，非由黄白变化，其胎虽黑而滑，舌亦瘦小，此真脏寒，必厥冷，自利呕吐，脉沉迟，四逆附子辈急温之，稍缓则不可救。

灰黑舌者，足三阴互病，如以青黄和入黑中，则为灰色也。痰水主于脉中，致血微停瘀也。然有传经直中之殊，盖传经热邪，始自白胎而黄，黄而灰黑，或生芒刺黑点，纹裂干燥，不拘在根在尖，俱宜攻下泄热，有淡灰色，中起深黑重晕者此病久寒热互结，或夙有痰饮蓄血，又新加以停滞也。若因内传一次，即见一重，于理难通；或者邪气化寒、化热、化燥、化湿，转变一次，即增一重；亦或伤冷、伤热、伤食、伤饮，多伤一次，即增一重也，乃温病热毒，急用凉膈双解治之。热毒内传一次，见晕一重，传二、三次，见二、三重也。若见三重者，不治。若直中三阴，始病无燥热，便见灰色，舌润无胎，更不变别色者，此必内夹寒食，及冷痰水饮，或蓄血如狂等证，当随证治之。又有感冒夹食，屡经汗下消导，二便已通，而舌上灰黑未退或湿润，或虽不湿，亦不干燥者，不可因其湿，误认为寒，妄投姜附。亦不可因其不润，误与硝黄。此因汗下过伤津液，虚火上炎所致，其脉必虚微少力，治宜救阴为急，虽无心悸脉代，当用炙甘草汤主之。内有生地、阿胶、麻仁、麦冬之甘润，可以滋阴润燥。盖阳邪亢盛，则用硝黄以救阴，阴血枯涸，则宜生地以滋阴，可不辨乎。

红色者，心之正色也。若红极为温热之毒，蕴于心胃，及瘟疫热毒内盛也。若湿者，不可便下，解毒汤或白虎。红中有白胎者，更感非时之寒也，桂枝白虎汤。红中夹两路灰色胎者，温热而夹寒食也，凉膈散加消导药一、二味。红中有黑胎者，热毒入少阴也，大承气合白虎汤。红极有黄黑芒刺者，热毒入腑也，调胃承气汤。红极有紫红斑，及遍身发斑者，阳毒入心也，人参白虎汤加犀角、黄连。红极而纹裂者，燥热入肝也，大承气加柴胡、白芍，甚则加芩、连。坑烂者，湿热入脾也，小承气加芩、连、半夏。白疱者，火气燔灼也浮浅不入血脉，止起白疱，三黄石膏去麻黄。紫疮者，火气郁伏也，解毒汤。红星者即红珠鼓起也，心包火炎也，凉膈散。一种柔嫩如新生，望之似润，而燥涸殆甚者，为妄行汗下，津液竭也，多不治。急宜生脉散合人参三白汤主之。舌痿不能转动者，肝绝，舌忽瘦而长，心绝也。

紫色者，酒后伤寒也。世俗庸愚，往往受寒，不服汤药，用姜、葱、酒发汗，汗未当而酒毒藏于心包，多有此证。有化为湿温者，有化为酒毒者，推其所以，皆由寒气束于大表，酒力不能外行，而内积于胃与包络也。若纯紫，或中间略带白苔而润者，宜葛根汤加石膏。若紫中有红斑，或紫而干黄，紫而短缩，俱宜凉膈散下之。若全紫而干，如煮熟肝者，死肝色也，其证必厥冷，脉必沉滑血脉瘀阻，阳郁不达，此阳极似阴也，急宜当归四逆汤加酒大黄下之再加桃仁，然多不救。当归四逆尚嫌近补，大黄又嫌泄气。此证宜宣散，而化血通脉，使血开气达。大抵深紫而赤者，是阳热酒毒，宜用苦寒解毒。宜重化瘀。若淡紫而带青滑者，是则中肾肝阴证，急宜吴茱萸汤、四逆汤温之。宜兼化瘀。然亦有中心生薄青紫胎，或略带灰黑，而不燥不湿下证复急者，此热邪伤于血分也，犀角地黄汤加酒大黄微利之。红紫二舌，均指舌质言之，固无红胎，亦断无紫胎，其有见紫胎者，必舌面已腐，或微黑胎，与赤红相映而然也。

霉酱色苔舌者，乃夹食伤寒也。食填太阴，郁遏不得发越，久之盦而成酱色也。其证腹满时痛者，桂枝加枳、朴、橘、半，痛甚加大黄。因冷食不消，加炮姜、厚朴，甚则调胃承气加炮姜下之。如胃气绝，脉结代，唇吊齿燥，下利者死。按：此即沉香色也。总是血瘀气浊所致。湿热夹痰，亦常有之，不仅夹食也。

蓝胎色舌者，肝脏纯色也含糊。伤寒日久，屡经汗下，失于调理，致胃气伤极，心火无气，脾土无依，则肺金不生；肝木无制，侮于脾土，故胎色如靛；或兼身生蓝斑，乃心脾肺三脏气绝于内也，必死。如微蓝色，而不甚深，或略见蓝纹者，为木受金伤，脏气未绝，脉不沉涩，而微弦者，可治。此语极有道理，惜欠发明。沉涩者，正气不至，脉形断续不匀也。微弦者，气能至而血阻之，故脉形绷急也。小柴胡加肉桂、炮姜主之。**按**：常见痫厥，及胃气久痛者，舌体全蓝，此亦瘀血在胃，肝气不舒也。故青黑蓝绛，皆谓之浊，皆涉血分，须辨寒热、燥湿及痰血、宿食、燥屎、症块而治之，总以松动血分为主。舌之证类虽繁，不外八种胎色，撮其大要，亦辨证之一助也。张石顽《伤寒绪论》

温热舌胎辨证篇 出叶天士《温热论》

若三焦不从外解，必致里结，里结于何？阳明胃大肠也。凡人之体，脘在腹上，其位居中。或按之痛，或自痛，或痞胀，当用苦泄，以其入腹近也。必验之于舌。

舌胎或黄或浊，可与小陷胸汤或泻心汤，随证治之。或白不燥，或黄白相兼，或灰白不渴，慎不可遽投苦泄。其中有外邪未解，里先结者，或邪菀未伸，或素属中冷者，虽有脘中痞闷，宜从开泄，宣通气滞，以达归于肺，如近俗杏、蔻、橘、桔等，是轻苦微辛，具流动之品可耳。

再前云或黄或浊，须要有地之黄。若光滑者，乃无形湿热，中有虚象，大忌前法。其脐以上为大腹，或满，或胀，或痛，此必邪已入里矣。表证必无，或十之存一，亦要验于舌。或黄甚，或如沉香色，或老黄色，或中有断纹，皆当下之，如小承气汤加槟榔、青皮、枳实、元明粉、生首乌等。若未现此等舌，不宜用此等法。恐其中有湿聚太阴为满，或寒湿错杂为痛，或气壅为胀，又当以别法治之。

再黄苔不甚厚而滑者，热未伤津，犹可清热透表；若虽薄而干者，邪虽去而津受伤也，苦重之药当禁，宜甘寒轻剂可也。

再论其热传营，舌色必绛。绛，深红色。初传，绛色中兼黄白色，此气分之邪未尽也，泄卫透营，两和可也。纯绛鲜泽者，包络受病也，宜犀角、鲜生地、连翘、郁金、石菖蒲等。延之数日，或平素心虚有痰，外热一陷，里络就闭，非菖蒲、郁金所能开，须用牛黄丸、至宝丹之类，以开其闭，恐其昏厥为痉也。

再色绛而舌中心干者，乃心胃火燔，劫烁津液，即黄连、石膏亦可加入。若烦渴烦热，舌心干，四边色红，中心或黄或白者，此非血分也，乃上焦气热烁津，急用凉膈散散其无形之热，再看其后转变可也，慎勿用血药，以滋腻难散。至舌绛，望之若干，手扪之原有津液，此津亏，湿热熏蒸，将成浊痰，蒙闭心包也。

再有热传营血，其人素有瘀伤宿血在胸膈中，挟热而抟，其舌色必紫而暗，扪之湿，当加入散血之品，如琥珀、丹参、桃仁、丹皮等。不尔，瘀血与热为伍，阻遏正气，遂变如狂、发狂之证。若紫而肿大者，乃酒毒冲心。若紫而干晦者，肾肝色泛也，难治。

舌色绛而上有黏腻似苔非苔者，中挟秽浊之气，芳香逐之。舌绛欲伸出口，而抵齿难骤伸者，痰阻舌根，有内风也。舌绛而光亮，胃阴亡也，急用甘凉濡润之品。若舌绛而干燥者，火邪劫营，凉血清火为要。舌绛而有碎点白黄者，当生疳也；大红点者，热毒乘心也，用黄连、金汁。其有虽绛而不鲜，干枯而痿者，肾阴涸也，急以阿胶、鸡子黄、地黄、天冬等救之，缓则恐涸极而无救也。

其有舌独中心绛干者，此胃热、心营受灼也。当于清胃方中，加入清心之品，否则延及于尖，为津干火盛也，舌尖绛独干，此心火上炎，用导赤散泻其腑。

再舌胎白厚而干燥者，此胃燥气伤也，滋润药中加甘草，含甘守津还之意。舌白而薄者，外感风寒也，当疏散之。若白干薄者，肺津伤也，加麦冬、花露、芦根汁等轻清之品，为上者上之也。若白胎绛底者，湿遏热伏也，当先泄湿透热，防其就干也。勿忧之，再从里透于外，则变润矣。初病舌就干，神不昏者，急加养正透邪之药；若神已昏，此内匮矣，不可救药。

又不拘何色，舌上生芒刺者，皆是上焦热极也，当用青布拭冷薄荷水揩之，即去者轻，旋即生者险矣。

舌胎不燥，自觉闷极者，属脾湿盛也。或有伤痕血迹者，必问曾经搔挖否，不可以有血而便为枯证，仍从湿治可也。再有神情清爽，舌胀大不能出口者，此脾湿胃热，郁极化风，而毒延口也，用大黄磨入当用剂内，则舌胀自消矣。

再舌上白胎黏腻，吐出浊厚涎沫，口必甜味也，为脾瘅病。乃湿热气聚，与谷气相搏，土有余也，盈满则上泛，当用省头草芳香辛散以逐之则退。若舌上苔如碱者，胃中宿滞挟浊秽郁伏，当急急开泄，否则闭结中焦，不能从膜原

133

达出矣。

若舌无苔，而有如烟煤隐隐者，不渴肢寒，知挟阴病。如口渴烦热，平时胃燥舌也，不可攻之。若燥者，甘寒益胃；若润者，甘温扶中。此何故，外露而里无也。

若舌黑而滑者，水来克火，为阴证，当温之。若见短缩，此肾气竭也，为难治。欲救之，加人参、五味子，勉希万一。舌黑而干者，津枯火炽，急急泻南补北。若燥而中心厚痦者，土燥水竭，急以咸苦下之。

舌淡红无苔者，或干而色不荣者，当是胃津伤，而气无化液也。当用炙甘草汤，不可用寒凉药。

若舌白如粉而滑，四边色紫绛者，温疫病初入膜原，未归胃腑，急急透解，莫待传陷而入，为险恶之病，且见此舌者，病必见凶，须要小心。

杂病舌苔辨证篇 仍与伤寒温病相出入

舌之有苔，犹地之有苔。地之苔，湿气上泛而生；舌之苔，脾胃津液上潮而生。故平人舌中，常有浮白苔一层，或浮黄苔一层，夏月湿土司令，苔每较厚而微黄，但不满不板。其脾胃湿热素重者，往往终年有白厚苔，或舌中灰黄，至有病时，脾胃津液为邪所郁，或因泻痢，脾胃气陷，舌反无苔，或比平昔较薄。尝诊寒湿误服凉剂，呃逆不止，身黄似疸，而舌净无苔，脉象右关独见沉细无力，此脾胃气陷之征也。凡水气凌心，胃阳下陷，每忽变无苔，日久即变暗紫矣。其胃肾津液不足者，舌多赤而无苔，或舌中有红路一条，或舌尖舌边多红点，此平人舌苔之大较也。尝见平人舌心钱大一块光亮淡紫色，但常苦梦遗，无他病也。

若夫有病，则舌必见苔，病藏于中，苔显于外，确凿可凭，毫厘不爽，医家把握，首赖乎此，是不可以不辨。风寒为寒燥之邪，风温为温燥之邪。

风寒初起在表，风温首伤肺经气分，故舌多无苔，即有黄白苔，亦薄而滑，渐次传里，与胃腑糟粕相为传结，苔方由薄而厚，由白而黄而黑而燥，其象皆板滞不宣。迨下后，苔始化腐，腐者，宣松而不板实之象，由腐而退，渐生浮薄新苔一层，乃为病邪解尽。

其有初起白苔，即燥如白砂者，名曰砂苔。此温燥之邪过重，宜速下之，佐以甘凉救液。亦有苔至黑而不燥者，或黄黑苔中，有一、二条白者，或舌前虽燥，舌根苔白厚者，皆夹湿夹痰饮之故，亦有苔虽黄黑，浇薄而无地质者，胃阴虚故也。苔有地质与无地质，此虚实之一大关也。尝见有舌根白苔板厚，如水久泡形，而两边现红肉两点者，是下焦寒水盛结，真阳不宣也。

湿为浊邪，兼证最多。风湿伤表，苔多滑白不厚；寒湿伤里，苔多腻白而厚。

暑温、湿温、温疫、温热皆湿土郁蒸之气。冬温，因阳不潜藏，亦湿土郁蒸之余气。数者皆从口鼻吸入肺胃膜原，由里而发。春温为冬伤于寒，寒郁久而化热，寒燥之气，又能搏束津液水饮，伏于膜原，与热混合，亦由里而发。暑湿晚发，名曰伏暑，因夏伤暑湿，伏于膜原，秋日凉燥之气，又从外搏遏在内之暑湿，此由表邪引动里邪而发，暑湿疟疾，亦多由此。是伏邪、时邪皆由里发，即多夹湿，故初起舌上即有白苔，且厚而不薄，腻而不滑，或粗如积粉，或色兼淡黄；迨传胃化火，与糟粕相抟，方由白而黄而黑而燥；其暑温、湿温之邪，多黄白混合，似黄似白，或黄腻，或灰黄，而皆不燥。此等舌苔，即有下证，或大便不通不爽。宜熟大黄缓下之，以舌苔不燥，肠中必无燥粪，多似败酱汁，故不宜猛下。此燥邪、湿邪、燥湿混合之邪舌苔之大较也。上石芾南《医原》。

舌者心之窍，凡病俱现于舌，能辨其色，证自显然。舌尖主心，舌中主脾胃，舌边主肝胆，舌根主肾。假如津液如常，口不燥渴，虽或发热，尚属表证。若舌苔粗白，渐厚而腻，是寒邪入胃，夹浊饮而欲化火也。此时已不辨滋味矣，宜用半夏、藿香。迨厚腻而转黄色，邪已化火也，用半夏、黄芩。若热甚失治，则变黑色，胃火甚也，用石膏、半夏。或黑而燥裂，则去半夏，而纯用石膏、知母、麦冬、花粉之属以润之。至厚苔渐退，而舌底红色者，火灼水亏也，用生地、沙参、麦冬、石斛以养之，此表邪之传里者也。其有脾胃虚寒者，则舌白无苔而润，甚者连唇口面色俱痿白，此或泄泻，或受湿，脾无火力，速宜党参、焦术、木香、茯苓、炙草、干姜、大枣以振之。虚甚欲脱者，加附子、肉桂。若脾热者，舌中苔黄而薄，宜黄芩。心热者，舌尖必赤，甚者起芒刺，宜黄连、麦冬、竹卷心。肝热者，舌边赤或芒刺，宜柴胡、黑山栀。其舌中苔厚而黄者，胃微热也，用石斛、知母、花粉、麦冬之类。若舌中苔厚而黑燥者，胃大热也，必用石膏、知母；如连牙床唇口俱黑，则胃将蒸烂矣，非石膏三、四两，生大黄一两，加粪金汁、人中黄、鲜生地汁、天冬麦冬汁、银花露大剂投之，不能救也。此唯时疫发斑及伤寒症中多有之。尝治一独子，先后用石膏至十四斤余，而斑始透，病始退，此其中全恃识力。再有舌黑而润泽者，此系肾虚，宜六味地黄汤。若满舌红紫色而无苔者，此名绛舌，亦属肾虚，宜生地、熟地、天冬、麦冬等。更有病后绛舌，如镜发亮而光，或舌底嗌干而不饮冷，此肾水亏极，宜大剂六味地黄汤投之，以救其津液，方不枯涸。上江笔花《医镜》

胎因内热，致脾气闭滞不行，饮食津液停积于内，故胎见于外，若脾气不滞，则饮食运化，津液流通，虽热甚，不必有胎也。吾每诊寒湿内盛者，往往舌不见苔，及服温散之剂，乃渐生白胎，转黄而病始愈矣。舌青，或青紫而冷滑者为寒证。青紫而焦燥。或胀大，或卷缩者，为热证。寒甚亦必卷缩，筋脉得寒而收引也，然必不焦燥，凡舌强硬短缩，而神昏语乱者，不治。亦有痰病，而舌本硬缩，及神昏不语者，当以形证色脉参之。热病，舌本烂，热不止者死。伤寒，阴阳易，舌出数寸者死。按：此乃房劳复，非阴阳易也。上郭元峰《脉如》。

附：产妇诊唇舌辨母子生死法

天中发黑色，两颧上发赤色应之者，不出六十日兵死。若年上发赤色应之者，不出三十日死。若命门上发赤色应之者相法以耳前为命门，两眉之间为命宫，不出百日市死。妇人产死、兵死同。《千金方》。

妇人临产，或难产之际，欲知生死吉凶者，但视产妇面青、唇青、舌青，口吐涎沫，大出不可止者，母子俱死也。唇见青色，而舌赤者，母死子活。唇面俱赤如常，独舌青者，子死母活。上巢氏。

附：小儿苗窍诊法总论

舌乃心之苗。红紫，心热也；熏黑、心火极也亦有寒湿；淡白，虚也。

鼻准与牙床乃脾之窍。鼻红燥，脾热也；惨黄，脾败也；牙床红肿，热也；破烂，脾胃火也。

唇乃脾胃之窍。红紫，热也；淡白，虚也；如漆黑者，脾胃将绝也。口右扯，肝风也；左扯，脾之痰也。

鼻孔肺之窍。干燥，热也；流清涕，寒也。

耳与齿乃肾之窍。耳鸣，气不和也；齿如黄豆，肾气绝也。

目乃肝之窍。勇视而睛转者，风也；直视而不转睛者，肝气将绝也。以目分言之，又属五脏之窍。黑珠属肝，纯是黄色，凶症也。白珠属肺，色青，肝风侮肺也；淡黄色，脾有积滞也；老黄色，乃肺受湿热，疸症也。瞳人属肾，无光采，又兼发黄，肾气虚也。大角属大肠，破烂，肺有风也。小角属小肠，破烂，心有热也。上皮属脾，肿，脾伤也。下皮属胃，青色，胃有寒也。上下皮睡合不紧，露一线缝者，脾胃虚极也。

面有五位，五脏各有所属。额属心，离火也。左腮属肝，震木也。右腮属肺，兑金也。唇之上下属肾，坎水也。五脏，里也。六腑，表也。小肠，心之表，小便短黄涩痛，心热也；清长而利，虚也。胃乃脾之表，唇红而吐，胃热也；唇惨白而吐，胃虚也；唇色平常而吐，作伤胃论。大肠，肺之表，闭结，肺有火也；肺无热而便闭，必血枯，不可通下；脱肛，肺虚也。胆乃肝之表，口苦，肝旺也；闻声着吓，肝虚也。亦是心包有痰。每闻声，即四肢惊掣。膀胱、肾之表，居脐下气海之右，有名无形，筋肿筋痛，肾水之寒气入膀胱也。

面有五色，一曰红，红病在心，面红者热。一曰青，青病在肝，面青者痛。一曰黄，黄病在脾，面黄者脾伤。一曰白，白病在肺，面白者寒。一曰黑，黑病在肾，面黑而无润泽，肾气败也。望其色，若异于平日，而苗窍之色，与面色相符，则脏腑虚实，无有不验者矣。苗窍，即《千金方》门户井灶之义，非仅以辨五脏之部位也。

脐风者，风寒由脐入也，发于七日之内。亦有禀于先天者，命火未全，寒从脐下上冲，故均名脐风。风附木则鸣，目乃肝之窍，故两眼角先有黄色。肝邪克脾，鼻准，脾之窍，故准头又有黄色。由脾犯肾，故两唇色黄而口撮。舌强者，肾邪犯心也。初起，吮乳必较前稍松。两眼角，挨眉心处，忽有黄色，宜急治之。黄色到鼻，犹易治也；到人中、承浆，治之稍难。若已见唇口紧束，舌头强直，不必治矣。《集成》辨儿之禀厚者，眼角准头，多见黄色，然先生从亲验得来，决非虚语，禀厚者，面色必赤，其黄深隐，而仍黄中透赤也。脐风者，面色必夭，其黄浮滞也。上夏禹铸《幼科铁镜》。

山根之上，有青筋直见，或横见者，俱肝热也。有红筋直见或斜见者，俱心热也。黄筋见于山根，或皮色黄者，不拘横直，均脾胃之证，或吐或泻，或腹痛，或不思食。上陈远公法。

囟门凸起者，肝肾肺胃风热湿热也；下陷者，或因先天不足，或因泄利过度，脾肾虚寒气怯也；疾跳或断续无伦次者，气脱也。新增。

色诊杂法类

诊毛发法附眉毫、鼻毫 须、鬓、阴、腋诸毛详前三阳上下气血多少篇，兹不复赘。

肺主身之皮毛。

肾合三焦膀胱。三焦膀胱者，腠理毫毛其应。

五脏伤败，毛悴色夭者，死于脏气所不胜之时也。

手太阴者，行气而温于皮毛者也。故气绝则不荣皮毛，皮毛焦则津液去，皮节爪枯毛折。

手少阴气绝则脉不通，脉不通则血不流，血不流则髦色不泽。

足少阴者，伏行而濡骨髓者也。气绝则骨不濡，肉不能着也。骨肉不相亲则肉软却，故齿长而垢，发无泽。

肾，其华在发，故丈夫八岁肾气实，齿更发长。五八肾气衰，发堕齿枯。以上《内经》。

发者血之余也。心与小肠主血，故小肠绝者，发干直如麻，不得曲伸。

小儿病，其头毛皆上逆者死。其发枯黄者，心肾血气俱不足也。以上《脉经》。

足厥阴肝脉与督脉会于巅，故勇士之怒，发立上指。平人肝热，其气上冲，头皮一块肿痛，发根为之粗硬而逆起。以下四节新增。

平人眉忽生一长毫，异于众毛，拔之三、五日复生者，胆中血热也。在小儿必生急风。《脉经》曰：胆绝，眉为之倾。

平人鼻中忽生一长毫，粗硬异于众毛者，肺中血热也。拔之三、五日即复生，久不治，即生肺痈发背。夏子益《奇疾方》有鼻生长毫，硬如铁丝，触之其痛彻心，为肺大热也。

发通五脏，而尤切于心肾。故病温疫热毒，及服毒药，与饮酒大醉者，以冷水浸其发。又喉蛾急疔等证，察有赤发者，急拔之，是热血上逆也。

诊鼻法

肾乘心，心先病，肾为应，色皆如是。男子色以黑色言在于面王，为首腹痛首腹，大腹，下为卵痛，其圜直为茎痛，高为本，下为首，狐疝癀阴之属也。女子色在于面王，为膀胱子处之病，散为痛，抟为聚，方圆左右，各如其色形。其随而下至胝谓其色连人中为淫。谓伤中淋露也。有润如膏状谓鼻准色黑光浮而明如涂膏者，为暴食不洁。暴食即出不洁，仓公所谓迥风。其色赤大如榆荚，在面王为不月。《内经》。

鼻头色青，腹中痛，苦冷者，死。鼻头色微黑者，有水气；色黄者，胸上有寒；色白者，亡血也。设微赤非时者死。其目正圆者，痉不治。此承上句说下，非专论目也。又色青为痛，色黑为劳，色赤为风，色黄者便难，色鲜明者有留饮。末五句非专论鼻色。仲景。

黄色见于鼻，干燥如土偶之形，为脾气绝，主死。若如桂花，杂以黑晕，只是脾病，饮食不快，四肢怠惰，妻外家之累。见前

鼻头色黑而枯燥者，房劳；黑黄而亮者，有瘀血；赤为肺热。鼻孔干燥，目瞑，漱水不咽者，欲衄也。鼻孔黑如烟煤而燥者，阳毒也。鼻孔煽张者，肺绝也。但煤黑而不煽不喘者，燥热结于大肠也。黄黑枯槁，为脾火津涸。大便燥结，鼻塞浊涕者，风热也。鼻孔冷滑而黑者，阴毒也。鼻头汗出如珠，为心脾痛极。石顽《医通》。

按： 前《千金》五色入门户井灶篇已见者，兹不复具。览者宜互观之。

诊人中法

足太阴气绝，则脉不荣肌肉，舌萎，人中满。人中满，则唇反，肉先死也。甲笃乙死。《内经》。

病人鼻下平者，胃病也；微赤者，病发痈；微黑者，有热；青者，有寒；白者不治。凡急痛暴厥，人中青者，为血实，宜决之。《脉经》。

凡中风，鼻下赤黑相兼，吐沫而身直者，七日死。

按： 人中内应脾胃，下应膀胱子户。凡人胃中与前阴，病湿热腐烂，或瘀血凝积作痛者，往往人中见赤颗小粟疮，或常见黑斑，如烟煤晦暗者，知其气络有相应也。

下痢，脐下忽大痛，人中黑色者死。按：此寒中于命门，而胞中之血死也。丹溪。

诊唇法

脾之华，在唇四白，其五色之诊与面色同，而唇皮薄色显，尤为易见。其专诊列下。

唇色青黄赤白黑者，病在肌肉。《内经》。

唇焦干燥裂为脾热，唇赤肿为胃湿热，鲜红为火盛，淡白为气虚，淡而四绕起白晕为亡血，青黑为寒。为血死。石顽《医通》。

唇黑者胃先病，微燥而渴者可治，不渴者不可治。渴为津耗血滞，不渴为气脱血死也。仲景。下二节同。

唇下内有疮如粟名狐，虫蚀其肛。唇上内有疮如粟名惑，虫蚀其咽一作脏。按：凡腹痛喜渴，面有白斑如钱大，或唇色淡白，而中有红点者，其为肠胃有虫啮血无疑矣。

唇吻反青，四肢漐习者，肝绝。环口青黧，柔汗发黄者，脾绝。鼻黑唇肿者，肺败。厥而唇青肢冷者，为入脏即死。

凡下痢病剧而唇如朱红者死。按：凡脱血病，皆以此例决之。丹溪。

凡口唇，关手足阳明肠胃二经，又关手足太阴脾肺二脏。故验唇色红润，里未有热，但宜辛温散表；唇色枯干，里已有热，宜清里；唇色焦黑，烦渴消水，里热已极，当用凉膈散等。又有谵语发狂、唇色干焦，服寒凉而热不减，此食滞中焦，胃气蕴蓄，发黄发热，是以服寒凉则食滞不消，用辛散则又助里热，宜以保和散冲竹沥、萝菔汁，或栀子豆豉汤加枳实治之。上唇，属肺与大肠，若焦而消渴饮水，热在上，主肺；若焦而不消渴饮水，热在下，主大肠有燥粪。下唇，属脾与胃，若焦而消渴饮水，热在阳明胃；若焦而不消渴饮水，热在太阴脾。夫里热唇焦、食滞唇焦、积热伏于血分而唇焦，惟以渴不渴，消水不消水别之。又有食滞已久，蒸酿发热，亦能作渴消水，又当参以脉象。若脉滑大不数，食未蒸热，口亦不渴；若滑大沉数，食已蒸热，口亦作渴。故凡谵语发狂，脉滑不数，渴不消水者，亦以食滞治之。若以寒凉抑遏，则谵狂益盛，甚且口噤不语也。秦皇士《伤寒大白》。

项肿如匏，按之热痛，目赤如血，而足冷便泄，人事清明，六脉细数，右手尤软，略按即空。沈尧封曰：此虚阳上攻也。唇上黑痕一条如干焦状，舌苔白如敷粉，舌尖亦白，不赤，是皆虚寒确据，况便泻足冷脉濡，断非风火，若是风火，必痞闷烦热，燥渴不安，岂有外肿如此，而内里安贴如平人者乎。

案按：按此即喻氏浊阴从胸上入，即咽喉肿痹，舌胀睛突；从背上入，即颈项粗大，头项若冰，浑身青紫而死之类也。末句辨症尤为精切不易。最眩人者，在热痛目赤，若非此者，虽足冷便泻脉濡而空，犹未能决为真寒也。**又按：**近日吸洋烟者，唇色多紫黯，以其胃中血气浊恶也。所以然者，肺气不清，而燥化胜也。

诊齿法

热病，肾绝，齿黄落，色如熟小豆，或齿忽变黑者死。久病龈肉软却；齿长而垢，或齿光无垢者死。此所谓大骨枯槁也。口开，前板齿燥者，伤暑也。《脉经》。

齿龈无色，舌上尽白，唇里有疮者，䘌也。按：即狐惑也。出巢氏。

温热病，看舌之后，亦须验齿。齿为肾之余，龈为胃之络。热邪不燥胃津，必耗肾液，且二经之血，皆走其地，病深动血，结瓣于上。阳血者，色必紫，紫如干漆。阴血者，色必黄，黄如酱瓣。阳血若见，安胃为主。阴血若见，救肾为要。然豆瓣色者，多险，若证还不逆者，尚可治，否则，难为矣。何以故耶？盖阴下竭，阳上厥也。

齿若光燥如石者，胃热甚也，若无汗恶寒，卫偏胜也，辛凉泄卫，透汗为要。若如枯骨色者，肾液枯也。若上半截润靠根半截，水不上承，心火上炎也，急急清心救水，俟枯处转润为妥。此必充发水中真气，方能有效，非仅甘润凉降所能为也。

若咬牙啮齿者，湿热化风痉病。但咬牙者，胃热气走其络也。若咬牙而脉证皆衰者，胃虚无谷以内荣，亦咬牙也。何以故耶？虚则喜实也。舌本不缩而硬，而牙关咬定难开者，此非风痰阻络，即欲作痉证，用酸物擦之即开，木来泄土故也。风能化燥，酸即生津。

若齿垢如灰糕样者，胃气无权，津亡，湿浊用事，多死。而初病齿缝流清血，痛者，胃火冲激也；不痛者，龙火内燔也。总是悍气，窜入血道。齿焦无垢者，死；齿焦有垢者，肾热胃劫也，当微下之，或玉女煎，清胃救肾可也。《温热论》。

齿根于冲督之脉，故小儿齿出迟者，以鹿茸、肉苁蓉服之。凡小儿齿出偏斜稀疏者，阳明本气不足也。齿色枯白者，血虚也。齿色黄暗，或带黑，或片片脱下者，面色青黄，此腹中有久冷积，太阳阳明之阳气受困，累及于冲督也。落齿后，久不出者，肾与督虚也，必重以鹿茸，加补冲督药，否则出必偏斜稀疏，甚者，不久复碎落也。俗每以为血热，殊不知是虚冷久积，血不流通，内蓄虚火也。若有虫者是湿热，亦因胃有积滞；若不虚冷，则面色自红润，不惨黯也。

诊耳法

肾气通于耳。肾和，则耳能知五音矣。又心开窍于耳，耳藏精于心。《内经》。

少阳之经入于耳，故伤寒以耳聋时眩欲呕，脉弦细数者，为少阳经病，是热菀津耗，三焦气结，不升降也。

耳中策策痛，而耳轮黄者，病名黄耳，类伤寒也。风入于肾，卒然发热恶寒，脊强背急如痉状。《医通》**按：**湿热下结于肾也。

耳叶焦枯，如受尘垢者，病在骨。《内经》。

诊爪甲法

肝之华在爪，爪为筋之余。《内经》。

肝热者，色苍而爪枯。肝绝者，爪甲青而怒骂不休。《内经》《脉经》。

肝应爪，爪厚色黄者色谓爪下血色，胆厚；爪薄色红者，胆薄。爪坚色青者，胆急；爪濡色赤者，胆缓。爪直色白、无约者，胆直；爪恶色黑多纹者，胆结也。《内经》。

身黄、目黄、爪甲黄者，疸也。爪甲青者，厥也。《内经》《脉经》。

手太阴气绝，爪枯毛折。《内经》。

循衣撮空，心虚败证也。若执持有力者，内实也，宜清之泄之。石顽。

按：爪内应筋，爪之枯润，可以占津液之虚实也。至于爪下之血色，亦与面色同法。按之不散，与散而久不复聚者，血死之征也。

按法

凡痛，按之痛剧者，血实也；按之痛止者，气虚血燥也；按之痛减，而中有一点不快者，虚中挟实也。内痛外快为内实外虚，外痛内快为外实内虚也。按之不可得者，阴痹也；按之酸疼者，寒湿在筋也。石顽。

凡按之，其血不散，与散而久不复聚者，血已死也；散而聚之速者，热也；聚之迟者，气滞与寒湿也。新增。

水胀者，足胫肿，腹乃大，以手按其腹，随手而起，如裹水之状。肤胀者，风寒客于皮肤，茎然而不坚，腹大身尽肿，按其腹，窅而不起，腹色不变。鼓胀者，腹胀身大，与肤胀等，色苍黄，腹筋起也。筋即脉也。血与水相杂，而汁变坏也。《内经》。

风湿相搏，骨节烦疼，不得屈伸，近之则痛剧，汗出短气恶风，或身微肿者，甘草附子汤主之。近见一病，饮食倍增，身肤加肥，惟骨节皮肤疼痛不能转侧，其皮肤虽以一指轻点之，亦即痛剧不可耐矣，即此病也。仲景。

凡身热，按之皮毛之分而热重，按久之不热者，热在表、在肺，又为劳倦之虚热也。以热之微甚分虚实。按至肌肉血脉之分而热轻，重按之俱不见者，热在中焦、在心脾、在血分，邪已入里也。按至筋骨之分而热者，为阴虚骨蒸，与湿热深入骨髓也。热病内陷于骨者，为肝肾阴绝也。东垣。

肌之滑涩，以征津液之盛衰；理之疏密，以征营卫之强弱；肉之坚耎，以征胃气之虚实；筋之粗细，以征肝血之充馁；骨之大小，以征肾气之勇怯；爪之刚柔，以征胆液之清浊；指之肥瘦，以征经气之荣枯；掌之厚薄，以征脏气之丰歉；尺之寒热，以征表里之阴阳。论疾诊尺篇，论之详矣。前卷形诊中，生形病形诸篇，多有以摩按得之者，不复琐具，可互观也。

嗅法

人病尸臭不可近者死。《脉经》。

口气重者，胃热盛也，阳气尚充，其病虽剧，可治。

汗出稠黏，有腥膻气，或色黄者，风湿久蕴于皮肤，津液为之蒸变也，风湿、湿温、热病失汗者，多有之。

唾腥，吐涎沫者，将为肺痈也。唾脓血腥腐者，肺痈已成也。肺伤风热，痰多臭气，如腐脓状；肺内自热，痰多腥气，如啖生豆状。一宜凉散，一宜清降也。

小便臊甚者，心与膀胱热盛也。不禁而不臊者，火败也。

大便色坏，无粪气者，大肠气绝胃败也。小儿粪有酸气者，停滞也。

病患后气极臭者，为胃有停食，肠有宿粪，为内实，易治；若不臭者，在平人为气滞；病剧而出多，连连不止者，为气虚下陷，恐将脱也。以上新订参各家。

闻法

角音人者，主肝声也。肝声呼，其音琴，其志怒，其经足厥阴。厥逆少阳，则荣卫不通，阴阳交杂，阴气外伤，阳气内击，击则寒，寒则虚，虚则卒然喑哑不声，此为厉风入肝，续命汤主之。但踞坐，不得低头，面目青黑，四肢缓弱，遗失便利，甚则不可治。赊则旬月之间，桂枝酒主之。若其人呼而哭，哭而反吟，此为金克木，阴击阳，阴气起而阳气伏，伏则实，实则热，热则喘，喘则逆，逆则闷，闷则恐畏，目视不明，语声切急，谬说有人，此为邪热伤肝，甚则不可治；若唇色虽青，向眼不应，可治。地黄煎主之。

按：厉风者，清燥之气，即天地肃杀之气也，西医谓之消耗之气，使人阳气消索，津液枯结，血汁败坏，神明破散也。

若其人本来少于悲恚，忽尔嗔怒，出言反常，乍宽乍急，言未竟，以手向眼，如有所畏，虽不即病，祸必至矣。此肝病声之候也。

征音人者，主心声也。心声笑，其音筝，其志喜，其经手少阴，厥逆太阳，则荣卫不通，阴阳反错，阳气外击，阴气内伤，伤则寒，寒则虚，虚则惊掣心悸，定心汤主之。语声前宽后急，后声不续，前混后浊，口喝，冒昧好自笑，此为厉风入心，荆沥汤主之。若其人笑而呻，呻而反忧《中藏经》作笑不待伸而复忧，此为水克火，阴击阳，阴起而阳伏。伏则实，实则伤热，热则狂，闷乱冒昧，言多谬误，不可采听。此心已伤。若唇口正赤，可疗；其青黄白黑，不可疗也。

若其人本来心性和雅，而忽弊急反常，或言未竟便住，以手剔脚爪，此人必死。祸虽未及，名曰行尸。此心病声之候也。

宫音人者，主脾声也，脾声歌，其音鼓，其志愁，其经足太阴。厥逆阳明，则荣卫不通，阴阳翻祚，阳气内击，阴气外伤，伤则寒，寒则虚，虚则举体消瘦，语音沉涩，如破鼓之声，舌强不转，而好咽唾，口噤唇黑，四肢不举，身重如山，便利无度，甚者不可治，依源麻黄汤主之。若其人言声忧惧，舌本卷缩，此是木克土，阳击阴，阴气伏，阳气起，起则实，实则热，热则闷乱，体重不能转侧，语声拖声，气深不转而心急，此为邪热伤脾，甚则不可治；若唇虽萎黄，语音若转，可治。

若其人本来少于嗔怒，而忽反常，瞋喜无度，正言而鼻笑，不答于人，此脾病声之候也，不盈旬月，祸必至矣。

商音人者，主肺声也。肺声哭，其音磬，其志乐，其经手太阴。厥逆阳明，则荣卫不通，阴阳反㶿，阳气内击，阴气外伤，伤则寒，寒则虚，虚则厉风所中，嘘吸战掉，语声嘶塞而散下，气息短惫，四肢僻弱，面色青䓖，遗失便利，甚则不可治，依源麻黄续命汤主之。若言音喘急，短气好唾，此为火克金，阳击阴，阴气沉，阳气升，升则实，实则热，热则狂，狂则闭眼悖言，非常所说，口赤而张，饮无时度，此热伤肺，肺化为血，不治；若面赤而鼻不㰦，可治也。

若其人本来语声雄烈，忽尔不亮，拖气用力方得出言，而反于常，人呼共语，直视不应，虽曰未病，势当不久。此肺病声之候也。

羽音人者，主肾声也。肾声呻，其音瑟，其志恐，其经足少阴。厥逆太阳，则荣卫不通，阴阳反㶿，阳气内伏，阴气外升，升则寒，寒则虚，虚则厉风所伤，语言謇吃不转，偏枯，脚偏跛蹇。若在左则左肾伤，在右则右肾伤，其偏枯分体，从鼻而分，半边至脚，缓弱不遂，口亦㰦，语声混浊，便利仰人，耳偏聋塞，腰背相引，甚则不可治，肾沥汤主之。若呻而好恚，恚而善忘，恍惚有所思，此为土克水，阳击阴，阴气伏而阳气起，起则热，热则实，实则怒，怒则忘，耳听无闻，四肢满急，小便赤黄，言音口动而不出，笑而看人，此为邪热伤肾，甚则不可治，若面黑黄耳不应，亦可治。

若其人本来不吃，忽然謇吃，而好嗔怒，反于常性，此肾已伤，虽未发觉，已是其候，见人未言，而前开口笑，还闭口不声，举手叉腹，此肾病声之候也。《千金方》。

心为噫，肺为咳，肝为语，脾为吞，肾为欠、为嚏，胃为气逆、为哕。

五脏者中之守也，中盛脏满、气盛伤恐者，声如从室中言，是中气之湿也。言而微，终日乃复言者，此夺气也。衣被不敛，言语善恶不避亲疏者，此神明之乱也。

不得卧而息有音者，是阳明之逆也。起居如常而息有音者，此肺之络脉逆也。不得卧，卧则喘者，水也。不能正偃，正偃则咳者，风水也。胃中不安，气上迫肺故也。《内经》。

语声寂寂然喜惊呼者，骨节间病。语声喑喑然不彻者，心膈间病。语声啾啾然细而长者，头中病。息摇肩者，胸中坚。息引胸中上气者，咳。息张口短气者，肺痿，当唾涎沫，吸而微数，其病在中焦实也，下之则愈虚者，不治。在上焦者其吸促，在下焦者其吸远，此皆难治。呼吸动摇振振者，不治。病并当作痛。

平人无寒热、短气不足以息者，实也。

师持脉病人呻者，痛也。摇头言者，里痛也。言迟者，风也。风温为病，鼻息必鼾，语言难出。

病深者其声哕。此肾气之失根也，其声必微。哕乃干呕呃噫之通名，不必苦为分明也。

胃中虚冷不能食者，饮水则哕。胃气下行，以降为顺，虚则力不能降而气逆矣，是肾败之渐也。

伤寒潮热，时时哕者，与小柴胡汤。哕而腹满者，视其前后，何部不利，利之则愈。此皆热结内实而气上逆也。

湿家下之早则哕，此丹田有热，胸上有寒。此暖气在下，寒闭于上，冲激而然也，亦有痰闭而然者。仲景。

经曰：虚则郑声。郑声者，邪音也，谓声重而转，失其本音也。凡汗下后，或久病气虚者，往往语声中变，是正气怯而音不能圆满也。故《素问》曰：气虚者言无常也。《灵枢》曰：五脏使五色修明而声章。声章者，言声与平生异也。

谵语者，言语谬妄，非常所见也，邪热乱其神明故也。胃中热浊上蒸包络。有燥屎，有瘀血，有凝痰，有血热，热入血室，皆有余之证，下之清之而愈，宜养津液、疏心包络。若亡阳谵语，为神离其舍，喃喃一二句，断续不匀，是汗多，津液无以养其心也。初起可治，急滋心阴，稍久延，即不治矣。仲景曰：身热脉浮大者生，逆冷脉沉细者，不过一日死。又曰直视谵语喘满者死。又曰循衣撮空，直视谵语，脉弦者生，涩者死。《内经》评热论曰：狂言者是失志，失志者死，此之谓也。脉弦者，内实也，脉涩者，内虚也。

出言懒怯，先轻后重，此内伤中气也；出言壮厉，先重后轻，是外感邪盛也。攒眉呻吟，苦头痛也。诊时吁者，郁结也。形羸声哑，痨瘵之不治者，咽中有肺花疮也。暴哑者，风痰伏火或暴怒叫喊所致也。面起浮光，久哑，无外邪实证者，心衰肺痿，所谓声嘶血败，久病不治也。独言独语，首尾不续，思虑伤神也。新病闻呃，非火即寒，久病闻呃，胃气欲绝也。大抵声音清亮，不异于平时者，为吉。

咳声清脆者，燥热也；紧闷者，寒湿也；续续片刻不止者，风也。日甚者，风也；夜甚者，水也。天明咳甚者，胃有宿食，寒湿在大肠也。

听声之法，岂徒以五音决五脏之病哉？须将患人之语言声音，轻重长短，有神无神，与病家来请之语，及一切旁观物议，皆当审听，入耳注心，斯乃尽闻之道也。上参各家。

问法

一问寒热二问汗，三问头身四问便，五问饮食六问胸，七聋八渴俱当辨。景岳八问。

凡诊病必先问是何人，或男或女，或老或幼，或婢妾僮仆，问而不答，必是耳聋，须询其左右，平素何如，否则病久，或汗下所致。诊妇人，必先问月信何如，寡妇气血凝涩，两尺多滑，不可误以为胎，室女亦有之。

世道不古，以问为末，抱病不惟不言，虽再三询叩，终亦不告，反诋医拙，甚至有隐疾困医者，医固为所困矣，身不亦为医所困乎？虽然为医者，亦须贵乎有学，大率诊视已毕，不可便指病名，发言率易，须从所得脉象说起，广引经说，以为证据。渐渐说归病证，务要精当确实，不可支离狂妄，说证已毕，然后徐徐问其所苦，或论说未尽，患者已一一详告，却以彼所说，校吾所诊，或同或异，而折衷之。如此，则彼我之间，交相符契，必收全功。汪石山。

按：医者当问之事甚多，必须诊得脉真，然后从脉上理路问去，方得就绪。若海概问之，庸有当乎，无怪令人相轻也。《内经》曰：明知逆顺，正行无问。又曰：谨熟阴阳，无与众谋。是又有以问为戒者，盖病家所答，往往依违影响，未可尽信也。若不能明知与谨熟也，而徒以不问为高，虽告之而反厌弃焉，忽视人命，其罪又当何如耶？

四诊抉微（节选）

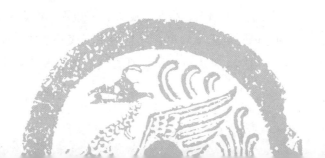

导读

成书背景

《四诊抉微》为清代林之翰所撰，林氏博采《内经》《难经》《伤寒杂病论》《脉经》等古典医籍理论及先哲精髓并加详注，成书于雍正元年（1723）。全书共八卷，附余一卷，是论述中医望、闻、问、切四诊的专书。《四诊抉微》系统地总结了古今有关四诊成就，加以分类叙述，是四诊合参具体应用的重要诊法书籍。有雍正元年刻本，雍正四年玉映堂刻本，《中国医学大成》本，本次以玉映堂刊本铅印本为底本。

作者生平

林之翰，字宪百，号慎庵，别号苕东逸老，清代康雍年间浙江乌程（今浙江省湖州市）人，为清代康熙、雍正年间名医。林氏"少即专精笃嗜，博极群书，寒暑不辍"，且崇尚岐黄之术，周游四方，虚心请教，学识日渐渊博。后心存济世之志，"迨业成行世，远近敦请者，户外之屦恒满"，足见其医技之高超，因此累积丰富经验。著有《四诊抉微》《嗽证知原》和《温疫萃言》三部医书，其中《四诊抉微》，盛行一时。

学术思想

《四诊抉微》强调望诊的重要性，故推之为首。书中1~3卷，主论望、闻、问诊。包括面部气色、五官口齿、爪甲、舌、虚里、体表诸部的望诊，对五色主病及五脏绝证论述颇详。对妇人、小儿之望诊尤为重视，如强调望小儿指纹、虎口纹、面色等。闻诊以听取患者的声音气息为主，察其寒热、虚实、内外诸症，以及痛症、坏证、诸风、神志等，以辨其元气之盛衰及疼痛之所在。问诊以阐析张介宾十问为主，并问及人品起居、嗜欲苦乐，使知受病之本源。4～7卷，主论二十九道脉，首述辨脉总论，后仿《濒湖脉学》体例，详述二十九种脉的形状、脉象、鉴别、主病等。第8卷有运气要略并五运六气图示若干。末附《管窥附余》一卷，进一步阐述脉学，介绍原脉体用，重点分析浮、沉、迟、数等脉之常变。为中医诊法著作中较详明实用者，后世流传颇广。

1. 系统全面，相互参证

本书重要部分大多编为四言歌诀，便于记诵。在内容上博采众长，林氏谓之"余辑是编，先集经文，继附先哲之神髓"，在编撰此书时汇集了《内经》《难经》《脉经》《伤寒论》《针灸甲乙经》等古典医籍及后世诸家之说，而所辑内容包括常见古籍外，还保存了一些罕见医书的内容，诸如《伤寒五法》论"察唇""瘵耳""瘵口""瘵鼻""瘵目""瘵舌"，《诚书》论"小儿经证"等。引经据典并分类编排，可以于同类内容之间相互参证，增加理解，是一种较好的编排方式。此外，以编排为歌诀的形式，并结合病理说明诊断原理、分类叙述，朗朗上口，方便读者记忆。此外，在编排上以望诊为四诊之冠，并强调望、闻、问三诊的重要性。

2. 强调四诊合参，重视临证

魏晋以降，医者多独重脉诊，这种情况延续到宋元之际始有改观。到明末清初，四诊合参再次得以重视，并发展成为一门独立学科。林氏同样认为"四诊为岐黄之首务，而望尤为切紧"，强调四诊合参，并以望诊为四要之首。在书中辑录了大量的四诊之内容。先谈"察形气"以别虚实，并详论外形与气血盛衰的辨别方法，分《察五色》《察五官》《诊血脉》《诊毛发》《诊日月角》以及《儿科望诊》等篇，记述详尽。林氏对舌诊颇为重视，认为"观舌为外诊要务，以其能辨虚实，别死生也"。本书舌诊内容丰富，对各色舌象除引《舌鉴》《正义》外，还参以林氏临床治疗经验。儿科望诊列有专文从"病机"到"《活幼指南》小儿六症辨法"，并附有手指脉纹八段锦、虎口三关脉纹、面部形色诸证、玉枕输穴、肢节见于面部、五脏六腑见于面部等六图，比一般儿科著述望诊内容详备。闻诊部分先作"听音论"，阐明发音机理及五脏正音，再论声音清浊及声音变异与五脏六腑、寒热虚实的关系，言简意赅。问诊篇首引《灵枢·师传》篇，问诊的具体内容则从"人品起居""嗜欲苦乐"着手，包括性别、年龄、职业、婚配、境遇、习俗等。并全文辑录《景岳全书·十问篇》。切诊篇从卷四起共计五卷，初论诊法之要，继析脉以胃气为主，详述部位、方法，以及辨脉总论，并仿《濒湖脉学》的体例，列述 29 脉的形成。

"望而知之谓之神，闻而知之谓之圣，问而知之谓之工，切而知之谓之巧"。四诊在中医诊断学中的地位是同等重要的，林氏此书可帮助医者即使是在条件有限的情况下，亦能迅速、准确辨别病性、病因、病位等，确保治疗效果。正如《素问》所云"能合色脉，可以万全"。此外，林氏对先哲有关四诊的论述有矛盾或出入处，常常本着科学严谨的治学态度，结合个人临证经验或加以阐释，或加以辨析，启发后人。

综上，《四诊抉微》是一部诊断结合治疗的书籍，林氏抉取古今有关四诊名著之精微，参以切身体会，编集而成，对后世医家在临证时诊断和治疗方面有很大的帮助。本书选取其中精华部分，于其中一方面可系统学习先哲之四诊精华，一方面可参考林氏之评注，两者结合，相得益彰，以期对提高临证水平有所助益。

卷之一

望诊

察形气

《素问·玉机真脏论》曰：凡治病察其形气色泽，脉之盛衰，病之新故，乃治之，无后其时。形气相得<small>形盛气盛，形虚气虚</small>，谓之可治；色泽以浮<small>明也</small>，谓之易已；形气相失，谓之难治<small>形盛气虚，气盛形虚</small>；色夭<small>晦恶也</small>不泽<small>枯焦也</small>，谓之难已。

《素问·三部九候》云：形盛脉细，少气不足以息者危；形瘦脉大，胸中多气者死；形气相得者生；形肉已脱，九候虽调犹死。

《灵枢经》曰：形气不足，病气有余，是邪胜也，急泻之。形气有余，病气不足，急补之。形气不足，病气不足，此阴阳俱不足也。不可刺之，刺之则重不足，重不足则阴阳俱竭，血气皆尽，五脏空虚，老者绝灭，壮者不复矣。形气有余，病气有余，此阴阳俱有余也。急泻其邪，调其虚实。

慎庵按：邪盛正虚，当泻其邪，以扶正气。治若轻缓，迁延时日，使病邪日炽，真元日削，病必不治。今人多犯此。经文下一"急"字，最有关系，读者须着眼，毋轻看过。【**眉批**：慎庵补下注《素问·方盛衰论》云：形弱气虚死，以中外俱败也；形气有余脉气不足死，以外貌无恙脏气已坏也；脉气有余形气不足生，形衰无害，盖以根本为主也。上下两节当互求其义，新、故二字虚实存焉，最为紧要。人多忽视，殊不知少壮新邪实证居多可攻；老衰久病虚者居多可补。此圣人示人察虚实之定法。学者毋忽此，故治有初终末之三法也。】

东垣曰：病来潮作之时，精神增添者，是为病气有余；若精神困乏，是为病气不足。不问形气有余不足，只取病气有余不足也。夫形气者，形盛为有余，消瘦为不足。察口鼻中气，劳役如故，为气有余；若喘息气促气短，或不足以息，为不足。当泻当补，全不在此，只在病势潮作之时。精神困弱，语言无力，懒语者急补之。

慎庵按： 东垣言虽如此，然予尝见伤寒热病，热甚者，则热伤气，亦必精神困倦，语言无力，问之不答，此大实有羸状也，然必有大实热之脉证呈见，方是实证。东垣所云，亦必有虚寒之证脉可参。故审形气，又当以脉证合观，方得真实病情也。

凡人之大体为形，形之所充者气。形胜气者夭肥白气不充，气胜形者寿修长黑色有神。

肥人多中风，以形厚气虚，难以周流，而多郁滞生痰，痰壅气塞成火而多暴厥也。

瘦人阴虚，血液衰少，相火易亢，故多劳嗽。

形体充大，而皮肤宽缓者寿；形体充大，而皮肤紧急者夭。

形涩而脉滑，形大脉小，形小脉大，形长脉短，形短脉长，形滑脉涩，肥人脉细小，轻虚如丝；羸人脉躁，俱凶。

血实气虚则肥，气实血虚则瘦。肥者能寒不能热，瘦者能热不能寒。能读耐。

美髯而长至胸，阳明血气盈。髯少血气弱，不足则无髯。美髯者，太阳多血。

坐而下一脚者，腰痛也。

行迟者，痹也。或表强，或腰脚痛，或麻木风疾。里实护腹如怀卵物者，心痛也。

持脉病人欠者，无病也。

《内经》云：阳引而上，阴引而下，则欠；阴阳相引，故曰无病，病亦即愈。

慎庵按： 此只可指初病轻浅者言，若久病虚脱，呼欠连绵不已者，最为危候。服药后欠渐止者生，进者死，不可与此同日语也。

息摇肩者，心中坚；息引胸中上气者，咳；息张口短气者，肺痿吐沫。

掌中寒者，腹中寒；掌中热者，阴不足，虚火盛。

诊时病人叉手扪心，闭目不言，必心虚怔忡。

《经》云：仓廪不藏者，门户不要也；水泉不止者，膀胱不藏也。

头者，精明之府，头倾视深，精神将夺。

背者，胸中之府，背曲肩随，府将坏矣。

腰者，肾之府，转摇不能，肾将惫矣。

眼胞肿，十指头微肿者，必久咳。

察神气存亡

《经》曰：得神者昌，失神者亡。善乎神之为义。此死生之本，不可不察也。以脉言之，则脉贵有神。《脉法》曰：脉中有力，即为有神。夫有力者，非强健之谓，谓中和之力也。大抵有力中不失和缓，柔软中不失有力，此方是脉中之神。若其不及，即微弱脱绝之无力也，若其太过，即弦强真脏之有力也，二者均属无神，皆危兆也。以形证言之，则目光精彩，言语清晰，神思不乱，肌肉不削，气息如常，大小便不脱，若此者，虽其脉有可疑，尚无足虑，以其形之神在也。若目暗睛迷，形羸色败，喘急异常，泄泻不已；或通身大肉已脱；或两手寻衣摸床；或无邪而言语失伦；或无病而虚空见鬼；或病胀满，而补泻皆不可施；或病寒热，而温凉皆不可用；或忽然暴病，即沉迷烦躁，昏不知人；或一时卒倒，即眼闭口开，手撒遗尿。若此者，虽其脉无凶候，必死无疑，以其形之神去也。再以治法言之，凡药食入胃，所以能胜邪者，必须胃气施布药力，始能温吐汗下，以逐其邪。若邪气胜，胃气竭者，汤药纵下，胃气不能施化，虽有神丹，其将奈之何哉？所以有用寒不寒，用热不热者，有发其汗而表不应，行其滞而里不应者，有虚不受补，实不可攻者，有药食不能下咽，或下咽即呕者。若此者，呼之不应，遣之不动，此以脏气元神尽去，无可得而使也。是又在脉证之外，亦死无疑者。虽然脉证之神，若尽乎此。然有脉重证轻，而知其可生者；有脉轻证重，而知其必死者，此取证不取脉也。有证重脉轻，而必其可生者；有证轻脉重而谓其必死者，此取脉不取证也。取舍疑似之间，自有一种玄妙也。《传忠录》。

察五色

《经》曰：能合色脉，可以万全。精明五色者，气之华也。

《灵枢·五色》篇曰：其色粗以明，沉夭者为甚；其色上行者，病益甚浊气方升而色日增，日增者病日重；其色下行如云撤散者，病方已下行者，滞气散而色渐退，渐退者，病将已。五色各有藏部，有外部，有内部也。色从外部走内部者，其病从外走内；其色从内走外者，其病从内走外。五色各见其部，察其浮沉，以知浅深；察其泽夭，以知成败；察其抟散，以知远近；视色上下，以知病处。

粗，显也。抟，音团，聚也。【眉批：外部谓面之两侧，内部谓面之中央。即《经》云：六腑挟其两侧，五脏次于中央之义也。从外走里外邪传里也，从内走外内邪达外也。此等关头，存乎其人。】

合色脉诊病新久

《素问·脉要精微论》曰：征其脉小，色不夺者，新病也；征其脉不夺，其色夺者，此久病也；征其脉与五色俱夺者，此久病也；征其脉与五色俱不夺者，新病也。

张路玉曰：凡暴感客邪之症，不妨昏浊壅滞。病久气虚，只宜瘦削清癯。若病邪方锐，而清白少神，虚羸久困，而妩媚鲜泽，咸非正色。五色之中，青黑黯惨，无论病之新久，总属阳气不振，惟黄色见于面目，而不至索泽者，皆为向愈之候。

色脉之阴阳，阳舒而阴惨也。色清而明，病在阳分；色浊而暗，病在阴分。

张三锡曰：五脏六腑之精华，上彰于明堂。而脏腑有偏胜盈虚，若色若脉，亦必随而应之，但当求其有神，虽困无害，神者色中光泽明亮是也。脉有胃气，同一理也。

丹溪曰：肥人湿多，瘦人火多，白者肺气虚，黑者肾气足。形色既殊，脏腑亦异。外证虽同，治法迥别。

《灵枢·邪气脏腑病形》篇曰：夫色脉与尺脉之相应也，如桴鼓影响之相应也，不得相失也。此亦本末根叶之出候也，故根死则叶枯矣。色脉形肉不得相失。色青者其脉弦，赤者其脉钩，黄者其脉代，白者其脉毛，黑者其脉石。其色见而不得其脉，反得其相胜之脉，则死矣；得其相生之脉，则病已矣。

察五官

《灵枢·五阅五使》篇曰：鼻者，肺之官也。目者，肝之官也。口唇者，脾之官也。舌者，心之官也。耳者，肾之官也。故肺病喘息鼻张，肝病者眦青，脾病者唇黄，心病者舌卷短颧赤，肾病者颧与颜黑。

部分内应五脏四言诀

此即《五色》篇经文，《汇辨》编为歌诀，以便记诵。

五脏六腑，各有部分。额主阙庭，上属咽喉，阙循鼻端，五脏之应。内眦挟鼻，下至承浆，属于六腑，表里各别。自颧下颊，肩背所主，手之部分。牙车下颐，属股膝胫，部分在足，脏腑色见，一一可征。庭者首面，阙上咽喉，阙中者肺，下极为心。直下者肝，肝左为胆，肝下属脾，方上者胃，中央大肠。挟大肠者，北方之肾，当肾者脐，面王以上，则为小肠。面王以下，膀胱子处，更有肢节，还须详察。颧应乎肩，颧后为臂，臂下者手。目内眦上，属于膺乳，挟绳颊之外曰绳而上，为应乎背。循牙车下，为股之应。中央者膝，膝下为胫，当胫下者，应在于足。巨分者股口旁大纹处为巨分，巨屈颊下曲骨膝膑膝盖骨也。部分已精，须合色脉。五色外见，为气之华。白当肺辛，赤当心苦，青当肝酸，黄当脾甘，黑当肾咸。白则当皮，赤则当脉，青则当筋，黄则当肉，黑则当骨。五脏之色，皆须端满，如有别乡，非时之过。其色上锐，首空上向，下锐下向，左右如法。

凡邪随色见，各有所向，而尖锐之处，即其乘处，所进之方。故上锐者，以首面正气之空虚，而邪即乘之上向也。左右上下，皆同此法。

朱丹溪曰：容色所见，左右上下，各有其部。脉息所动，寸关尺皆有其位。左颊者，肝之部，以合左手关位；肝胆之分，应于风木，为初之气。额为心之部，以合于左手寸口；心与小肠之分，应于君火，为二之气。鼻为脾之部，合于右手关脉；脾胃之分，应于湿土，为四之气。右颊者，肺之部，合于右手寸口；肺与大肠之分，应于燥金，为五之气。颐为肾之部，以合于左手尺中，肾与膀胱之分，应于寒水，为终之气。至于相火，为三之气，应于右手，命门三焦之分也。若夫阴阳五行，相生相胜之理，当以合之色脉而推之也。

按：此所言部分，与《灵枢》微异。然今人论部，皆从此，故备之。

五色见于面审生死诀

《脉要精微论》曰：赤欲如帛裹朱，不欲如赭；白欲如鹅羽，不欲如盐；青欲如苍璧之泽，不欲如蓝；黄欲如罗裹雄黄，不欲如黄土；黑欲如重漆色，不欲如地苍。

《五脏生成》篇曰：生于心，如以缟裹朱；生于肺，如以缟裹红；生于肝，如以缟裹绀深青杨赤色；生于脾，如以缟裹栝楼实；生于肾，如以缟裹紫。此五脏所生之外荣也。

慎庵按： 缟，素绢也。裹以朱红绀黄紫之色于内，其光泽浅润辉映于外，犹面之气色，由肌肉内而透见于外，有神气之荣泽，故为平也。总之审视面色之大法，喜鲜明润泽，而恶暗晦沉滞枯涩不明也。

又曰：青如翠羽者生，赤如鸡冠者生，黄如蟹腹者生，白如豕膏者生，黑如乌羽者生，此五色之见生也。以其鲜明润泽也。

又曰：五脏之气，色见青如草滋者死，黄如枳实者死，黑如煤炲者死，赤如衃血者死，白如枯骨者死，此五色之见死也。谓其枯涩无神气也。

潘硕甫曰：夫气由脏发，色随气华。如青黄赤白黑者，色也；如鹅羽、苍璧、翠羽、鸡冠等类，或有鲜明外露，或有光润内含者，气也。气至而后色彰，故曰欲、曰生。若如赭、盐、黄土、滋枳实等类，或晦暗不泽，或悴槁不荣，败色已呈，气于何有？故曰不欲，且曰死。由此观之，则色与气，不可须臾离也。然而外露者，不如内含，内含则气藏，外露则气泄，亦犹脉之弦钩毛石，欲其微，不欲其甚。如《经》云：以缟裹者，正取五色之微见，方是五脏之外荣，否则过于彰露，与弦钩毛石之独见而无胃气，名曰真脏者，何以异乎？

五色兼见面部诀

风则面青，燥则面枯，火则面赤，湿则面黄，寒则面黑，虚则面白。面黑阴寒，面赤阳热。青黑兼见，为风为寒为痛相值；黄白兼见，为虚为气，再者为湿；青白兼见，为虚为风为痛三者。

五色外见面部审虚实生死诀

赤色主病吉凶诀

《灵枢经》曰：诸阳之会，皆在于面，故面统属诸阳。

《中藏经》曰：胃热则面赤如醉人。

慎庵按： 此乃足阳明胃经实热之证，方有此候。然有在经、在腑之分。外候再见身蒸热，汗大泄，口大渴，鼻燥唇干，齿无津液，脉必洪大而长，或浮缓，或浮洪而数，此在经热邪，当用白虎汤治之。若面热而赤甚，短气，腹满而喘，潮热，手足濈然汗出，兼见痞满燥实坚硬拒按之证，脉不浮而反沉实，或沉数，此热结在中，为阳明腑证，当下之，看热邪浅深，三承气汤选用可也。然胃中虚热，面亦发赤，第赤与热甚微，或隐或见，不若前经腑之实热，常赤不减，并无外证之可察为异耳，即外有身热亦微，不若前实证之炎歊也，脉浮濡而短弱，按之不鼓指，四君、六君选用治之。凡一切杂证虚热面赤，亦必用此消息之，自能无误。观面赤一证，有表里虚实戴阳，上下寒热之不同，不可不细为深察而明辨也。

寒郁面赤

《金匮直解》云：心王南方，属火而色赤。赤而为热，人所易知。有寒郁而赤者，《经》云：太阳司天，寒淫所胜，民病面赤，治以热剂。

《伤寒论》云：设面色缘缘正赤者，阳气怫郁在表，不得越，当解之、熏之。若发汗不彻不足言，阳气怫郁不得越，当汗不汗，其人躁烦，不知痛处。

慎庵按：此乃感寒邪重，初郁在表，而先见面赤，按之必冷，以寒邪外束，卫阳亦郁，未能即热故也。久之从阳而化，身热面亦热矣。有如隆冬冲风而行，面如刀划，初入室时，按其而冷似冰，此即阳为寒郁之征也，稍定阳和一转，面反发热，同一理也。当此际，须静候缓治，勿妄投剂。始郁面赤，身未热时，宜细审脉证，勿误作虚治。然亦不难辨也。虚证面赤，必久病方见，不若实证一起便见也。当以麻黄汤发之。若发汗不彻而躁烦，桂枝加葛根。【**眉批：**怫郁者，乃阳气蒸越于头面聚而不散，故缘缘而尺也。所谓缘缘者，有时不赤有时忽赤，若有所因而愧赧之状也。】

上热下寒，面赤而光；下热上寒，面赤而郁。晦滞也。

慎庵按：《医通》云：热发于上，阳中之阳邪也；热发于下，阴中之阳邪也。寒起于上，阳中之阴邪也；寒起于下，阴中之阴邪也。《脉经》云：阳乘阴者，腰已下至足热，腰已上寒，栀子豉汤，吐以升之，阴气上争，心腹满者死；阴乘阳者，腰已上至头热，腰已下寒，桂苓丸利以导之，阳气上争，得汗者生。若杂证上热下寒，既济汤；兼大便秘，既济解毒汤；火不归源，八味丸；上寒下热，五苓散送滋肾丸；虚阳下陷者，加减八味丸。

里寒外热，面赤戴阳。

陶节庵曰：有患身热，头疼全无，不烦便作燥闷，面赤，饮水不得入口，庸医不识，呼为热证，而用凉药，误死者多矣。殊不知元气虚弱，是无根虚火泛上，名曰戴阳证，以益元汤治之。益元汤中用黄连、知母，尚有可商。

慎庵按：有一等禀赋阴虚，兼之酒色过度，平居或遇微劳，或行走急速，或饮食过热，面即发赤戴阳。戴阳者，谓阳气戴于首面也。凡若此者，皆因根基浅露，肾气不固，阳易升上故也。一遇外感，身热头疼，恶风寒，面即发赭。治者不可大发其表，以致喘汗不休，变证蜂起，病必加甚，或致不瘳，当用黄芪建中汤加丹皮，或玉屏风散合桂枝汤、参苏饮等方，审证轻重选用。先哲有云：虚人感冒不任发散者，用补中益气汤，加羌活、防风，治之无误。予常用逍遥散以代之，累效。此辅正驱邪之正法，前人言养正邪自除，正指此等证候而言，未可概执此言，以泛治他证也。

再按： 以上数方内，皆用芪、术，然宜生用，不必制炒。或问其义何居？曰：观诸家《本草》，芪、术皆云有汗能止，无汗能发。不知者，以为既能止，又何能发？殊不知生宣熟补，此用药之准则，又何疑焉？《经》云：辛甘发散为阳。二药味兼辛甘，生用亦能助阳升散，然终是甘胜于辛，其力缓，故前贤立方，于芪、术二味中，必配以升浮辛散风药一二品，由中达外，宣发卫阳，以解肤腠之虚邪。邪随药散，正亦无伤，岂不两得？若专用发表之剂，不顾元气之虚，邪气虽去，真气亦脱，虽竭力图救，亦难为力，可不戒慎！此专为虚人感冒当表者而言，若实证当表，自有三阳表证可察，随经用药解散，不必顾虑其虚，又未可与此例同日而语也。因论前方用药之义，故附见于此，并质宇内高贤。

《素问·刺热篇》曰：肝热病，左颊先赤；肺热病，右颊先赤；心热病者，颜先赤；脾热病者，鼻先赤；肾热病者，两颐先赤。

陈月坡曰：环目鼻而青，而两颊微红者，外畏寒内有热，筋骨酸疼也，肌肉之内，火邪抽掣而疼也。

又曰：炎暑令行，厚被盖卧，面微红汗出，口不渴者，虚寒为本，而热为假象也。

张路玉曰：赤属心，主三焦，深赤色坚，素禀多火也。赤而䐃坚，营血之充；微赤而鲜，气虚有火；赤而索泽，血虚火旺。赤为火炎之色，祗虑津枯血竭，亦无虚寒之患。大抵火形之人，从未有肥盛多湿者，即有痰嗽，亦燥气耳。又曰：面赤多热，而有表里虚实之殊。午后面赤为阴火，两颧赤色如装，为阴火亢极，虽愈必死。

《脉鉴》云：两颧时赤，虚火上炎，骨蒸劳瘵，鬼疰传尸，阴火炎颊，赤如桃花，名桃花疰。

此条劳瘵证中，方有此候，证在不治。

乔岳云：心经绝者，虚阳上发，面赤如脂，不久居也。

王叔和云：面赤如妆不久居，脂与妆同一训义，久病虚劳将坏之候，不治。与上戴阳证不同，戴阳面赤犹可治也。

《经》云：赤见两颧，大如拇指，病虽小愈，必将卒死。此指暴病者而言。

肺病见赤，心火刑金，证为难治。

准头印堂，有赤气，枯夭者死，明润者生。

赤而黄，赤而青，为相生则吉；赤而黑，为相克则凶。

补遗 见《脉鉴》

颧上赤青唇带白，中风之疾恐难释。

赤虫游于目窠下，妇人产内定遭刑。孕妇目下赤色似虫形，必患产难。

年寿眼堂横绛气，须知疝气与肠疼。

兰台庭畔有红丝，定是遗精白浊人。

孕妇准头若发火，产中之厄必难逃。

妊娠沟洫常青色，双生之喜可预决。

青色主病吉凶诀

肝王东方，属木色青。风寒与痛，三者主病。怒亦色青，惊色相同。青而黑者，青色兼红，相生则喜；青而枯白，相克则凶。如脾病见青色，为木来克土，难治。青为克贼之色，诸病皆忌单见，脾土部分，尤忌单见，其证必凶。

《脉经》曰：病人及健人，面忽如马肝色，望之如青，近之如黑者，死。一曰肝肾绝也。

黄色主病吉凶诀

脾王中央，属土而色黄。黄为湿，为热，为虚，而有明暗之分。挟热则色鲜明，挟湿则色昏滞，女劳酒疸则色昏黑。

张路玉曰：黄属脾胃，若黄而肥盛，胃中有痰湿也；黄而枯癯，胃中有火也；黄而色淡，胃本虚也；黄而色暗，津液久耗也。其虚实寒热之机，又当以饮食便溺消息之。

张三锡曰：黄白无泽，脾肺气虚；淡黄脾胃伤，四肢痿弱，腹胀。

准头、印堂、年寿，有黄气明润者，病退，及目睑黄，皆为欲愈。若黄而白，黄而红，相生则吉；若黄而青，相克则凶。长夏见黄则吉，若黄青则凶也。

《脉经》曰：病人面无精光若土色，不受饮食者，四日死。

陈月坡曰：面色黄者，此久病也。面黄唇白，病必虚泻，面黄唇红，脾之火也；面黄能食，病久内热；黄白而肿，食少虚极；天庭黄赤，上焦之热。

慎庵按： 前人云：黄色枯燥而夭，其症必死。此专指杂症久病者而言。若伤寒温热病愈后，因火热烁阴，燥火发黄，色亦枯涩，治以凉润，因而得愈者多矣，又未可遽断以为死也。

白色主病吉凶诀

肺王西方，属金而色白。白为虚为寒，有悲愁不乐则色白，有脱血夺气脱

161

津液则色白。

张路玉曰：白而淖泽，肺胃之充也；肥白而按之绵𥚃，气虚有痰也；白而消瘦，爪甲鲜赤，气虚有火也；白而夭然不泽，爪甲色淡，肺胃虚寒也；白而微青，或臂多青脉，气不能统血也。若兼爪甲色青，则为阴寒之证矣。白为气虚之象，纵有火色发热，皆为虚火，断无实热之理。

面白少神，手足冷者，虚泻胃弱。面色青白，寒胜兼虚，服药渐红，寒邪渐去，而变热也。面上白点，腹中虫积。如蟹爪路，一黄一白，食积何疑？面无血色，又无寒热，脉见沉弦，将必衄血。至若危候，太阳终者，其色亦白；少阳终者，其色青白。印堂年寿，白而光泽，见则为吉；白而兼黄，相生亦吉；白而兼赤，相克则凶也。

黑色主病吉凶诀

肾王北方，属水色黑。《经》云：肾病面黑如柴。究其主病，为寒为痛，恐惧与忧。色亦相同，外有水症，其色亦黑。胃病颜黑，肾非专责。瘦人多火，面色苍黑，勿泥寒也。冬月面惨，伤寒已至。紫浊时病，面色黑惨，带紫色者，邪气方甚，寒多热少，夜不寐也。面色黑滞，惊怕不寐，邪气为害，内服药剂，外可镇也。上证如斯，亦有火壅，亦挟虚者，合脉与证，细为详别。面色黑滞，服药渐光，病邪已退，将欲愈也。危恶之候，亦须明白。少阴终者，其面必黑；太阴终者，皮毛及面，亦皆焦黑。黑色出庭，大如拇指，不病卒死。病人黑色，出于天中，下至年上，并及颧上，见则主死。《脉经》有云：病人首部，耳目鼻口，有黑气起，入于口者，为入门户，其病主死。准头、年寿、印堂三处，黑色枯夭，其病主死。心病见黑，亦主死也。大抵黑色见面多凶，凶则主死；黄色见面，多吉不死。

戴同甫曰：按明堂察色，入门户为凶。所谓门户者，阙庭，肺门户；目，肝门户；耳，肾门户；口，心脾门户。若有气色入者，皆死。白色见冲眉上，肺有病，入阙庭，夏死；黄色见鼻上，脾有病，入口者，春夏死；青色见人中，肝有病，入目者，秋死；黑色见颧上者，肾有病，入耳者，六日死；赤色见颐者，心有病，入口者，冬死。盖五脏五色，各入本脏门户，至被克之时，为死期之日也。

《脉经》云：病人卒肿，其面苍黑者死。

张路玉曰：苍黑属肝与肾。苍而理粗，筋骨劳勘也，苍而枯槁，营血之涸也；黑而肥泽，骨髓之充也；黑而瘦削，阴火内戕也。苍黑为下焦气旺，虽犯客寒，亦必蕴为邪热，绝无虚寒之候也。

邹丹源曰：凡人病见青黑诸色者，多凶，惟黄为吉。王注云：黄为胃气，故面黄者不死，然亦必黄而有神，乃可。若久病枯黄，宁有生乎？

面目五色杂见生死诀

面黄目青，面黄目赤，面黄目白，面黄目黑，皆不死也。凡此色脉之不死者，皆兼面黄，盖五行于土为本，而胃气之犹在也，故生。

面青目赤，面赤目白，面青目黑，面黑目白，面赤目青，皆死也。此脉色之皆死也，以无黄色。若无黄色，则胃气已竭，故死。

《脉经》云：病人面青目黄，五日死。又云：病人面黄目青者，九日死。是为乱经，饮酒当风，邪入肾经，胆气泄，目则为青，虽有天救，不可复生。

喻嘉言曰：《内经》举面目为望色之要，盖以为中央上色。病人面目显黄色，而不受他色所侵者，则吉；面目无黄色，而惟受他色所侵者，则凶。虽目色之黄，湿深热炽，要未可论于死生之际也。

慎庵按：《脉经》二条，与经文相左，岂经文专指暴病者言，抑《脉经》责在久病，土败木贼之征，故主死耶。

妇人女子活法全在望形察色论

张路玉曰：妇女深居闺阁，密护屏帏，不能望见颜色，但须验其手腕之色泽、苍白肥瘠，已见一班。至若肌之滑涩、理之疏密、肉之坚软、筋之粗细、骨之大小、爪之刚柔、指之肥瘦、掌之厚薄、尺之寒热，及乎动静之安危，气息之微盛，更合之以脉，参之以证，则血气之虚实，情性之刚柔，形体之劳逸，服食之精粗，病苦之逆顺，皆了然心目矣。

又曰：肌以征津液之盛衰，理以征营卫之强弱，肉以征胃气之虚实，筋以征肝血之充馁，骨以征肾之勇怯，爪以征胆液之淳清，指以征经气之荣枯，掌以征脏气之丰歉，尺以征表里之阴阳。

《脉鉴》云：色与脉，犹须分别生克。色脉相克者凶，色脉相生者吉。然犹有要焉，色克脉者，其死速；脉克色者，其死迟；色生脉者，其愈速；脉生色者，其愈迟。

察目部

《五法》云：目者，至阴也，五脏精华之所系，热则昏暗，水足则明察秋毫。如常而瞭然者，邪未传里也；若赤若黄，邪已入里矣；若昏暗不明，邪热乃在里烧灼，肾水枯涸，故目无精华，不能朗照，急用大承气汤下之，盖寒则目清，未有寒甚而目不见者也，是以曰急下。凡开目欲见人者阳证也，闭目不欲见人者阴证也，目瞑者，将衄血也。《经》云：阳气盛则瞋目，阴气盛则瞑目也。白睛黄者，将发黄也；至于目反上视，瞪目直视，及眼胞忽然陷下者，为五脏已绝之症，不治。

慎庵按：《内经》云：目内陷者死。乔岳曰：肺主眼胞，肺绝则眼胞陷。总之五脏六腑之精气，皆上注于目，而为之精。目陷，为五脏六腑之精气皆脱，又何必专指于肺耶？

再按：闭目不欲见人为阴，然阳明热甚，热邪壅闭，及目赤肿痛羞明，皆闭目不欲见人，是又不可以闭目为阴也。《经》云：阳明是动，病至则恶人与火，欲独闭户牖而处是也。予尝阅历，二者皆应，临诊之际，必审察脉症，详辨虚实，庶无遁情，故不拘伤寒杂症，凡见直视、上视、斜视、眼如盲、眼小、目瞪等候，皆系五脏内败，阴阳绝竭，而征于外者，必死，不可轻许以治也。

凡目赤痛，必多羞明，此亦有二：热壅则恶热，明光能助邪热，故见明则躁也；血虚胆汁少，则不能运精华以敌阳光，故见明则怯也。

目不红不肿，但沙涩昏痛，乃气分隐伏之火，脾肺络有湿热，秋时多有此患，俗谓之稻芒赤，亦曰赤眼。通用桑白皮散、玄参丸、泻肺汤、大黄丸。

《灵枢》曰：诊目痛，赤脉从上下者，太阳病；从下上者，阳明病；从外走内者，少阳病。诊视也，赤脉赤筋也。

乔岳曰：肝绝，则目涩欲睡。

张子和曰：目不因火则不病。白轮变赤，火乘肺也；肉轮赤肿，火乘脾也；黑水神光被翳，火乘肝与肾也；赤脉贯目，火自甚也。

又曰：圣人虽言目得血而能视，然血亦有太过不及也。太过，则脉壅塞而发痛；不及，则目耗竭而失明。

《脉经》云：病人肝绝，八日死。何以知之？面青但欲伏眠，目视而不见人，泣出如水不止。

王海藏曰：目能远视，责其有火；不能近视，责其无水，法当补肾，地黄、天冬、山萸。能近视，责其有水；不能远视，责其无火，法当补心，人参、茯神、远志。

又能晓视，不能晚视，日出则明，日入则暗俗名鸡盲，此元阳不足，而胃气不升也，宜大补而升举其阳。旧方只用地肤苍术之属，恐无益也。

凡无故而忽有此三病者，多丧明，不可轻也。

目病有恶毒者，为瘀血贯眼，初起不过赤肿，渐则紫胀，白珠皆变成血，黑珠深陷而隐小，此必于初起时，急针内眦、迎香、上星、太阳诸穴，以开导之；内服宣明丸、分珠丸、通血丸，迟必失明矣。

又有瞳神内，不见黑莹，但见一点鲜红或紫浊者，此为血贯瞳神，不但目不可治，恐其人亦不久也；又有白轮自平，而青轮忽泛起突出者，此木邪郁滞，随火胀起也，泻火必先伐木。

又有白轮连黑珠一齐突出者，或凝定不动，或渐出脱落，此风毒也，急于迎香、上星等处针之，失治必死。然予亦见有两目俱脱而不死者。

目有无故忽失明，此为气脱，非佳兆也。大剂参、芪主之。然《难经》云：脱阳者见鬼，脱阴者目盲，是又未可专恃参、芪也。然又有不同者，丹溪治一男子，忽目盲，其脉涩，谓有死血在胃，因数饮热酒故也，以苏木煎汤，调人参膏饮之，二日，鼻内、两手掌皆紫黑，此滞血行也。以四物加苏木、桃仁、红花、陈皮煎，调人参末，数服愈。

又一男子，忽目盲不见物，脉缓大，四至之上，重按则散而无力，此为受湿。用白术为君，黄芪、茯苓、陈皮为臣，稍佐以附子，十余剂愈。人能察其脉，而辨其因，斯上工矣。

《汇辨》云：目赤色者，其病在心，色淡红者，心经虚热；白，病在肺；青，病在肝；黄，病在脾；黑，病在肾。黄而难名，病在胸中；白睛黄淡，脾伤泄痢；黄而且浊，或如烟熏，湿甚黄疸；黄如橘明，则为热多；黄兼青紫，脉来必芤，血瘀胸中。眼黑颊赤，乃系热痰，眼胞上下，有如烟煤，亦为痰病；眼黑步艰，呻吟不已，痰已入骨，遍体酸疼；眼黑而黄，四肢痿痹，聚沫风痰，随在皆有。目黄大烦，脉大病进；目黄心烦，脉和病愈。目睛晕黄，衄则未止；目睛黄者，酒疸已成。故先哲云：目睛黄，非疸即衄，目黄而头汗，将欲发黄。黄白及面，眼胞上下，皆觉肿者，指为谷疸，心下必胀。明堂眼下，青色多欲，精神劳伤，不尔未睡，目无精光，齿黑者，瘵病。血脉贯瞳者，凶。一脉一岁，死期已终。目间青脉，胆滞掣痛。瞳子高大，太阳不足。病人面目，俱等无疴，眼下青色，伤寒挟阴，目正圆者，太阳经绝，痓病不治。色青为痛，色黑为劳，色赤为风，色黄溺难，鲜明留饮。鲜明者，俗名水汪汪也，俱指白珠。目睛皆钝，不能了了，鼻呼不出，吸而不入，气促而冷，则为阴病；目睛了了，呼吸出入，能往能来，息长而热，则为阳病。

《素问·评热论》云：诸有水气者，微肿先见于目下也。

《灵枢·水胀》篇云：水始起也，目窠上微肿，如新卧起之状。

《素问·平人气象论》曰：颈脉动，喘疾咳，曰水；目内微肿，如卧蚕起之状，曰水。目窠，目之下胞。

《脉鉴》云：青若针横于目下青色如针，赤连耳目死须知，目下五色筋疾现，魂归冥府不差移。

《玄珠》曰：上下睑肿者，脾气热也。一曰：脾之候在睑。睑动，则知脾能消化也，脾病，则睑涩嗜卧矣。又曰：脾虚则睑肿。朱丹溪曰：阳明经有风热，则为烂眼眶。睑音检，俗呼为眼胞，又名眼眶。霍乱大吐泻后，目陷，上下两睑，青如磕伤，此土败木贼，不治。

察鼻部

《五法》云：若伤寒鼻孔干燥者，乃邪热入于阳明肌肉之中，久之，必将衄血也。鼻孔干燥，黑如烟煤者，阳毒热深也。鼻孔出冷气，滑而黑者，阴毒冷极也。鼻息鼾睡者，风温也。鼻塞浊涕者，风热也。若病中见鼻煽张，为肺绝不治。一云：鼻孔扇张为肺风。

慎庵按：鼻扇有虚实新久之分，不可概为肺绝也。若初病即鼻扇，多有邪热风火。壅塞肺气使然，实热居多；若久病鼻扇喘汗，是为肺绝不治。

《经络全书》云：其在小儿，面部谓之明堂。《灵枢经》曰：脉见于气口，色见于明堂。明堂者，鼻也。明堂广大者寿，小者殆，况加疾哉？按：此语即相家贵隆准之说，然须视其面部何如耳。尝见明堂虽小，与面部相称者，寿可八十，不可执一论也。

病人鼻头明，山根亮，目眦黄，起色。

鼻头微黑，为有水气。色见黄者，胸上有寒；色白亡血；微赤非时，见之者死。鼻头色黄，小便必难鼻头黄者，又主胸中有寒，寒则水谷不进，故主小便难也。余处无恙，鼻尖青黄，其人必淋；鼻青腹痛，舌冷者死。鼻孔忽仰，可决短期。

鼻色枯槁，死亡将及；鼻冷连颐，十无一生。鼻者属土，而为肺气之所出入，肺胃之神机已绝，故枯槁而冷，安能活乎？

乔岳曰：肺绝则无涕，鼻孔黑燥，肝逆乘之而色青。鼻塞涕流清者，邪未解也。痰清涕清，寒未去也。痰胶鼻塞，火之来也。

喻嘉言曰：仲景出精微一法，其要在中央鼻准，毋亦以鼻准，在天为镇星，在地为中岳，木、金、水、火，四脏病气，必归于中土耶。其谓鼻头色青，腹中痛，苦冷者死。此一语，独刊千古。盖厥阴肝木之青色，挟肾水之寒威，上征于鼻，下征于腹，是为暴病，顷之，亡阳而死矣。谓设微赤非时者死，火之色归于土，何遽主死？然非其时而有其气，则火非生土之火，乃克金之火，又主脏燥而死矣。

察唇部

赤肿为热，青黑为阴寒，鲜红为阴虚火旺，淡白为气虚。

《五法》云：唇者，肌肉之本，脾之华也。故视其唇之色泽，可以知病之浅深。干而焦者，为在肌肉；焦而红者吉，焦而黑者凶；唇口俱赤肿者，肌肉热甚也；唇口俱青黑者，冷极也。

《灵枢》曰：脾者，主为卫使之迎粮，视唇舌好恶，以知吉凶。故唇上下好者，脾端正；唇偏举者，脾偏倾；揭唇者，脾高；唇下纵者，脾下；唇坚者，脾坚；唇大而不坚者，脾脆。脾病者，唇黄；脾绝者，唇白而肿。

又曰：唇舌者，肌肉之本。足太阴气绝则脉不荣；脉不荣则肌肉软；肌肉软则舌萎、人中满；人中满，则唇反；唇反者，肉先死。甲笃乙死，木胜土也。

又曰：足阳明所生病者，口喎唇疹。

又曰：阳明气至，则啮唇。

《中藏经》曰：胃中热，则唇黑。唇色紫者，胃气虚寒也。

《玄珠》曰：上下唇皆赤者，心热也。上唇赤下唇白者，肾虚而心火不降也。

钱仲阳曰：肺主唇白，白而泽者吉，白如枯骨者死。唇白当补脾肺，盖脾者，肺之母也，母子皆虚，不能相荣，是名曰怯，故当补。若深红色，则当散肺虚热。

《脉鉴》云：久病唇红定难疗。

《脉经》曰：病人唇肿齿焦者死。

又曰：病人唇青，人中反，三日死。

《鉴》云：唇青体冷及遗尿，背向饮食四日死。

察口部

《五法》云：口燥咽干者，肾热也。口噤难言者，风痉也。若病重，见唇口卷，环口黧黑，口张气直，或如鱼口，不能复闭。若头摇不止，气出不返者，皆不治也。

《中藏经》曰：小肠实则热，热则口疮。

《素问》曰：膀胱移热于小肠，膈肠不便，上为口糜口生疮而糜烂也。凡病唇口疮者，邪之出也；凡疟久，环口生疮者，邪将解而火邪外散也。

《脉鉴》云：五色口边绕巡死，恶候相侵命必亡，产母口边有白色，近期七五日中间。又云：口角白干，病将至。

察耳部

《经》云：耳间青脉起者，掣痛。

《五法》云：耳者，肾之窍也。察耳之好恶，知肾之强弱。肾为人之根本，肾绝者，未有不死者也。故耳轮红润者生；或黄，或白，或黑，或青，而枯者死；薄而白，薄而黑，或焦如炭色者，皆为肾败，肾败者，必死也。若耳聋，若耳中痛，皆属少阳，此邪正在半表半里，当和解之。若耳聋舌卷唇青，此属足厥阴，为难治也。

《脉鉴》云：命门耳之下垂枯黑骨中热，白肺黄脾紫肾殃。

卷之二

望诊

察舌部

《五法》云：舌者，心之窍也。脏腑有病，必见之于舌。若津液如常，此邪在表，而未传里也。见白苔而滑者，邪在半表半里之间，未深入乎腑也。见黄苔而干燥者，胃腑热甚而薰灼也，当下之。见舌上黑刺裂破，及津液枯涸而干燥者，邪热已极，病势危甚，乃肾水克心也，急大下之，十可一生。至于舌上青黑，以手摸之，无芒刺而津润者，此直中寒证也，急投干姜附子。误以为热，必危殆矣。是舌黑者，又不可概以热论也。【眉批：邹氏曰：凡伤寒五六日已外，舌上无胎，即宜于杂症求之，不可峻攻而大下。**慎庵按**：伤寒五六日已外，正邪热传里阳明热甚之时，而舌上津润无胎则里无邪热可知矣。在外之热恐是里阳浮露，格阳于外之假热，故当求责。若不审察其虚实而浪施药剂，岂不速毙其人。学人深识毋忽。】

白苔舌

《舌鉴》云：伤寒，邪在皮毛。初则舌有白沫，次则白涎白滑，再次白屑白疱，有舌中、舌尖、舌根之不同，是寒邪入经之微甚也。舌乃心之苗，心属南方火，当赤色，今反见白色者，是火不制金也。初则寒郁皮肤，毛窍不得疏通，热气不得外泄，故恶寒发热。在太阳经，则头痛身热，项背强，腰脊疼等证。传至阳明经，则有白屑满舌，虽证有烦躁，如脉浮紧者，犹当汗之。在少阳经者，则白苔白滑，以小柴胡汤和之；胃虚者，理中汤温之；如白色少变黄者，大柴胡、大小承气，分轻重下之。白舌亦有死证，不可忽视也。

《正义》云：舌见白苔而滑者，此太阳少阳并病，如太阳未罢，可冲和汤，或香苏散、或桂枝汤；有懊憹者，栀子豉汤。

舌见白苔而干厚者，此太阳热病，过服寒药，或误饮冷水，抑遏其热而致也，先以姜桂彻其寒，而后以香苏散汗之。

舌见白苔而中微黄者，此太阳阳明合病也，如太阳未罢，双解散；如太阳已罢，选承气下之。

舌见白苔而外微黄者，必作泻，宜解毒汤；恶寒者，五苓散。

舌见白苔而尖微有刺者，此少阳阳明也，表未罢者，柴葛汤；表已罢者，选承气下之。津润者生，干枯者死。

舌见白苔而满黑刺者，此三阳合病也，里未实，柴葛汤加黄连；里已具，承气汤。津润者生，干枯者死。

舌见白苔而中有黑点者，此少阳阳明也，有表者，凉膈散合小柴胡汤；里已具，调胃承气汤；身有斑者，从斑治，化斑汤。

舌见白苔俱成细圈子者，曾见冬月伤寒呕恶，误服白虎汤，脉伏。舌苔成圈如白豹纹，用正气散，加肉桂、丁香、炮姜，数服愈。

舌无白苔而冷滑，外证厥冷者，少阴也，四逆汤，或理中汤。

舌见白苔而腻滑者，痰也，二陈汤主之。

舌上白苔在左者，阳明也，人参白虎汤主之。

舌上白苔在右者，少阳也，小柴胡汤主之。

《舌鉴》云：白苔见于一边，无论左右，皆属半表半里，并宜小柴胡汤，左加葛根，右加茯苓。有咳嗽引胁下痛，而见此舌，小青龙汤；夏月多汗，自利，人参白虎。

《正义》云：舌上白苔，或左或右，而余见黄黑，外证下利，痛引小腹者，脏结也。热盛者，桂枝大黄汤下之；无热，真武汤，十救二三。

舌上白苔在尖者，少阳也，小柴胡汤主之。

舌苔根白而尖红者太阳少阳并病也，小柴胡加升麻。

舌白无苔而明淡，外证热者，胃虚也，补中益气汤主之。凡言苔者，有垢上浮是也，若无苔垢而色变，则为虚也。

慎庵按：《舌鉴》云：年高胃弱，虽有风寒，不能变热，或多服汤药，伤其胃气，所以淡白通明，似苔非苔也，宜补中益气汤加减治之。然于予观之，不止是也。此等舌，俗名镜面舌，多见于老弱久病之人，是津液枯竭之候，五液皆主于肾，尝用大剂生脉合六味治之，因而得生者多矣。

舌见白苔如煮熟之色，厚厚裹舌者，则饮冷之过也。脉不出者死，四逆汤救之。

《舌鉴》云：此心气绝而肺色乘于上也，始因食瓜果冰水等物，阳气不得发越所致，为必死候，用枳实理中，间有生者。

《舌鉴》云：白苔如积粉，此舌乃瘟疫初犯膜原也，达原饮。见三阳表证，随经加柴胡、葛根、羌活；见里证，加大黄。

白苔尖根俱黑，乃金水太过，火土气绝于内，虽无凶证，亦必死也。

白苔中见黑色两条，乃太阳少阳之邪入于胃，因上气衰绝，故手足厥冷，胸中结痛也，理中汤、泻心汤选用。如邪结在舌根，咽嗌不能言者，死证也。

白苔中见灰色两条，乃夹冷食舌也，七八日后，见此舌而有津者，可治，理中、四逆选用；无津者，不治。如干厚见里证者，下之，得泻后，次日灰色去者安。

黄苔舌

《舌鉴》云：黄苔者，里证也。伤寒初病无此舌，传至少阳经，亦无此舌，直至阳明腑实，胃中火盛，火乘土位，故有此苔，当分轻重泻之。初则微黄，次则深黄，有火，甚则干黄、焦黄也。其证有大热大渴，便闭谵语，痞结自利，或因失汗发黄，或蓄血如狂，皆湿热太甚，小便不利所致。若目白如金，身黄如橘，宜茵陈蒿汤、五苓散、栀子柏皮汤等。如蓄血在上焦，犀角地黄汤；中焦，桃仁承气汤；下焦，代抵当汤；凡血证见血则愈，切不可与冷水，饮之必死。大抵舌黄，证虽重，若脉长者，中土有气也，下之则安；如脉弦下利，舌苔黄中有黑色者，皆危证也。

《正义》云：舌苔淡黄者，此表邪将罢而入里也，双解散主之；表未罢者，小柴胡汤合天水散；表已罢，大柴胡汤下之。

舌中心见黄苔者，此太阳阳明也，必作烦渴呕吐之证。兼有表者，五苓合益元；表证已罢，调胃承气汤下之。

舌见黄苔而滑者，此身已发黄，茵陈栀子汤、茵陈五苓散。

舌见黄苔而涩者，此必初白苔而变黄，正阳阳明也，大承气下之。下后黄不退者死；身有黄者，茵陈大黄汤。

舌上黄苔在尖者，此太阳阳明也。表未罢者，双解散；表已罢者，调胃承气汤。其根红者为太阳，其根白者为少阳，其根黑者死候也。

舌上黄苔在根者，此邪传太阳也。身有黄者，茵陈大黄汤；身无黄者，凉膈散加硝黄；其尖白者，桂枝大黄汤；小便涩者，五苓加六一及木通，姜汁服。

又曰：根黄尖白，表少里多，宜天水一凉膈二合服之；脉弦者，防风通圣散。

舌黄而上有膈瓣，邪毒深矣，急下之。或发黄，或结胸，或痞气，或蓄血，俱有之，各随证下之。

舌上黄苔，双垂夹见者，正阳阳明也，大承气汤。

舌见黄苔而中有斑者，此身有斑也，化斑汤合解毒汤；无斑者，大承气汤主之；若见小黑点，是邪将入脏也，调胃承气汤下之，次进和解散，十救四五也。

舌见黄苔而中有刺者，此死候也。止宜调胃承气汤，二三下之。

慎庵曰：予阅历尝见有姜黄色舌苔，及淡松花色苔，皆津润而冷，是皆阳衰土败之征，必不可治。是又古人所未及言者，故补而录之。

黑苔舌

《舌鉴》云：舌见黑苔，最为危候。表证皆无此舌，如两感一二日间，见之必死。若白苔上中心渐渐黑者，是伤寒邪热传里之候；红舌上渐渐黑者，乃瘟疫传变，坏证将至也。盖舌色本赤，今见黑者，乃水来克火，水极似火，火过炭黑之理。然有纯黑、有黑晕、有刺、有膈瓣、有瓣底红、瓣底黑者，大抵尖黑犹轻，根黑最重，如全黑者，总神丹亦难疗也。

《准绳》云：纯黑之舌，有火极似水者，凉膈散；有水来克火者，附子理中汤。此虽死候，然有附子理中而愈者二人，不可便谓百无一生而弃之也。余谓黑而涩，凉膈；黑而滑，附子理中，亦死中求活之法。或问火极而黑，何不用大承气汤？曰：病势已极，急攻必死，故反用凉膈，待阴稍生，阳稍缓，乃可攻也。

舌黑而满刺者，死候也，不治。

舌黑而中烂者，死候也，不治。《正义》

舌根起黑苔者，此死候也，咽不结，可治，宜大承气汤。

《舌鉴》云：凡瓣底黑者，不可用药，虽无恶候，脉亦暴绝，必死不治。

刺底黑者，言刮去芒刺，底下肉色俱黑也。凡见此舌，不必辨其何经何脉，虽无恶候，必死勿治。

舌黑烂而频欲啮，必烂至根而死，虽无恶候，怪脉，切勿用药。

满舌黑苔，干燥而生大刺，揉之触手而响，掘开刺底，红色者，心神尚在，虽火过极，下之可生，有肥盛多湿热人。感冒发热，痞胀闷乱，一见此舌，急用大陷胸丸，攻下后，以小陷胸汤调理。

舌见中黑，边白而滑，表里俱虚寒也。脉必微弱，证必畏寒，附子理中汤温之。夏月过食生冷，而见此舌，则大顺、冷香二汤选用。

两感一二日间，便见中黑边白厚苔者，虽用大羌活汤，恐无济矣。《正义》云：五六日见之，大柴胡缓下之。

黄苔久而变黑，实热亢极之候，又未经服药，肆意饮食，而见脉伏，目闭口开，独语谵妄，医遇此证，必掘开舌苔，视瓣底红者，可用大承气汤下之。

舌边围黑，中有红晕者，乃邪热入于心胞之候，故有此色，宜凉膈合大承气汤下之。

舌苔中心黑厚而干，为热盛津枯之候，急用生脉散合黄连解毒汤以解之，此名中焙舌。

慎庵按：此舌宜用甘露饮加人参、黄连为妥，或生料人参固本丸，加牛膝、元参、知母、地骨皮。

舌中黑，无苔而燥，津液受伤，而虚火用事也，急宜生脉散合附子理中主之。

伤寒八九日，过汗津枯血燥，舌无苔而黑瘦，大便五六日不行，腹不硬满，神昏不得卧，或时呢喃叹息者，炙甘草汤。

舌至干黑而短，厥阴而热极已深，或食填中脘，膜胀所致，用大剂大承气汤下之，可救十中一二。服后粪黄热退则生，粪黑热不止者死。

舌黑有津，边红，证见谵语者，必表证时不曾服药，不戒饮食，冷物结滞于胃也。虚人黄龙汤，或枳实理中加大黄；壮实者用备急丸，热下之。夏月中暍，多有此舌，以人参白虎汤主之。

慎庵按：此等舌，有大虚之候，宜合脉症，审慎而施也。

《正义》云：舌中心起黑苔者，此阳明瘟也，以大承气急下之。津滑者生，干涩者死。未伤饮食，可治；脉沉微者，难治；若黑色浅淡，尚有表证，双解散加解毒汤。

舌尖起黑苔者，此少阴瘟也，凉膈散、大柴胡选用；无下证者，竹叶石膏汤。

舌尖白二分，根黑一分，身痛恶寒，曾饮水者，五苓散；自汗渴者，白虎汤；下利者，解毒汤。

舌苔黑晕二重，而中心红者，阳明传厥阴，热入心胞也，大承气下之。

舌黑晕二条，而中灰色，乃热传少阴，解毒汤加大黄。

舌无苔而中心淡黑，冷而滑者，少阴寒证也，四逆汤。

凡见黑舌，须问曾食酸物及甜咸物否。能染成黑色，非因病而生也，然润而不燥，刮之即退为异耳。此等舌，惟虚证津润能染，若内有实热，舌即生苔而燥，又何能染及耶？若欲验视舌苔燥润，临诊必先禁饮汤水，饮后恐难辨耳。

产后辨舌者，以心主血也。《经》云：少阴气绝，则血不行。故紫黑者，为血先死也。凡舌起苔，须刮去，用薄荷汁或蔷汁拭之，再用生姜切平，擦之、拭之，即净而不复生吉；拭之不去，即去而复生者，必凶也。**慎庵按**：黑舌苔，须分燥润，及刮之坚松，以定虚实为要法。

《正义》云：凡伤寒五六日已外，舌上无苔，即宜于杂病求之。不可峻攻，而大下之。

视舌色虽有成见，亦必细察兼证，及脉之虚实，不尔，恐有毫厘千里之谬。

慎庵按：黑苔舌有水竭津枯一候，不宜凉药，宜重用壮水之剂。世多习而不察，率投苦寒，遗人大殃。殊不知脉虚数或微细，胸腹无胀满，口多错语，舌虽焦黑干枯，肿而生刺，乃真水衰竭，水不制火使然，大禁凉剂，惟以大剂生料六味地黄汤饮之。虚寒者，苔黑而松，加桂、附、五味子则焦黑刺肿，涣若冰释，此皆予所屡见，用前法屡效，亲信无疑，故敢附笔于此。后之学者，慎之毋忽。

灰色舌

《正义》云：灰色即黑苔之轻者也，与黑同治，兼有表者，双解散；下利者，解毒汤；内实者，承气汤。但少阴寒证，亦见灰色，见在一二日者，无苔而冷滑是也，四逆汤主之；下利者，理中汤。

《舌鉴》云：灰色舌，有阴阳之异。若直中阴经者，则即时舌便灰黑而无积苔。若热传三阴，必四五日表证罢，而苔变灰黑也，有在根、在尖、在中者，有浑舌俱灰黑者。大抵传经热证，则有灰黑干苔，皆当攻下泄热。若直中三阴之灰黑无苔者，即当温经散寒。又有蓄血证，其人如狂，或瞑目谵语，亦有不

诊法古典医籍精选导读

狂不语，不知人事，面黑舌灰者，当分轻重以攻其血，切勿误与冷水，引领败血入心，而致不救也。

舌纯灰色无苔者，直中三阴而夹冷食也。脉必沉细而迟，不渴不烦者，附子理中、四逆汤救之，次日舌变灰中有微黄色者生，如渐渐灰缩干黑者死。

灰色见于中央而消渴，气上冲心，饥不欲食，食即吐蛔者，此热传厥阴之候，乌梅丸主之。

土邪胜水，而舌见灰黑纹裂，凉膈调胃，皆可下之，十中可救二三。下后渴不止，热不退者，不治。

舌根灰色而中红尖黄，乃肠胃燥热之证。若大渴谵语，五六日不大便，转屎气者下之；如温病、热病，恶寒脉浮者，凉膈、双解选用。

舌见灰黑色重晕，此瘟病热毒传三阴也。毒传内一次，舌即灰晕一层，毒盛故有重晕。最危之候，急宜凉膈、双解、解毒、承气下之。一晕尚轻，二晕为重，三晕必死，亦有横纹二三层者，与此重晕不殊。灰黑舌中，又有干刺，而见咽干口燥喘满，乃邪热结于少阴，当下之，然必待其转矢气者，方可下。若下之早，令人小便难。

已经汗解，而见舌尖灰黑，有宿食未消，或又伤饮食，邪热复之故，调胃承气汤下之。

舌尖灰黑，有刺而干，是得病后，犹加饮食之故，虽证见耳聋胁痛，发热口苦，不得用小柴胡，必大柴胡，或调胃承气加消导药，方可取效。

淡淡灰色，中间有滑苔四五点，如墨汁，此热邪传里，而有宿食未化也，大柴胡汤。

舌灰色而根黄，乃热传厥阴，而胃中复有停滞也。伤寒六七日，不利，便发热而利，汗出不止者死，正气脱也。

舌边灰黑而中淡紫，时时自啮舌尖为爽，乃少阴气逆上，非药可活。

红色舌

《正义》云：凡黄黑白者俱有苔，红紫但有色而无苔也。舌见纯红者，此瘟疫将深之象也，谓之将瘟舌。用透顶清神散，吹鼻中取嚏，嚏即散义也。

舌中心见红者，此太阳证也，羌活汤汗之；有汗者，小柴胡加减。

舌尖倍红者，此太阳证也，羌活汤汗之；无表证者，五苓散。

舌红而中见紫斑者，将发斑也，玄参升麻汤；斑已见，化斑汤。舌淡红而中见红赤点者，将发黄也，茵陈五苓散。

舌红而尖起紫泡者，此心经热毒也，黄连泻心汤或解毒汤，加玄参、薄荷，兼服天水散。无尺脉者，不治；战栗者，亦不治。

舌红而碎裂如人字纹者，此阳明传热于少阴心也，凉膈散主之；内实者，承气汤。

舌淡红而碎裂如川字纹者，外证神昏自利，用导赤散加黄连，再用生脉散加黄连、枣仁。

舌红而有刺者，此内有停积饮食也，承气汤下之。刮其刺，得净者生，不净者死。

舌红而内有黑纹数条者，乃阴毒结于肝经。肝主筋，故舌见如筋丝也。用理中合四逆汤温之，再参外证与脉施治。

舌红者而有重舌，或左或右者，此毒入心包也，须刺之，出其恶血，服黄连泻心汤，表未解者，防风通圣散，更以冰片点之。

舌红而胀大满口者，此少阴阳明俱有热毒也，急刺之，去其恶血，以绿袍散吹之，须加冰片，服泻心汤。

舌红而出血如衄，此热伤心胞也，犀角地黄汤或四生丸。**慎庵按**：此证，犀角地黄合四生，再加川黄连、生蒲黄，更效捷。

舌红而硬强失音者，死候也。有痰者，胆星、橘、半等主之；内实者，可下之。尝论伤寒不语，属下证多；杂证不语，同中风治，用黄芪防风汤或人参汤加竹沥，大抵多从痰治也。

舌红而碎烂如虫蚀者，少阴瘟毒也，小承气汤，二三下可愈。

舌红而吐弄者，此热在心脾也，安神汤主之。

舌红而痿软不能言者，此心脾虚极，或有痰也，死，不治。多加人参，可治。

舌红而战动难言者，此心脾虚也，汗多亡阳者有之，多加人参，可救。

舌红而干瘪者，虽能言，无恶候，亦必死，生脉散加减救之。

紫色舌

《正义》云：舌见纯紫色者，此酒毒也，有表者，升麻葛根汤。

舌见紫斑者，此酒毒也，身有斑者，黄连化斑汤，加葛根、青黛。

舌紫且肿厚者，此酒毒，而又饮冷，壅遏其热也。外证烦躁，四逆，先进以理中丸，彻其在上之寒，次以承气汤下之，微有脉者可治。

舌紫而中心带白者，酒毒在太阳也。有表者，葛根升麻汤。

舌紫而中心带黄者，酒毒在少阳也，柴葛汤主之。黄苔厚者，已入阳明也，加大黄下之。

舌紫而中心带赤者，酒毒在阳明也，柴葛加大黄、芒硝。

舌淡红而中见紫黑筋数道者，此厥阴真寒证也，外见四逆者，四逆汤救之。脉沉面黑者，不治。

蓝色舌

舌见蓝色者，肺气已绝，肝木独盛，来侵土位也。微蓝者，肺气犹在，可生；深蓝者，必死。宜大补肺脾，而制肝木也。

《舌鉴》云：若稍见蓝纹，犹可用温胃健脾、调肝益肺之药治之。如纯蓝色者，虽无他证，必死。

霉酱色舌

《舌鉴》云：霉酱色苔者，乃黄兼黑色，为土邪传水，证必唇口干燥、大渴，虽用下夺，鲜有得愈者。

《正义》云：舌生厚苔者，而如霉酱色者，此夹食伤寒也。色淡者，生；色浓者，死。下之，得通者，生；不得通者，死。

妊娠伤寒观面色舌色法

《正义》云：凡妊娠伤寒，必先固其胎，胎安病乃安。既察其脉，还审其色。面以候母，舌以候子，色泽则安，色败则死。《脉诀》云：面赤舌青细寻看，母活子死定应难。唇舌俱青沫又出，母子俱死总教拌。面青舌赤沫出频，母死子活定知真。申氏曰：亦有面舌俱白而死者，其色不泽，其症多恶也。

妊娠伤寒，舌色太赤，胎虽不死，须防其堕，急宜清热安胎，外用井底泥敷脐下。勿以舌赤胎伤而忽之也。

如舌苔太重而黄焦，里证全具而宜下，以四物汤合大柴胡汤下之，或以小承气汤合四物加木香、砂仁可也。芒硝在所必忌。

如真寒证，面白舌白而宜温，则四物合炮姜、桂枝、木香、砂仁、人参、白术自可，取姜汁入酒饮之亦可，但附子在所必忌。

慎庵按：观舌为外诊要务，以其能辨虚实，别死生也。今之集四诊者，皆略而不载，亦系恨事。惟《脉理正义》载之，简要而详，予喜其先得我心之同然，故合《舌鉴》而删润之。

妊娠辨分男女外验有四

《原始》云：一、受孕后，身更轻快，更健壮，其性常喜，面色加红，是男胎也。因男性热倍于女，故胎能加母之热性，面发红色，更喜美好之饮食，若女胎则反是，因女之性冷故也。二、若胎是男，必四十日后，即兆运动，女则运动迟，必在三月后矣。三、胎是男，则左肢之行工，愈觉轻便，左之乳体，必先高硬。四、胎是男，用行亦便于左，若女则必便于右也。

女人受孕内外皆有征验者七

《原始》云：眼懒看，俗谓慈眼也，眼变为微黄，一也。月经既止，厚气上升，头有昏眩，二也。心常闷躁，三也。易生厌烦，因内厚之气昏，故不喜事物，四也。体重懒行，五也。齿膝交疼，因胎火厚所致，六也。懒厌美好之物，反喜粗粝之品，及咸酸辛辣之味，七也。此因子宫凝闭，月信不行，故发不和之性，变平昔之嗜好，思不伦之食，或一月，或二三月即止者，因胎具百肢，头发已生，故至四月，则一切不和之性，悉反正矣，因胎渐大，能吸母液以资养，则子宫既无余液之厚气，故不和嗜好之性自无矣。

验胎贵贱寿夭法

妇人怀胎，凡男抱母，女背母。或上或下，为夭胎，或左或右，为寿胎。贵者，胎动必匀，自无毒病；贱者，胎乱动，母常有病。寿者，母必泰安；夭者，母多疾苦。男胎，母气足，神常清；女胎，母气不足，神多乱。母声清，生福寿之男；母声浊，生孤苦之子。

虚里跳动

《素问》曰：乳之下，其动应衣，宗气泄也。

《灵枢》曰：五谷入于胃也，其糟粕、津液、宗气，分为三遂，故宗气积于胸中，出于喉咙，以贯心肺而行呼吸焉。

《甲乙经》曰：胃之大络，名曰虚里。贯膈络肺，出于左乳下，其动应手，脉之宗气也。盛喘数绝者，则病在中，结而横有积矣，绝不至曰死。

顾英白曰：乳根二穴，左右皆有动气，《经》何独言左乳下？盖指其动之甚者耳，非左动而右不动也，其动应手，脉宗气也。《素问》本无二义，马玄台因坊刻之误，而为应衣，应衣者，言病人肌肉瘦弱，其脉动甚，而应衣也，亦通。始读《素问》，则心窃疑之，至读《甲乙经》，而遂释然。

张介宾曰：虚里跳动，最为虚损病本，故凡患阴虚劳怯，则心下多有跳动及惊悸者，人但知其心跳，而不知为虚里之动也。其动微者，病尚浅；动甚者，病则甚。凡患此者，常以纯甘壮水之剂，填补真阴，活者多矣。

诊血脉

诊血脉者，多赤多热，多青多痛，多黑久痹，赤黑青色，多见寒热。血脉，即络脉，肌皮嫩薄者，视之可见。《经》又曰：寒多则凝泣，凝泣则青黑；热多则淖泽，淖泽则黄赤，此皆常色，谓之无病。五色具见杂见也者，谓之寒热，臂多青脉，则曰脱血。络中血脱，故不红而多青。

诊毛发

发枯生穗，血少火盛。毛发堕落，卫疏有风；若还眉堕，风证难愈。头毛上逆，久病必凶。《经》云：婴儿病，其头毛皆逆上者，必死。血枯，不荣如枯草，不柔顺，劲直，小儿疳病多此，亦主有虫，然此以既病为言，若无病而见此候，亦非吉兆。

诊额

凡诊时，切左，则以右手抵其额；切右，则以左手抵其额，此眩晕也。

《脉经》曰：黑色出于额上发际下，直鼻脊两颧上者，主死，在五日中。

诊日月角

《脉鉴》云：日角在左眉上主肝翠羽色，黑青伤冷及风寒，黄色肝虚须要补，白如秋季少平安。

月角右眉上也主胃四季看，胃气不和黄色见，黄兼赤色胃家热，紫色毒气积病缠。

胆胃左右眉上黑色春目疾，四季发青木旺刑。

诊眉

眉中色见青赤黑，远候还须半年期，近看三五七日内，忽然暴死更无疑，若然白色连眉目，知是皮肤肺疾微，黄色入目一年期，黑色从眉绕目悲。

诊项

项中属膀胱经督脉之会。《灵枢》曰：邪气中于项，则下太阳。《素问》曰：邪客于足太阳之络，令人头项背痛。又曰：太阳所谓强上引背者，阳气太上而争也。强上，谓颈项禁强也。又曰：诸痉项强，皆属于湿。痉，强急也，太阳伤湿。李东垣曰：脊背项强，颈似折，项似拔者，此足太阳经不通行，以羌活汤主之。《素问》曰：厥头痛，项先痛，不可俯仰，腰脊为应，先取天柱，后取足太阳，又属厥阴肝经张鸡峰肝主项背与臂膊，又属足少阴肾经。《五脏绝歌》注曰：肾绝则天柱骨倒。

诊爪甲

《脉经》曰：病人爪甲青者，死。又曰：爪甲白者，不治。又曰：手足爪甲下肉黑者，八日死。《医灯续焰》云：爪甲下肉黑有瘀血，亦有下出能生者。又曰：手足爪甲青，或脱落，呼骂不休，筋绝八日死。

诊齿

《脉经》曰：阴阳俱竭，其齿如熟小豆，其脉躁者，死。又曰：齿忽变黑，十三日死。《续焰》云：齿黄枯落，骨绝。

卷之三

儿科望诊

病机

十岁以前，忽然面上如青纱盖定，后发际至印堂，不论病之深浅，有者六十日必死，若至鼻柱，一月须亡。更到人中，不过十日，其色盈面，即日哭伤。

额上青色。《素问》云：心热者，颜先赤，心气合火，火有炎上，指象明候，故候于颜。

毛发黄色。《素问》云：寒客于人，使人毫毛毕直，皮肤闭而为热，当是之时，可汗而解。

左脸赤色，身热脉弦。《素问》云：肝热病者，左脸先赤，肝气合木，木应春，南面正理之则，其左脸也。

右脸青色，呕逆多痰。《素问》云：合金之气应秋，南面正理之则，右脸也。两脸赤色，乍乘风热，肌肉焦枯，必因内蒸。

《养生方》云：气虚则发厥，谓手足冷也；血虚则发热，谓肌肉热也。

两脸青色，多啼作呕，脏腑不和矣。

非时弄色，胎风客忤，内瘹作痫。

鼻燥黄色，积热溺涩，或衄血气粗。

鼻燥白色，吐泻伤脾，感冷肺逆。

鼻中痒甚，肺气盛，而五疳传惊。

鼻下赤烂，肝气盛，而肺疳见证。

鼻如烟筒，火烁金，而惊中危证。

目鲜青色，扁鹊云：睛青主癖块。钱仲阳云：目鲜将发搐。谈心揆曰：将见疮痍亦然。

目睛黄色，积热骨蒸，或痢泻癖气，此即食癥，亦云食疸。俗称鹅白，非也。

眼深黑色，吐泻内吊，惊搐慢脾。

眶肿睛黄，积热久嗽，或伤脾作呕，或夜热疮痍。

赤贯瞳人，惊痫不治。

印堂青色，胎惊胎热，腹痛夜啼。

眉攒不舒，腹痛下痢，或热壅三焦，病机将作亦然。

眉目杂色，白乃霍乱绞痛，黄乃积热虚浮，赤因感风头楚，青正惊搐相乘，黑者危在旦夕。

唇中白色，呕逆作泻，口渴肠鸣，将成内吊。

唇中黄色，伤胃脾热，作胀下痢，溲短肌浮。

唇中红色，内热有惊，或见疮疹。

唇中青色，风寒相感，发惊伤脾。

唇焦赤色，口秽伤脾，大便闭塞，气粗热盛。

唇茧淡白，伤食复伤，热壅脾家，肠鸣腹鼓。

唇间紫色，蛔刺攻冲，痛逆霍乱。

舌上杂色，黄者伤脾，白苔焦渴紫厚，如荔枝壳者，热聚三焦。如青苔，如白染者，皆不治。若破裂有血，邪热攻心，小便闭结，治法用黑鱼切片，贴舌上，或百草霜和盐，研成膏贴，亦可。

耳前赤色，疳虫攻肾，必耳鸣或聋。

耳前黄色，惊入肾，或睡中戛齿。

颐下诸色，同耳前看。《素问》云：肾热病者，颐先赤。

筋露青色，现诸头面，惊啼烦躁；身体者，发热惊搐；肚腹者，五疳胀满。

鱼目定睛，筋绝不转，水不生木，肝肾俱败，死在夜。

面青唇黑，水绝于肾，木来克土，脾肝俱绝，亡在昼。

胃热黄色，遍体金黄，口秽目碧，骨蒸，疸病将至，或得久病后者。

《诚书》

入门审候歌

观形察色辨因由，阴弱阳强发硬柔，若是伤寒双足冷，要知有热肚皮求。鼻冷便知是疮疹，耳冷应知风热证，浑身皆热是伤寒，上热下冷伤食病。

五指梢头冷，惊来不可当，若逢中指热，必定是伤寒。中指独自冷，麻痘证相传，女右男分左，分明仔细看。

观面部五色歌

面赤为风热，面青惊可详，心肝形此见，脉证辨温凉。脾怯黄疳积，虚寒皖白光，若逢生黑气，肾败命须亡。

审虎口三关法

小儿三岁以下有病，须看男左女右手，虎口三关。从第二指侧，看第一节名风关，第二节名气关，第三节名命关。辨其纹色，紫者属热，红者属寒，青者惊风，白者疳病，黑者中恶，黄者脾之困也。若现于风关为轻，气关为重，过于命关，则难治矣。

三关脉纹主病歌

紫热红伤寒，青惊白是疳，黑时因中恶，黄即困脾端。
又：
青色大小曲，人惊并四足；赤色大小曲，水火飞禽扑；紫色大小曲，伤米曲鱼肉；黑色大小曲，脾风微作搐。

手指脉纹八段锦

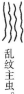

鱼刺形。主惊风痰热。

悬针形。主伤风。泄泻 积热

水字形。主食积。咳嗽 惊疳

乙字形。主肝病惊风。

虫纹形。主肝虫。大肠 秽积

环形。主疳积上逆。

乱纹主虫。

珠形。主死。

虎口三关脉纹图

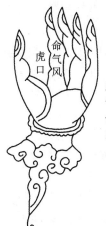

命气风 虎口

风关第一节寅位
气关第二节卯位
命关第三节辰位
虎口叉手处是也

小儿死候歌

　　眼生赤脉贯瞳人，囟门肿起又作坑。指甲黑色鼻干燥，鸦声忽作肚青筋。虚舌出口咬牙齿，目多直视不转睛。鱼口气急啼不得，蛔虫既出死形真。手足掷摇惊过节，灵丹十救无一生。

　　鱼目定睛夜死，面青唇黑昼亡，啼而不哭是痛，哭而不啼是惊，嗞煎不安是烦，嗞哇不定是躁。嗞音兹，啼不止。哇音崖，欲啮。

　　钱氏曰：左腮为肝，右腮为肺，额上为心，鼻为脾，颏为肾。此以分部言也。

　　《永类钤方》云：肝主目，脾主唇口，肺主鼻孔，心主颧面，肾主耳穴。此以窍言也。

　　按：《内经》云：下极者，心也。注云：下极，谓两目之间。又云：舌者，心之官也。此云心主颧面，似未当。

　　钱氏曰：赤者热也，黄者积也，白者寒也，青黑者痛也，随证治之。

　　薛氏曰：青主惊积不散，欲发风候；红主痰积惊悸；黄主食积癥伤，欲作疳癖；白主泄泻水谷，更欲作吐；黑主脏腑欲绝。

　　洁古曰：若肝病惊搐，而又加面白，痰涎喘急之类，此皆难治，盖谓金克木也。观此则知脾病之忌青，肺病之忌赤，心病之忌黑，俱可推矣。

　　印堂青，主初受惊泻。红，主大惊夜啼。黑，主客忤。

　　山根青，主第二次惊泻后发躁。黑黄甚者死。

　　两太阳青，主第三次惊。青自太阳入耳者死。

　　印堂青黑，主腹痛夜啼，此脾气虚寒也。脾为至阴，故夜间腹痛而啼，用钩藤饮；色淡白，主泄泻，乳食不化，属脾气虚弱，用五味异功散，加木香。

八段锦歌《医学源流》

　　先望孩儿眼色青，次看背上冷如冰。阳男搐左无妨事，搐右教人甚可惊；女搐右边犹可治，若逢搐左疾非轻。歪斜口眼终为害，纵有仙丹也莫平。

　　　忽见眉间带紫青，看来立便见风生，

　　　青红碎杂风将起，必见疳癥气满形。

紫少红多六畜惊，紫红相等即疳成，
紫点有形如米粒，伤寒夹食证堪评。
黑轻可治死还生，红紫伤寒痰积停，
赤青脾受风邪症，青黑脾风作漫惊。
山根若见脉横青，此病明知两度惊，
赤黑困疲时吐泻，色红啼夜不曾停。
青脉生于左太阳，惊非一度细推详，
赤是伤寒微燥热，黑青知是乳多伤。
右边青脉不须多，有则频惊怎奈何，
红赤为风抽眼目，黑青三日见阎罗。
指甲青兼黑暗多，唇青恶逆病多瘥，
忽作鸦声心气急，此时端的命难过。

辨虎口纹十三形《全幼心鉴》

第一流珠形。只一点红色见风关，主饮食所伤，内热欲吐；或肠鸣自利，烦躁啼哭。用助胃膏消饮食，分阴阳；若食消而病仍作，用香砂助胃膏，以补脾胃。

第二环珠形。其点差大，主脾虚停食，胸膈胀满，烦渴发热。用五味异功散，加山楂枳实，健脾消食；后用六君子，调中养气。

第三长珠形。其点圆长，主脾伤饮食积滞，肚腹作痛，寒热不食。先用大安丸，消其积滞；次以异功散，健其脾气。以上风关。

第四来蛇形。是长散出气关，一头大，一头尖，主脾胃湿热，中脘不利，干呕不食，此疳邪内作。先用四味肥儿丸治疳，后用四君子补脾。

第五去蛇形。是大头向气关，主脾虚食积，吐泻烦渴，气短喘急，不食困睡。凡用六君子汤，加枳实健脾消积；次以七味白术散，调补胃气。

第六弓反里形。主感冒寒邪，哽气出气，惊悸倦怠，四肢冷，小便赤，咳嗽呕涎。先用惺惺散，助胃气，祛外邪；后以五味异功散，加茯苓、当归，养心血，助胃气。若外邪既解，而惊悸指冷，脾气受伤也，宜七味白术散补之；若闷乱气粗，喘促者难治，脾虚甚故也。

第七弓反外形。主痰热，心神恍惚，夹惊夹食，风痫痰盛。先以天麻防风丸，祛外邪；又用五味异功散，调补中气。又曰：纹弯向里为顺，向外为逆。

第八枪形直上。主风热，生痰发搐。先用抱龙丸，如未效，用牛黄清心丸；若传于脾肺，或过用风痰之药，而见诸证者，专调补脾胃。

第九鱼骨形。纹分歧支，主惊痰发热。先用抱龙丸，未应，属肝火实热，少用抑青丸以清肝，随用六味丸以补肝。或发热少食，或痰盛发搐，乃肝木克脾土，六君子汤加柴胡，补脾土，制肝木。

第十水字形。三脉并行，主惊风，食积，胸膈烦躁，或夜啼痰盛，口噤搐搦，此脾胃虚弱，饮食积滞，而木克土也。先用大安丸，消导饮食；次以六君子汤，加钩藤，补中清肝。若已服消食化痰等药而未愈，用四君子汤，加升、柴、钩藤，升补脾气，平降肝木。以上气关。

第十一长针形。过命关一二米许，主心肝热极生风，惊悸困倦，痰盛搐搦。先用抱龙丸，祛风化痰；次用六君子汤加钩藤，平肝实脾。

第十二透关射指形。命脉曲里，主惊风，痰热聚于胸膈，乃脾肺亏损，痰邪乘聚。先用牛黄清心丸，清脾肺，化痰涎；次用六君子汤，加桔梗、山药，补脾土，益肺金，可救。

第十三透关射甲形。命脉向外，主惊风，肝木克脾土之败症。急用六君子汤，加木香、钩藤、官桂，温补脾土；未应，加附子以回阳气，多得生者。以上命关。

尝闻古人云：小儿为芽儿，如草之芽，水之沤，盖因脏腑脆嫩，口不能言，最难投剂。当首察面色，而知其所属；次验虎口，以辨其所因。实为治法之简要也。

按：虎口纹，其始止见于风关，先见于左，为伤风寒；先见于右，为伤乳食。得惊夹之，则上出于气关矣，此虽予无本之言，然亦有所试也，乃《水镜》有云：指纹曲里风盛，弯外食积。夫曲里弯外，则其纹已长，将透气关矣。其初起岂有之乎，将何以辨也？若夫色则以红淡为轻，深紫为重，亦有吐泻重困，而虎口无纹者，乃大虚也，不可以无纹，而易之也。

面部形色诸证之图

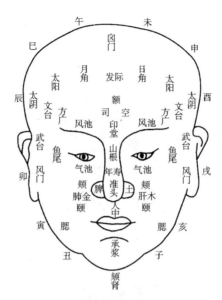

右鼻额左下
腮准上腮颏
属属属属属
肺脾心肝肾
金土火水水

西中南东北

玉枕腧穴之图

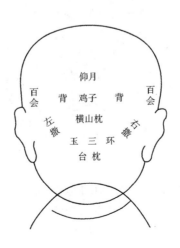

肢节见于面部之图

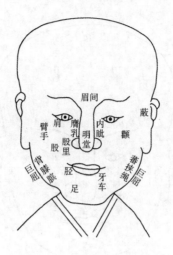

五脏六腑见于面部之图

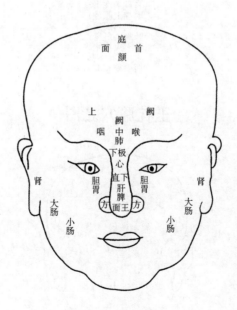

大人望诊同准此

一卷察五官下条

此二图有诀见前

《心鉴》 按眉端法

小儿半岁者，以名、中、食三指，按于发际、额前、眉端之间，儿头在左，举右手；头在右，举左手。食指为上，中指为中，名指为下。三指俱热，主伤风邪、鼻塞、气粗、发热、咳嗽；三指俱冷，主外感风寒，内伤饮食，发热吐泻；食中二指热，主上热下冷；名中二指热，主夹惊之候；食指热，指胸中气满，乳食不消。薛立斋曰：小儿气血未实，惊则气散，气散则脉乱，必当参三部五脉。三部者，面上气色，虎口脉纹，寸口一指之脉；五脉者，上按额前，下诊太冲，并前三部也。

审小儿六症 《活幼指南》

凡见小儿头疼发热，鼻塞声重，咳嗽，手背热，恶风寒，皆属外感。无汗，脉浮紧，伤寒；自汗，脉浮缓，伤风；暑月吐泻作渴，齿燥脉虚，伤暑；浮肿，泄泻，身重，小便不利，脉濡细，伤湿；舌干口燥，唇焦面赤，或声哑脉数，伤热。

凡见小儿嗳气饱闷，作酸腹膨，不思食，及恶闻食气，下泄尸臭，恶心，乍吐乍泻，或寒热，或腹中硬块作痛，手心热，脉弦滑，俱属内伤饮食。已上二症最多。

凡见小儿发热无汗，表实；大便闭，里实。心胸满闷，腹中膨胀，恶心嗳气，吐出酸水，手足有力，腹痛，手不可按，脉洪实有力。俱属实证。

凡见小儿面㿠白无神，懒言气短，不思食，腹膨不痛，二便不常，喜卧，眼喜闭，手足无力，慢惊；久吐，胃虚；久泻脱肛，脾虚；自汗，表虚；自利，里虚；脉来微细无力，及行迟、发迟、齿迟、解颅、鹤节，俱属肾气未成，元精不足。以上俱属虚证。

凡见小儿发热，手足心热，面红唇干，舌干口渴，口上生疮，口中热臭，大便秘，小便赤黄，或痢下黄赤，肛门焦痛，喜饮冷水，喜就凉处，腹中热痛，脉来洪数。俱属热症。

凡见小儿面白唇青，手足冷，口中冷气，或泄利，清白无热，不渴，腹痛悠悠无增减，或恶心，呕吐，喜就暖处，脉来沉迟无力。俱属寒症。

已上诸症，每症不必悉具，凡见一二，便作主张治之。若二症三症兼见者，须照本条斟酌尽善，自能中病也。

经证考

经证，因望而得者居多，间亦有因问而得者，义难分列，姑存其旧，学者自为领悟可也。

足太阳膀胱经

小便不通，腹痛，谓盘肠痛，葱白煎汤熨脐，小便利，痛止。其不痛而寒热者，在上腹为索泽，在下腹为癫疝。

卒然淋闭作楚者，湿热；泻痢频而溲闭者，湿火。

病后溲短者，气虚；渴频溺短者，精不足。

便后即结白翳者，五疳。溺血者，血虚；

屎深黄色，久则尿血，脐反出，下体肿。

足阳明胃经

口吐涎沫而叫者，虫痛。吐水不心痛者，胃冷。

吐泻昏睡而露睛者，虚热。

吐泻昏睡而不露睛者，实热。

身热不饮水，表热，亦属虚热。

吐沫及痰白、绿水，虚寒。频食善饥者，实火。

善饥少餐者，虚火。狂厥气逆者，宿垢未清。

咳噫噎气，积热，口秽唇肿者，热盛宜下。

天瘹，心胃有恶物，吐涎痰热者，实热宜下。

牙痛者，实火。吐涎痰冷者，虚寒宜温。

颜黑胫肿，牙疳口气，气上蒸，结毒。

喉中常有涎饮，心胃伤客风。

足少阳胆经

怔忡者，血虚。目直而青，身反折，生惊。

多怒而癫属阴，伤肝。多喜而狂属阳，伤脾。

口苦，体无膏泽，摇头，反张，目撺，肝有余。

足太阴脾经

泻黄红赤黑。属火，呵欠面黄。脾虚惊。

泻青白，完谷不化，伤极宜下。

小便不通，久则胀满，足太阳传足太阴，稍道利后，即扶脾。

昼相安，夜频起，成洞泻，注下，交，寅时每泻一二次，为肾泻。恒泻不渴，色青善餐者，肝火，木来克土，土益虚矣；时渴时泻者，胃火。

弄舌者，脾热。雀目，脾积聚。

白日多睡，积热成痔。虚黄浮肿，食癥。

啖能兼人，体瘦黧黑，食疳。

四肢多疮，脾家湿火。水肿面白，脾虚。

体重，脾痹。唇肿硬者，脾伤。

甫食即出，闷痰、宿食作祟。

肠鸣腹胀，虚。足胕肿若水，脾痿。

心下若痞，脾伤。

出胎拭脐不干，风入成疮，撮口，脐风发搐，脾经受虚。

足少阴肾经

停耳，肾中风毒攻上。走马牙疳，肾中风热。

咬牙甚者发惊，心肾并见。

小便下血，肾闭。牙根出血，名宣露，肾疳。

小便白涩作楚，湿火。牙根腐坏，名腐根肾疳。

面黑咳血，肾火。四肢不能收举，肾痿。

下肿足胕，寒而逆肾。

足厥阴肝经

痫厥，痉瘲筋挛，心脉满大，肝脉小急。

怒视者，肝气有余。撺视者，伏痰。

目直声锯者，发搐。呵欠面赤，多筋，肝火。

呵欠面青，惊悸，心肝并见。

眼赤多泪，积热。头眩不能俯视，肝火。

血枯发竖者，肝虚。羞明怕日，肝肾并见。

泻频青白，肝气有余。

颊肿痛，胁下痛，面青，足逆冷，眩瞀，呕厥，转筋，筋挛，遗沥，淋，善恐，胸中喘，骂詈，俱肝火。

手太阴肺经

肩背痛，多嚏受寒。小便数，溏泻气虚。

吐稠涎，咯血，实热。呵欠，气热作咳，受风。

龟胸龟背，风热。气疳，干嗽无痰，客热兼肾火。

嗽多子时前者，食积。嗽多子时后者，肾火。

嗽多午时前者，风邪。嗽多午时后者，虚火。

鼻流清涕者，伤寒。痰拥顿嗽面赤，伤热。

气逆喘急，肺胀。声哑气粗，肺痿。

哮喘发即吐稠痰，盐哮。交秋发哮，多清水，属寒；

哮发不时，顿嗽抱首，属热。

手少阴心经

昏睡，善嚏，惊怔，将发疮疹，足太阴证传手少阴。

身热频渴，实热。吐浓涎及血，乘虚火泛。

淋漓，小肠伏热，卧要竖抱，胸有恶积。

昏沉似睡，血虚露睛，伏痰。

目陷无神，元气败。弄舌烦躁，实热。

妄语癫狂，邪热归心。挖舌咬人者，心气绝。

经证为审病之原，业幼科者，不可不知，否则若工师失其斧锯，从何下手？前哲钱仲阳真诀，只列五脏经证，而六腑不与焉，后贤如万密斋、薛新甫、王肯堂辈，医籍中咸宗之。本朝谈心揆诚书，复增列胆胃膀胱三腑，十二经证，而缺其四，如手太阳小肠，手阳明大肠，手少阳三焦，手厥阴心包络，不复列焉。未详其故，原其意。若以为脏病多而腑病少，六腑泻而不藏，不能留着为病，即有病，治而易散；小儿以大小便通利为无病，即有病亦轻；三焦另为一腑，包罗五脏，六腑之外证，治有上、中、下之分，可各经参考；心包络代心受邪之脏，即心脏也，可参心经之症同治。是耶非耶，予非专科，不敢拟补，宁缺疑以俟后之君子正之。

闻诊

听音论

万物有窍则鸣，中虚则鸣。肺叶中空，而有二十四空；肺梗硬直，而有十二重楼。故《内经》以肺属金而主声音。十二重楼之上为会厌_{喉间薄膜}，会厌为声音之户，舌为声音之机，唇为声音之扇，三者相须，则能出五音而宣达远近。音者杂比也，声者单出也，鼻能声而不能音者，以无唇之开阖，舌之启闭，其气则走颃颡之窍，达畜门，出鼻孔而为声。声音之道。分之则二。故得天地之和，五脏安畅，则气藏于心肺，声音能彰。五脏者，中之守也，各有正声，中盛则气腾，中衰则气弱。脾应宫，其声漫以缓；肺应商，其声促以清；肝应角，其声呼以长；心应徵，其声雄以明；肾应羽，其声沉以细。此五脏之正音，得五脏之守者也。

《脉鉴》云：金声响，土声浊，木声长，水声清，火声燥。空、孔同。

声审阴阳清浊新久

审察阴阳，《中藏经》云：阳候多语，阴证无声。多语易济，无声难荣。声浊气急，痰壅胸膈；声清而缓，内元有寒。新病小病，其声不变；久病苛病，其声乃变。迨及声变，病机呈显，喑哑声嘶，莫逃大限。音声之道，岂独审病，死生亦关。《内经》有曰：弦绝音嘶，病深声哕，明讲深察，不可违悖。外感风寒，大荤不戒，厚味恣啖，声哑而咳。喉痛而干，病属初起，不同于前，速疗易治，不可不辨。

失守变动五脏之应_{变动，谓迁改其常志也。}

肝在志为怒，在声为呼，在变动为握。心在志为喜，在声为笑，在变动为忧。脾在志为意，在声为歌，在变动为哕。肺在志为忧，在声为哭，在变动为咳。肾在志为恐，在声为呻，在变动为栗。

六腑之应

声长者，大肠病。声短者，小肠病。声速者，胃病。声清者，胆病。声微者，膀胱病。声呼漫者，肝胆二脏相克病也。声速微者，胃与膀胱相克病也。此五脏六腑之病音，失五脏之守者也。

声审寒热虚实_{新增}

喘粗气热为有余，喘急气寒为不足。息高者，心肺之气有余；吸弱者，肝肾之气不足。怒骂粗厉者，邪实内热也；怒骂微苦者，肝逆气虚也。鼻塞声重喷嚏，风寒未解也。言语轻迟气短，中气虚也。呻吟者，必有痛也。噫气者，脾乃困也。嗳气者，胃中不宽也。胃虚亦发嗳，然实嗳声长而紧，得嗳则快；虚嗳声短而促，得嗳虽松，不觉其快。嗳逆冷气者，胃之寒也。呕吐酸苦者，肝之火也。自言死者，元必虚也。喜言食者，胃有火也。言家私者，心必虑而少睡也。言负德者，肝必郁而多怒也。干咳无痰者，胃中伏火也。嗽痰作而清白，寒也；稠黄，火也。谵语收财帛者，元已竭也。狂言多与人者，邪方实也。

脏诊

大笑不止《经》云：心有余则笑。扁鹊云：其人唇口赤色者可治，青黑者死，独言独语，言谈无绪，心神他寄，思虑伤神，乃为心病。喘气太息，喉中有声，谓之肺鸣。咳逆上气，如水鸡声，火来乘金。不得其平，形羸声哑，咽中有疮，肺被火囚肺主声故耳。声音暴哑，风痰伏火，曾系喊伤，不可断病，声嘶色败。久病不治，气促喉声，痰火哮喘，中年声浊，痰火之殃，乃为肺病。怒而骂詈，乃为肝病。气不足息，乃为脾病。欲言不言，语轻多畏，乃为肾病。

诊内外

前轻后重，壮厉有力，乃为外感；先重后轻，沉困无力，倦不欲言，声怯而低，内伤不足。

诊诸痛

攒眉呻吟，必苦头痛。叫喊呻吟，以手扪心，为中脘痛。呻吟身重，转即作楚，乃为腰痛。呻吟摇头，攒眉扪腮，乃为齿痛。呻吟不起，为腰脚痛。诊时吁气，为属郁结。凡人吁，则气郁得以少申也。摇头而言，乃为里痛。

诊坏症

伤寒坏症，哑为狐惑。上唇有疮，虫食其脏；下唇有疮，虫食其肛。

诊诸风

风滞于气，机关不利。出言蹇涩，乃为风病。鼻鸣声粗，风中于卫。

诊神志

衣被不敛，骂詈亲疏，神明之乱。风狂之类，若在热病，又不必论。

诊形体上下诸证

欲言复寂，忽又惊呼，病深入骨。啾然细长，头中之病。语声寂然。喜惊呼者，骨节间病。语声喑喑然不彻者，心膈间病。

诊息

气短不续，言止复言，乃为夺气。气来短促，不足以息，呼吸难应，乃为虚甚。素无寒热，短气难续，知其为实。吸而微数，病在中焦，下之则愈。实则可生，虚则不治。上焦吸促，下焦吸远。上下暌违，何以施疗。

问诊

《灵枢·师传》篇曰：入国问俗，入家问讳，上堂问礼，临病人问所便，使其受病本末，胸中洞然，而后或攻或补，何愁不中乎？

人品起居

凡诊病者，先问何人，或男或女男女有阴阳之殊，脉色有逆顺之别，故必辨男女，而察其所合也，或老或幼年长则求之于腑，年少则求之于经，年壮则求之脏，或为仆妾。在人下者，一动一静，不能自由。寡妇僧尼，遭逢不偶，情多郁滞。形之肥瘦，肥人多湿，瘦人多火男人可望而得，此指女人故问。次问得病，起于何日，病新可攻，病久可补。饮食胃气，肝病好酸，心病好苦，脾病好甘，肾病好咸，肺病好辛。内热好冷，内寒好温。安谷者昌，绝谷者亡。梦寐有无，阴盛之梦，大水恐惧；阳盛之梦，大火燔灼；阴阳俱盛，相杀毁伤；上盛梦飞，下盛梦堕；甚饱梦与，甚饥梦取；肝盛梦怒，肺盛梦哭；短虫若多，则梦聚众；长虫若多，自击毁伤。

嗜欲苦乐

问其苦乐，以知其病。好食某味，病在某脏，当分逆顺，以辨吉凶。心喜热者，知其为寒；心喜冷者，知其为热。好静恶动，知其为虚；烦躁不宁，知其为实。伤食恶食，伤风恶风，伤寒恶寒，或常纵酒。纵酒者，不惟内有湿热，而且防其乘醉入房。或久斋素清虚固保寿之道，然亦有太枯槁而致病者，或斋素而偏嗜一物，如面勐熟栗之类，最为难化，故须详察，始终境遇，须辨三常。封君败伤，及欲侯王，常贵后贱，虽不中邪，病从内生，名曰脱营。常富后贫，名曰失精。五气流连，病有所并。常富大伤，斩筋绝脉，身体复行，令泽不息，故伤败结。留薄归阳，脓积寒炅，暴乐暴苦，始乐后苦，皆伤精气，精气竭绝，形亦寻败。暴怒伤阴，暴喜伤阳。厥气上行，满脉去形。形乐志苦，病生于脉，治以灸刺；形乐志乐，病生于肉，治以针石；形苦志乐，病生于筋，治以熨引；形苦志苦，病生咽嗌，调以甘药；形数惊恐，经络不通，病生不仁，按摩醪药。起居何似起居，凡一切房室之燥湿，坐卧之动静，所包者广，如肺病好曲，脾病好歌，肾病好吟，肝病好叫，心病好妄言之类，当一一审之。曾问损伤或饮食不当，或劳役不时，或为庸医攻补失宜之属，便利何如热则小便黄赤，大便硬塞，寒则小便澄白，下利清谷之类。曾服何药如服寒不验，服热不灵，察症与脉，思当变计。有无胀闷胸腹胀闷，或气或血或食，或虚或实，皆当以脉参之，性情常变，一一详明。

十问篇 张景岳先生著

一问寒热二问汗，三问头身四问便。

五问饮食六问胸，七聋八渴俱当辨。

九因脉色察阴阳，十从气味章神见。

见定虽然事不难，也须明哲毋招怨。

上十问者，乃诊治之要领，临症之首务也。明此十问，则六变具存，而万物形情，俱在吾目中矣。医者为难，难在不识病本，而施误治耳。误则杀人，天道可畏；不误则济人，阴德无穷。学者欲明是道，必须先察此要，以定意见，以为阶梯，然后再采群书，广其知识，又何误焉？有能熟之胸中，运之掌上，非止为人，而为己不浅也，慎之，宝之。

一问寒热

问寒热者，问内外之寒热，欲以辨其在表在里也。人伤以寒，则病为热，故凡身热脉紧，头疼体痛，拘急无汗，而且得以暂者，必外感也。盖寒邪在经，所以头痛身疼，邪闭皮毛，所以拘急发热。若素日无疾，而忽见脉症若是者，多因外感。盖寒邪非素所有，而突然见此，此表证也。若无表证，而身热不解，多属内伤，然必有内证相应，合而察之，自得其真欤。

一凡身热经旬，或至月余不解，亦有仍属表证者。盖因初感寒邪，身热头痛，医不能辨，误认为火，辄用寒凉，以致邪不能散。或虽经解散，而药未及病，以致留蓄在经，其病必外证多而里证少，此非里也，仍当解散。

一凡内证发热者，多属阴虚，或因积热，然必有内证相应，而其来也渐。盖阴者必伤精，伤精者必连脏，故其在上而连肺者，必为喘急咳嗽，在中而连脾者，或妨饮食，或生懊憹，或为躁烦焦渴；在下而连肾者，或精血遗淋，或二便失节，然必倏然往来，时作时止，或气怯声微，是皆阴虚证也。

一凡怒气七情，伤肝伤脏而为热者，总属真阴不足，所以邪火易炽，亦阴虚也。

一凡劳倦伤脾而发热者，以脾阴不足，故易于伤。伤则热生于肌肉之分，亦阴虚也。

一凡内伤积热者，在癥痞必有形证，在血气必有明征。或九窍热于上下，或脏腑热于三焦。若果因实热，凡火伤在形体而无涉于真元者，则其形气声色脉候，自然壮厉，无弗有可据而察者，此当以实火治之。

一凡寒证尤属显然，或外寒者，阳亏于表；或内寒者，火衰于中。诸如前证，但热者多实，而虚热者最不可误，寒者多虚，而实寒者间亦有之，此寒热之在表在里，不可不辨也。

二问汗

问汗者，亦以察表里也。凡表邪盛者，必无汗。而有汗者，邪从汗去，已无表邪，此理之自然也。故有邪尽而汗者，身凉热退，此邪去也。有邪在经，而汗在皮毛者，此非真汗也。有得汗后，邪虽稍减，而未得尽去者，犹有余邪。又不可因汗，而必谓其无表邪也，须用脉症而详察之。

一凡温暑等症，有因邪而作汗者，有虽汗而邪未去者，皆表症也。总之表邪未除者，在外则连经，故头身或有疼痛；在内则连脏，故胸膈或生躁烦。在表在里，有症可凭；脉紧脉数，有脉可辨。须察其真假虚实，孰微孰甚而治之。

一凡全非表证，则或有阳虚而汗者，须实其气；阴虚而汗者，须益其精。火盛而汗者，凉之自愈；过饮而汗者，清之可宁。此汗症之有阴阳表里，不可不察也。

三问头身

问其头，可察上下；问其身，可察表里。头痛者，邪居阳分；身痛者，邪在诸经。前后左右，阴阳可辨；有热无热，内外可分。但属表邪，可散之而愈也。

一凡火盛于内，而为头痛者，必有内应之症。或在喉舌，或在耳目，别无身热恶寒，在表等候者，此热盛于上，病在里也。察在何经，宜清宜降，高者抑之，此之谓也。若用轻扬散剂，则火必上升，而痛愈甚矣。

一凡阴虚头痛者，举发无时，是因酒色过度，或遇劳苦，或逢情欲，其发则甚，此为里症，或精或气，非补不可也。

一凡头痛属里者，多因于火，此其常也。然亦有阴寒在上，阳虚不能上达，而痛甚者，其症则恶寒呕恶，六脉沉微，或兼弦细，诸治不效，余以桂附参熟之类而愈之，是头痛之有阳虚也。【眉批：余尝以生料八味丸加磁石坠而纳之，果效。】

一凡云头风者，此世俗之混名，然必有所因，须求其本，辨而治之。

一凡眩运者，或头重者，可因之以辨虚实。凡病中眩运，多因清阳不升，上虚而然。如丹溪云：无痰不作运。殊非真确之论，但当兼形气，分久暂以察之。观《内经》曰：上虚则眩，上盛则热痛，其义可知。至于头重，尤属上虚。《经》曰：上气不足，脑为之不满，头为之苦倾，此之谓也。

一凡身痛之甚者，亦当察其表里，以分寒热。其若感寒作痛者，或上或下，原无定所，随散而愈，此表邪也。若有定处，而别无表症，乃痛痹之属，邪气虽亦在经，此当以里症视之，但有寒热之异耳。若因火盛者，或肌肤灼热，或红肿不消，或内生烦渴，必有热症相应，治宜以清以凉。若并无热候，而疼痛不止，多属阴寒，以致血气凝滞而然。《经》曰：痛者寒气多也，有寒故痛也，必温其经，使血气流通，其邪自去矣。

一凡劳损病剧，而忽加身痛之甚者，此阴虚之极，不能滋养筋骨而然，营气惫矣，无能为也。

四问便

二便为一身之门户，无论内伤外感，皆当察此，以辨其寒热虚实。盖前阴通膀胱之道，而其利与不利，热与不热，可察气化之强弱。凡患伤寒而小水利者，以太阳之气未剧，即吉兆也。后阴开大肠之门，而其通与不通，结与不结，可察阳明之虚实。凡大便热结，而腹中坚满者，方属有余，通之可也。若新近得解，而不甚干结，或旬日不解，而全无胀意者，便非阳明实邪。观仲景曰：大便先鞭后溏者，不可攻。可见后溏者，虽有先硬，已非实热，矧夫纯溏而连日得后者，又可知也。若非真有坚燥痞满等症，则原非实邪，其不可攻也，明矣。

一凡小便，人但见其黄，便谓是火，而不知人逢劳倦，小水即黄；焦思多虑，小水亦黄。泻利不期，小水亦黄；酒色伤阴，小水亦黄。使非有或淋或痛，热症相兼，不可因黄，便谓之火。余见逼枯汁而毙人者多矣。《经》曰：中气不足，溲便为之变，义可知也。若小水清利者，知里邪之未甚，而病亦不在气分，以津液由于气化，气病则小水不利也。小水渐利，则气化可知，最为吉兆。

一大便通水谷之海，肠胃之门户也；小便通血气之海，冲任水道之门户也。

二便皆主于肾，本为元气之关，必真见实邪，方可议通议下，否则最宜详慎，不可误攻。使非真实，而妄逐之，导去元气，则邪之在表者，反乘虚而深陷；病因内困者，必因泄而愈亏。所以凡病不足，慎勿强通。最喜者，小便得气而自化，大便弥固者弥良，营卫既调，自将通达，即大便秘结旬余，何虑之有？若滑泄不守，乃非虚弱者所宜，当首先为之防也。【眉批：今不审虚实妄施通下者比。】

五问饮食

问饮食者，一可察胃口之清浊，二可察脏腑之阴阳。病由外感而食不断者，知其邪未及脏，而恶食不恶食者可知；病因内伤。而饮食变常者，辨其味有喜恶，而爱冷爱热者可知。素欲温热者，知阴脏之宜暖；素好寒冷者，知阳脏之可清，或口腹之失节，以致误伤，而一时之权变，可因以辨。故饮食之性情，所当详察，而药饵之宜否，可以因推也。

一凡诸病得食稍安者，必是虚证；得食更甚者，或虚或实皆有之，当辨而治之。

六问胸

胸即膻中，上连心肺，下通脏腑。胸腹之病极多，难以尽悉。而临症必当问者，为欲辨其有邪无邪，及宜补宜泻也。夫胸腹胀满，则不可用补；而不胀不满，则不可用攻，此大法也。然痞与满不同，当分轻重，重者胀塞中满，此实邪也，不得不攻；轻者但不欲食，不知饥饱，似胀非胀，中空无物，乃痞气耳，非真满也。此或以邪陷胸中者有之，或脾虚不运者有之，病者不知其辨，但见胃气不开，饮食不进，问之亦曰饱闷，而实非真有胀满，此在疑虚疑实之间，若不察其真确，未必不补泻倒施，必多致误，则为害不小。

一凡今人病虚证者极多，非补不可。但用补之法，不宜造次。欲察其可补不可补之机，则全在察胸腹之宽否何如，然后以渐而进，如未及病，再为放胆用之，庶无所碍，此用补之大法也。

一凡势在危急，难容少缓，亦必先问其胸宽者，乃可骤进。若元气真虚，而胸腹又胀，是必虚不受补之症。若强进补剂，非惟无益，适足以招谤耳。此胸腹之不可不察也。【眉批：若虚胀虚满当补者又不在此例，虚实之间大宜审慎。】

七问聋

耳虽少阳之经，而实为肾脏之官，又为宗脉之所聚，问之非惟可辨虚实，亦且可知生死。凡人之久聋者，此一经之闭，无足为怪，惟是因病而聋者，不可不辨。其在《热论》篇则曰：伤寒三日，少阳受之，故为耳聋。此以寒邪在经，气闭而然。然以余所验，则未有不因气虚而然者。《素问》曰：精脱者耳聋。仲景曰：耳聋无闻者，阳气虚也。由此观之，则凡病是症，其属气虚者十九，气闭者十一耳。

聋有轻重。轻者病轻，重者病重。若随治渐轻，可察其病之渐退也，进则病亦进矣；若病至聋极，甚至绝然无闻者，此诚精脱之症。余经历者数人矣，皆至不治。

八问渴

问渴与不渴，可以察里证之寒热，而虚实之辨，亦从以见。凡内热之甚，则大渴，喜饮冰水不绝，而腹坚便结，脉实气壮者，此阳证也。

一凡口虽渴，而喜热不喜冷者，此非火证，中寒可知。既非火证，何以作渴？则水亏故耳。

一凡病人问其渴否，则曰口渴；问其欲饮汤水否，则曰不欲。盖其内无邪火，所以不欲饮汤水，真阴内亏，所以口无津液。此口干也，非口渴也，不可以干作渴治。

一凡阳邪虽盛，而真阴又虚者，不可因其火盛喜冷，便云实热。盖其内水不足，欲得外水以济，水涸精亏，真阴枯也，必兼脉证细察之，此而略差，死生立判。余尝治垂危最重伤寒有如此者，每以峻补之剂，浸冷而服，或以冰水、参附之剂，相间迭进，活人多矣。常人见之，咸以为奇，不知理当如是，何奇之有？然必其干渴燥结之甚者，乃可以参附、凉水并进，若无实结，不可与水。

【眉批：此亦热因寒用之意。】

九因脉色察阴阳

脉色者，血气之影也，形正则影正，形邪则影邪，病生于内，则脉色必见于外。故凡察病者，须先明脉色。但脉色之道，非数言可尽，故得其要，则在乎阴阳虚实四者而已，四者无差，尽其善矣。第脉法之辨，以洪滑者，为实为阳；微弱者，为虚为阴，无待言也。然仲景曰：若脉浮大者，气实血虚也。陶节庵曰：不论脉之浮沉大小，但指下无力，重按全无，便是阴证。《内经》以脉大四倍以上为关，皆属真虚，此滑大之未必为阳也。形色之辨，以红黄者为实热，青黑为阴寒，而面赤戴阳者，为阴不足，此红赤之未必为实也。总之，求脉之道，当以有力无力辨阴阳，有神无神察虚实。和缓者，乃元气之来；强峻者，乃邪气之至。病值危险之际，但以此察元气之盛衰，邪正之进退，则死生关系，全在乎此，此理极微，谭非容易，姑道其要，以见凡欲诊病者，既得病因，又必须察脉色，辨声音，参合求之，则虚实阴阳，方有真据，否则得此失彼，以非为是。医家之病，莫此为甚，不可忽也。

十从气味章神见

凡制方用药，乃医家开手作用第一要着。而胸中神见，必须发泄于此。使不知气味之用，必其药性未精，不能取效，何神之有？此中最有玄妙，勿谓其浅识易知，而勿加之意也。余少年时，每将用药，必逐件细尝，既得其理，所益无限。

一气味有阴阳。阴者降，阳者升；阴者静，阳者动；阴者柔，阳者刚；阴者怯，阳者勇；阴主精，阳主气；其于善恶喜恶，皆有妙用，不可不察。

一气味之升降。升者浮而散，降者沉而利。宜升者勿降，宜降者勿升。

一气味之动静。静者守，而动者走，走者可行，守者可安。

一气味之刚柔。柔者纯而缓，刚者躁而急，纯者可和，躁者可劫。而非刚不足以去暴，非柔不足以济刚。

一气味之勇怯。勇者直达病所，可赖出奇；怯者用以周全，借其平安。

一气味之主气者。有能为精之母，主精者，有能为气之根。或阴中之阳者，能动血中之气；或阳中之阴者，能顾气中之精。

一气味有善恶。善者赋性驯良，尽堪择用；恶者气味残狠，何必近之？

一气味有喜恶。有素性之喜恶，有一时之喜恶。喜者相宜，取效尤易；恶者见忌，不必强投。

卷之四

切诊

原脉体用 见后《附余》

脉取寸口之义

《经脉别论》曰：食气入胃，经气归于肺，肺朝百脉，气归于权衡，权衡以平，气口成寸，以决死生。

《营卫生会》篇云：人食气于谷，谷入于胃，以传于肺，五脏六腑，皆以受气，其清者为营，浊者为卫，营行脉中，卫行脉外。

《难经》云：寸口者，脉之大会，手太阴之动脉也。

慎庵按：人之脏腑、气血、经脉、骨髓，皆有所会，名曰八会，而脉之大会，在于太渊，即手太阴动脉，在掌后陷中。

吴草庐曰：寸关尺，辄云心脉、肺脉、肝脉、脾脉、肾脉者，非也。此手太阴肺经之动脉，分其部以候他脏之气耳 李时珍曰：非五脏六腑所居之处也。脉行始于肺，终于肝，而复会于肺。肺为气所出入之门户，故名曰气口，而为脉之大会，以占一身焉。

释寸口、气口、脉口

张景岳曰：愚按寸口、气口、脉口之义，历考经文，乃统两手而言，非独指两寸为寸口，右手为气口也。肺主诸气，气之盛衰见于此，故曰气口；脉朝百脉，脉之大会聚于此，故曰脉口；脉出太渊，其长一寸九分，故曰寸口。是名虽三，而实则手太阴肺经一脉也。王叔和未详经旨，突谓左为人迎，右为气口。左手寸口，人迎以前；右手寸口，气口以前等说，以致后人，俱指两寸为寸口，右关为气口，而不复知统两手而言矣。自晋及今，以讹传讹，莫可解救也。

慎庵按： 张仲景《伤寒论》《金匮要略》中所言寸口，皆统三部而言，亦未尝专指寸脉而言也。张说为是。

析寸关尺

《二难》曰：从关至尺，是尺内，阴之所治也。从关至鱼际，是寸口内，阳之所治也。然则关之前曰寸，关之后曰尺，而所谓关者，乃间于尺寸之间，而为阴阳之界限，正当掌后高骨处是也。

滑伯仁曰：手太阴之脉，由中焦出行，一路直至两手大指之端，其鱼际后一寸九分，通谓之寸口；于一寸九分之中，曰寸，曰尺；而关在其中矣。其所以云尺寸者，以内外本末，对待为言，而分其名也。

蔡氏云：自肘中至鱼际，得同身寸之一尺一寸。自肘前一尺，为阴之位，鱼际后一寸，为阳之位。太阴动脉，前不及鱼际横纹一分，后不及肘中横纹九寸，故古人于寸内，取九分为寸；尺内，取一寸为尺，以契阳九阴十之数。

《脉经》曰：阳出阴入，以关为界。阳出三分，阴入三分，故曰三阴三阳。阳生于尺，动于寸；阴生于寸，动于尺。寸主射上焦，头及皮毛竟手；关主射中焦，腹及腰；尺主射下焦，少腹至足。

三部九候

《三部九候论》云：人有三部，部有三候，以决死生，以调虚实，而除邪疾。上部天，两额之动脉当颔厌之分，足少阳脉气所行也；上部地，两颊之动脉即地仓大迎之分，足阳明脉气所行也；上部人，耳前之动脉即和髎之分，手少阳脉所行也。中部天，手太阴也掌后寸口动脉，经渠之次，肺经脉气所行也；中部地，手阳明也手大指次指歧骨间动脉，合谷之次，大肠经脉气所行也；中部人，手少阴也掌后锐骨下动脉，神门之次，心经脉气所行也。下部天，足厥阴也气冲下三寸动脉，五里之分，肝经脉气所行也，卧而取之，女子取太冲，在足大指本节后二寸陷中是也；下部地，足少阴也内踝后跟骨旁动脉，太溪之分，肾经脉气所行；下部人，足太阴也鱼腹上越筋间动脉，直五里下箕门之分，沉取乃得，脾经脉气所行也，若胃气欲候者，当取足跗上之冲阳。故下部之天以候肝，地以候肾，人以候脾胃之气；中部天以候肺，地以候胸中之气，人以候心；上部天以候头角之气，地以候口齿之气，人以候耳目之气。三而三之，合则为九，九分为九野，九野为九脏。故神脏五，形脏四，合为九脏。

神脏五，以五脏藏神故曰神脏；形脏四，即头角、耳目、口齿、胸中，共为九脏。

按：此上古三部九候诊法，以人身上中下三停分三部，三而三之，合为九候也。

《十八难》曰：脉有三部九候，然三部者，寸关尺也；九候者，浮中沉也。上部法天，主胸已上至头之有疾也；中部法人，主膈下至脐之有疾也；尺为下部，法而应乎地，主脐以下至足之有疾也，审而刺之者也。

按：此越人专以寸口寸、关、尺为三部，三部俱有浮、中、沉之三候，三而三之，合成九也。今人之所遵守者，以其简捷不复知有古法矣。

六部脏腑分属定位

《脉要精微论》云：尺内两旁，则季胁也。尺外以候肾，尺里以候腹。中附上言附尺之上而居中者，即关脉也，左外以候肝，内以候膈；右外以候胃，内以候脾。上附上言上而又上，即寸脉也，右外以候肺，内以候胸中；左外以候心，内以候膻中即心包络；前以候前，后以候后。上竟上者，胸喉中事也；下竟下者，少腹、腰、股、膝、胫、足中事也。

李士材曰：《内经》出胸腹膈三字，配寸关尺，腑不及胆者，寄于肝也；不及大肠、小肠、膀胱者，统于腹中也。

张路玉曰：寸关分左右，尺独不分者，一皆主乎肾也，肾为先天一气之始，故首言也。

徐春甫曰：内外每部，有前后半部之分也，脉之上至，应前半部为外；脉之下至，应后半部为内一指前后分内外。概而言之，脏腑近背之阳位者，以前半部候之；近腹之阴位者，以后半部候之。

张景岳曰：观易卦六爻，凡画卦者，自下而上，上三爻为外卦，下三爻为内卦，则其上下内外之义明矣。又有以浮取为外，沉取为内，于义亦通。

滑伯仁曰：左尺主小肠、膀胱、前阴之病，右尺主大肠、后阴之病。

《灵枢》曰：宗气出于上焦，营气出于中焦，卫气出于下焦。上焦在于膻中，中焦在于中脘，下焦在于脐下阴交。故寸主上焦，以候胸中；关主中焦，以候膈中；尺主下焦，以候腹中。此定诊也此三焦分诊于寸关尺也。

慎庵按：以上诊法，五脏定位，出于《素问》。三焦包罗乎五脏六腑之外，是一大腑，故《经》名孤腑，当依上中下，分诊于寸关尺，此从《灵枢》也。膻中即心包络。《经》云：诸邪之在于心也，皆在于心之包络，是代心受邪之脏，是即心也。故《素问》首及之，而诊同于左寸。命门在十四椎之下，下至上，在七椎之上，介乎两肾之中，正当上下左右之中，其位象极，名为丹田，是先天真阳之窟宅，而为肾经之腧穴，故候右尺之元阳，即所以候命门也。至于六腑经文，首揭胃腑，余俱略而不言，但以胸膈腹三字该之者，以胃为十二经脉之化原，五脏六腑，皆禀气于胃，顾胃腑于诸经，岂不重而且大乎？此皆本之于《内经》，为诊家之定法，历万世而不移易者也。余大小肠、胆与膀胱四经部位，未经《内经》指明，致起后世之疑，议者纷纷不一。以胆属木，而附于肝，分属左关同诊。膀胱与肾俱属水，分诊于左尺。至大小肠二腑，或从两寸，或从两尺，未有定诊。余著《存疑》一则，附见于后，就有道者正焉。

下指法

卢子由曰：诊法多端，全凭指法捷取。盖人之中指，上两节长；无名食指，上两节短，参差不齐。若按尺，排指疏，则逾越一寸九分之定位；排指密，又不及寸关尺之界分。齐截三指，斯中指翘出，而节节相对，节无不转，转无不活，此别左右，分表里，推内外，悉五层，候浮中沉，此三指法也。以中指并齐食指，去无名指；以中指并齐无名指，去食指，亦节无不转，此衡寸口，权尺中，齐上下，推下上，推上下，均前后，两指法也。至若左人迎，右气口，候十二脏腑定位，如以右食指，切左寸脏心，腑小肠；右中指，切左关脏肝，腑胆；右无名指，切左尺脏肾，腑膀胱；如以左食指，切右寸脏肺，腑大肠；左中指，切右关脏脾，腑胃；左无名指，切右尺脏命门，腑三焦此遵古诊，惟此右尺不可依此，当遵前条经文。咸用指端举按，别脏别腑，此单指法也。虽可三指并齐，及其定位，专指举按，固得其真，不若独指之无牵带，别有低昂也。第惟食指肉薄而灵，中指则厚，无名指更厚且木，是必指端棱起如线者，名曰指目，以按脉中之脊，无论洪大弦革，即小细丝微，咸有脊焉，真如目之视物，妍丑毕具，故古人称诊脉，曰看脉，可想见其取用矣。每见惜指甲之修长，用指厚肉分，或指节之下，以凭诊视者，真不啻目生颈腋胸胁间矣。

下指有轻重

《五难》曰：脉有轻重何谓也？然初持脉，如三菽（豆也）之重，与皮毛相得者，肺部也。如六菽之重，与血脉相得者，心部也。如九菽之重，与肌肉相得者，脾部也。如十二菽之重，与筋平者，肝部也。按之至骨，举指来疾者，肾部也。故曰轻重也。

滑伯仁曰：取脉之要有三：曰举、曰按、曰寻。轻手循之曰举，重手取之曰按，不轻不重，委曲求之曰寻。初持脉，轻手按之，脉见皮肤之间者，阳也，腑也，亦心肺之应也。重手按之，附于肉下，近于筋骨间，阴也，脏也，亦肾肝之应也。不轻不重，中而候之，其脉得于肌肉间者，阴阳相通，中和之象，脾胃之应也。若浮中沉之不见，则委曲而求之，所谓寻也。若隐若见，则阴阳伏匿之脉也，三部皆然。一云：举必先按之，按则必先举之，以举物必自下而上，按物必自上而下也。

诊视大法

《脉要精微论》云：诊法常以平旦，阴气未动，阳气未散，饮食未进，经脉未盛，络脉调匀，气血未乱，故乃可诊有过之脉。脉不得中，而有过失也。

凡诊先以三指齐按，所以察其大纲，如阴阳表里统体而言，上下来去，长短溢脉覆脉之类是也。后以逐指单按，所以察其部分。每部下指，先定经脉时脉，以审胃气，分表里寒热虚实，辨气分血分，阴阳盛衰，脏腑所属。浮候中候沉候，以消息之断病，何部异于众脉，便属此部有病；候其盛衰之极者，以决之，在上上病，在下下病，左曰左病，右曰右病。

《平人气象论》云：持脉有道，虚静为保。以脉之理微，非静心神，忘外虑，均呼吸，不能得也。故人之息未定，不可以诊；己之息未定，亦不可以诊。夫意逐物移，念随事乱，谓能察认隐微，有是理乎？故必虚其心，静其志，纤微无间，而诊道斯为全矣，保不失也。

七诊

《三部九候论》云：察九候，独小者病，独大者病，独疾者病，独迟者病，独热者病，独寒者病张注云：谓其或在上，或在下，或在表，或在里之不同也，独陷下者病沉伏不起也。

《举要》云：脉有七诊，曰浮中沉，上下左右，消息求寻。浮以候表，沉以候里，中以候胃气。上下，即寸与尺，此概两手六部而言也；左右，左手右手也，一说上下左右，即《脉要精微论》所云，左外以候心，右外以候肺。上竟上者，胸喉中事也；下竟下者，少腹腰股膝胫足中事也。此节与前诊视大法参看。

脉审上下来去

《脉要精微论》云：上盛寸部则气高邪壅于上，故为喘满，下盛关尺也则气胀。来疾去徐，上实下虚，为厥巅疾阳厥巅顶之疾；来徐去疾，上虚下实，为恶去声风也。故中恶风者，阳气受也。上下皆指寸尺言，下恶字入声。

张仲景曰：初持法，来疾去迟，此出疾入迟，名曰内虚外实也。初持脉，来迟去疾，此出迟入疾，名曰内实外虚也。

滑伯仁曰：脉有上下来去至止，不明此六字，则阴阳虚实不别也。上者为阳，来者为阳，至者为阳；下者为阴，去者为阴，止者为阴。上者，自尺部上于寸口，阳生于阴也；下者，自寸口下于尺部，阴生于阳也。来者，自骨肉之分，而出于皮肤之际，气之升也；去者，自皮肤之际，而还于骨肉之分，气之降也。应曰至，息曰止也。

吴鹤皋曰：脉有上下，是阴阳相生，病虽重不死；脉有来去，是表里交泰，病虽重必起；脉无上下来去，死无日矣。

汪子良曰：来以候外，去以候内。来实去虚，主病在外；来小去大，主病在内。

推求上下内外察病法

《脉要精微论》云：推而外之，内而不外，有心腹积也。

张注云：推音吹，诸释作推动之推者，非也。此言察病之法，当推求于脉，以决其疑似也。凡病若在表，而欲求之于外矣，然脉则沉迟不浮，是在内而非外，故知其心腹之有积也。

推而内之，外而不内，身有热也。

张云：凡病若在里，而欲推求于内矣。然脉则浮数不沉，是在外而非内矣，故知其身之有热也。

推而上之，上而不下，腰足清也。

张云：凡推求于上部，然脉止见于上，而下部则弱，此以有升无降，上实下虚，故腰足为之清冷也。

推而下之，下而不上，头项痛也。

张云：凡推求于下部，然脉止见于下，而上部则亏，此以有降无升，清扬不能上达，故为头项痛也。或以阳虚而阴凑之，亦为头项痛。

按之至骨，脉气少者，腰脊痛而身有痹也。

张云：按之至骨，沉，阴胜也。脉气少者，气血衰也。正气衰而阴气盛，故为是病。

因形气以定诊

《汇辨》云：人之形体，各有不同，则脉之来去，因之亦异，不可执一说，以概病情也。何则？肥盛之人，气居于表，六脉常带浮洪；瘦小之人，气敛于中，六脉常带沉数；性急之人，五至方为平脉；性缓之人，四至便作热医。（此句未妥，亦须合症而诊。）身长之人，下指宜疏；身短之人，下指宜密。北方之人，每见实强；南方之人，恒多软弱。少壮之人，脉多大；老年之人，脉多虚。醉后之脉常数，饮后之脉常洪。室女尼姑多濡弱，婴儿之脉常七至。故《经》曰：形气相得者生，三五不调者死。更有说焉，肥盛人虽曰浮洪是其常，使肌肉过于坚厚，则其脉来，势不能直达于皮肤，反欲重按乃见，徒守浮洪之说，以轻手取之，则模糊细小，竟不能测；瘦小之人，虽曰沉数是其常，使肌肉过于浅薄，则其脉来，即呈于皮肤，反可浮取而知。性急之人，脉数是其常，当从容无事，亦近舒徐；性缓之人，脉迟是其常，值倥偬多冗，亦随急数。北人脉强是其常，或累世膏粱，或母系南产，亦未必无软弱之形；南人脉弱是其常，或先天禀足，或习耐劳苦，亦间有实强之状，少壮脉大是其常，夭促者多见虚细；老年脉虚是其常，期颐者更为沉实。室女尼姑，濡弱者是其常，或境遇优游，襟怀恬淡，脉来亦定冲和。婴儿气禀纯阳，急数者是其常；或质弱带寒，脉来亦多迟慢。以此类推，则人固有一定之形气，形气之中，又必随地转移，方能尽言外之妙也。

脉审阴阳顺逆

《平人气象论》有云：脉从阴阳，病易已；脉逆阴阳，病难已。

《约注》云：春夏洪大为顺，沉细为逆；秋冬沉细为顺，洪大为逆。男子左大为顺，女子右大为顺。凡外感证，阳病见阳脉为顺，阳病见阴脉为逆，阴病见阳脉亦为顺。内伤证，阳病见阳脉为顺，阳病见阴脉为逆，阴病见阴脉为顺，阴病见阳脉为逆也。

《灵枢·动输》篇云：阳病而阳脉，小者为逆；阴病而阴脉，大者为逆。

《约注》云：阳证脉宜浮大，小为阳证见阴脉；阴证脉宜沉细，大为阴证见阳脉。

张路玉曰：阴阳，死生之大端，不出大浮数动滑为阳，沉涩弱弦微为阴之总纲。仲景言伤寒阴病见阳脉者生，阳病见阴脉者死，可以推卒病之逆顺，亦可广诸病之死生。

孙对薇曰：阴根于阳，阳根于阴。表属阳，以活动为性体，而有静顺之阴在内；里属阴，以静顺为性体，而有活动之阳在中，乃相依倚也。若表脉惟散尖洪大，里脉惟蹇迟细小，乃阴阳不相和。各盛于本位，当收敛表阳，使根于内；温和里阴，使根于外。有表涩下，而里冲上者，在外为阳气不升，在内为阴火冲发；有表蹇涩，而里洪数者，此阴乘阳，阳乘阴也。又云：尖数在下，而不见平阔之体，此阳极也，当下之；平阔在上，而不见尖数之体，此阴胜也，当升之。

脉有五逆

《灵枢·玉版》篇云：诸病皆有逆顺。腹胀身热脉大，是一逆也。腹鸣而满，四肢清冷泄，其脉大，是二逆也。衄而不止脉大，是三逆也 皆为阴证见阳脉。咳且溲 小便血，脱形，其脉小劲 小不宜劲，是四逆也。咳脱形，身热，脉小以疾 小不宜疾，是谓五逆也。如是者，不过十五日而死矣。其腹大胀，四末清，脱形泄甚，是一逆也。腹胀便血，其脉大时绝，是二逆也。咳上溲血下，形肉脱外，脉搏 内，是三逆也。呕血，胸满引背，脉小而疾 虚而火盛，是四逆也。咳呕上，腹胀 中，且餐泄 下，其脉绝，是五逆也。如是者，不过一时而死矣。

《灵枢·五禁》篇曰：何谓五逆？热病脉静阳证见阴脉，汗已出，脉盛躁病不为汗衰，是一逆也。病泄，脉洪大，是二逆也。着痹不移，腘肉破，身热，脉偏绝，是三逆也。淫而夺形，身热，色夭然白，及后下血衃凝血，血衃重笃，是四逆也。寒热夺形，脉坚抟真脏脉见，是谓五逆也。

四塞脉

《至真要大论》曰：春不沉，夏不弦，冬不涩，秋不数，是谓四塞。

吴注云：言脉虽待时而至，若春至而全无冬脉，夏至而全无春脉，己虽专王，而早绝其母气，是五脏不相贯通也。

又曰：参见曰病，复见曰病，未去而去曰病，去而不去曰病。

吴注云：一部而参见诸部，此乘侮交至也。既见于本部，复见于他部，此淫气太过也。未去而去，为本气不足，来气有余；去而不去，为本气有余，来气不足。王注：复见，谓再见已衰、已死之气也。

脉贵有神

李东垣曰：脉之不病，其神不言，当自有也；脉既病，当求其中神之有与无焉。如六数七极，热也；脉中有力，即有神也。三迟二败，寒也；脉中有力，即有神也。热而有神，当泄其热，则神在焉；寒而有神，当去其寒，则神在矣。寒热之脉，无力无神，将何恃而泄热去寒乎？苟不知此，而遽泄之去之，将何依以生，所以十亡八九。故《经》曰：脉者血气之先，血气者人之神，可以不谨养乎？可不察其有无乎？

按：东垣此论，深达至理，但以有力二字言有神，恐不足尽有神之妙。王执中曰：有神者，有力中带光泽润滑也，于解进矣。萧子颙歌云：轻清稳厚肌肉里，不离中部象自然，则又有进焉。

脉贵有根

《难经》曰：上部有脉，下部无脉，其人当吐，不吐者死胸腹有物填塞，故吐之则愈，若无物可吐，则阴绝于下也。上部无脉，下部有脉，虽困无能为害。所以然者，人之有尺，譬如草之有根，枝叶虽枯槁，根本将自生。木有根本，人有元气，故知不死。

《八难》曰：寸口脉平而死者，何谓也？然诸十二经脉，皆系于生气之原，所谓生气之原者，谓十二经之根本也，谓肾间动气也，此五脏六腑之本，十二经脉之根，呼吸之门，三焦之原，一名守邪之神言其能建中立本，育气固形，使诸邪不能伤其身，守其内而卫其外者也，故云。故气者，人之根本也，根绝则茎叶枯矣。寸口脉平而死者，生气独绝于内也。

脉无根有二说

《汇辨》云：一以尺中为根。叔和云：寸关虽无，尺犹不绝，如此之流，何忧殒灭？盖因其有根也。若肾脉独败，是无根矣，安望其发生乎？一以沉候为根。《经》曰：诸浮脉无根者皆死，是为有表无里，孤阳不生，盖阴阳互为其根，使阴既绝矣，孤阳岂能独存乎？尺为肾部，而沉候之六脉，皆肾也。滑氏曰：沉候亦肾肝之应，见前。要知两尺之无根，与沉取之无根，总属肾水涸绝，而无资始之原，宜乎病之重困矣。

浮中沉候五脏说

王宗正曰：诊脉之法，当从心肺俱浮，肝肾俱沉，脾在中州，则与叔和之守寸关尺，寄位以候五脏六腑之脉者，不大相径庭乎？岂知宗正亦从经文，诸浮脉无根者皆死之句悟入，遂谓本乎天者亲上，本乎地者亲下，心肺居于至高之分，故应乎浮；肝肾处乎至阴之位，故应乎沉；脾胃在中，故以中候候之。然能与叔和之法，参而用之，正有相成之妙。

诊足脉冲阳、太溪、太冲三脉

《汇辨》云：凡伤寒危迫，手脉难明，须察足脉。不知者竞相哗笑，予请陈其说焉。《经》曰：治病必求于本。本之为言根也，源也。而本有先后天之辨，先天之本在肾，而太溪一穴，在足内踝后五分，跟骨上动脉陷中，此足少阴所注为腧地也；后天之本在脾，而冲阳一穴，在足跗上五寸，高骨间动脉，去陷谷二寸，此足阳明所过，为原之地也。诊太溪以察肾气之盛衰，诊冲阳以审胃气之有无，两脉既在，他脉可勿问也。妇人则又独重太冲者，太冲应肝，在足指本节后二寸陷中。盖肝者，东方木也，生物之始，又妇人主血，而肝为血海，此脉不衰，则生生之机，犹可望也。

脉以胃气为本

《玉机真脏论》云：脉弱以滑，是有胃气。

《终始》篇云：邪气来也，紧而疾；谷气来也，徐而和。是皆胃气之谓。

张景岳曰：大都脉代时宜，无太过，无不及，自有一种雍容和缓之状，便是胃气之脉。

《平人气象论》曰：春胃微弦曰平，弦多胃少曰肝病，但弦无胃曰死，胃而有毛曰秋病，毛甚曰今病。夏胃微钩曰平，钩多胃少曰心病，但钩无胃曰死，胃而有石曰冬病，石甚曰今病。长夏胃微软弱曰平，弱多胃少曰脾病，但代无胃曰死，软弱有石曰冬病，石甚曰今病。秋胃微毛曰平，毛多胃少曰肺病，但毛无胃曰死，毛而有弦曰春病，弦甚曰今病。冬胃微石曰平，石多胃少曰肾病，但石无胃曰死，石而有钩曰夏病，钩甚曰今病。秋病至秋而病，以胃尚存；今病，即病也，无胃气故也，余仿此。

《玉机真脏论》云：胃者五脏之本。脏气不能自致于手太阴，必因于胃气，乃致于手太阴也。无胃者，非无胃也，邪夺之也，邪夺之，则胃不至，而真脏反至也。凡脉缓而和匀，不浮不沉，不大不小，不疾不徐，不长不短，应手中和，意思欣欣，悠悠扬扬，难以名状者，此真胃气脉也。

盛启东曰：举按坚强，搏击有力，或微渺在骨，按不可得，胃气绝也。

朱改之曰：脉健旺者，按之柔和；微弱者，按之应指，便是胃气；合微弦微钩以观，自得之矣。

五脏平脉

心脉浮大而散，心合血脉，心随血脉而行，持脉如六菽之重，按至血脉而得者为浮；稍稍加力，脉道粗者为大，又稍加力，脉道阔濡者为散。肺脉浮涩而短，肺合皮毛，肺脉循皮毛而行，持脉如三菽之重，按至皮毛而得者为浮；

稍稍加力，脉道不利为涩；又稍加力，不及本位曰短。肝脉弦而长，肝合筋，肝脉循筋而行，持脉如十二菽之重，按至筋，脉道如筝弦为弦；次稍加力，脉道迢迢者为长。脾脉缓而大，脾合肌肉，脾脉循肌肉而行，持脉如九菽之重，按至肌肉，如轻风微扬柳梢为缓；稍稍加力，脉道敦实者为大。肾脉沉而软滑，肾合骨，肾脉循骨而行，按至骨而得者为沉；次重按之，脉道无力为软；举指来疾，流利者为滑。

滑伯仁曰：此五脏平脉，要须察之，久久成熟，一遇病脉，自然可晓。《经》曰：先识经脉，而后识病脉，此之谓也。

时脉

《玉机真藏论》曰：春脉者肝也，东方木也，万物之所以始生也，其气来软弱轻虚而滑，端直以长，故曰弦，反此者病。其气来实而强，此为太过，病在外；其气来不实而微，此谓不及，病在中。太过则善怒，忽忽眩冒而巅疾；不及则胸痛引背，下则两胁胠满。忽忽不爽也，眩目视如转也，胠音区，腋下胁也。

夏脉者心也，南方火也，万物之所以盛长也，其气来盛去衰，故曰钩，反此者病。其气来盛去亦盛，此为太过，病在外；其气来不盛，去反盛，此为不及，病在中。太过则身热肤痛，为浸淫；不及则烦心，上见咳唾，下为气泄。

秋脉者肺也，西方金也，万物之所以收成也，其气来轻虚以浮，来急去散，故曰浮，反此者病。其气来毛而中央坚，两旁虚，此为太过，病在外；其气来毛而微，此为不及，病在中。太过则气逆而背痛；不及则喘，呼吸少气而咳，上气见血，下闻病音。

冬脉者肾也，北方水也，万物之所以合藏也，其气来沉而搏，故曰营，反此者病。其气如弹石者，此为太过，病在外；其去如数者，此为不及，病在中。太过则解㑊，脊脉痛而少气，不欲言；不及则心悬如病饥，䏚中清，脊中痛，少腹满，小便变。䏚音渺，季胁之下，挟脊两傍空软处肾外当䏚，故䏚中清冷也，解㑊者，热不热，寒不寒，壮不壮，弱不弱，即倦怠无力不欲食是也。脾脉者土也，孤脏以灌四旁者也，善者不可得见，恶者可见。其来如水之流者，此谓太过，病在外；如鸟之喙者，此谓不及，病在中。太过则四肢不举，不及则九窍不通。

张三锡曰：时脉者，谓春三月俱带弦，夏三月俱带洪，秋三月俱带浮，冬三月俱带沉。脏脉平，胃脉又应四时，乃无病者也，反此病矣。太过病在外，是外感邪气也；不及病在中，是内伤正气也。

张路玉曰：春脉弦，见于人迎，肝气自旺也。设反见于气口，又为土败木贼之兆，或左右关虽弦，而小弱不振，是土衰木萎，法当培土荣木。设用伐肝之剂，则脾土愈困矣。或肝病证剧，六部绝无弦脉，是脉不应病，亦不可治。举此以为诸脉之例，不独肝脏为然也。夏脉钩，见于左寸，包络之火自旺也，或并见于右寸，火乘金位也。脾脉缓，诸部皆缓，而关部独盛，中宫湿热也；诸部皆缓，寸口独滑，膈上有痰也；诸部皆缓，两尺独显弦状，岂非肝肾虚寒，不能生土之候乎。肺脉毛，昔人以浮涩而短为平脉，意谓多气少血，脉不能滑，不知独受营血之先，营行脉中之第一关隘，若肺不伤燥，必无短涩之理，即感秋燥之气，亦肺病耳，非肺气之本燥也。若诸部皆毛，寸口独不毛者，阳虚浊阴用事，兼挟痰气于上也。诸部不毛，气口独毛者，胃虚不能纳食，及为泄泻之征也。肾脉石，若诸脉不石，左寸独石者，水气凌心之象，右关独石者，沉寒伤胃之象也。

脉逆四时此即克贼脉也

《玉机真脏论》曰：脉从四时，谓之可治；脉逆四时，为不可治。所谓逆四时者，春得肺脉，夏得肾脉，秋得心脉，冬得脾脉，其至皆悬绝沉涩者，名曰逆四时也。未有脏形，于春夏而脉沉涩，秋冬而脉浮大，名曰逆四时也。王注：未有，谓未有脏脉之形状也。

春脉弦，得洪脉，至夏死；得涩脉，至秋死；得石脉，至冬死。以真脏之气先泄也。

丹源子曰：然必曰悬绝沉涩者，正见此等脉，与常脉迥别。故不悬绝者，不可遽云死也，且其死，亦有期。按：仲景云：二月得毛脉，至秋当死，是必待所胜者旺而后死也。又按：《平人气象论》所云，春胃而有毛，曰秋病，毛甚曰今病等云云，是又以春与秋互对，夏与冬互对，与此稍不同，而皆不曰死，亦谓其不悬绝也。学者再取其病证参之，益了然矣。大抵春夏忌沉涩，秋冬忌浮大，此其要耳。

五脏平病死脉 《平人气象论》

平心脉来，累累如连珠，如循琅玕，曰心平。琅玕音郎干，玉之有光似珠者，言盛满滑利也。夏以胃气为本。病心脉来，喘喘连属急促相仍，其中微曲曰心病；死心脉来，前曲后居轻取坚强不柔，重取牢实不动，如操带钩，曰心死。

平肺脉来，厌厌聂聂众苗齐秀之貌，如落榆荚，曰肺平浮薄而轻虚。秋以胃气为本。病肺脉来，不上不下往来涩滞，如循鸡羽，曰肺病；死肺脉来，如物之浮空虚无根，如风吹毛散乱无绪，曰肺死。

平肝脉来，软弱招招犹迢迢也，如揭长竿末梢，曰肝平梢必柔软，即和缓弦长之义，春以胃气为本。病肝脉来，盈实而滑，如循长竿，曰肝病坚劲无梢之和缓。死肝脉来，急益劲，如新张弓弦，曰肝死。

平脾脉来，和柔相离，如鸡践地，曰脾平，长夏以胃气为本。病脾脉来，实而盈数，如鸡举足，曰脾病轻疾不缓；死脾脉来，锐坚如鸟之喙，如鸟之距，如屋之漏，如水之流，曰脾死。后二句，言点滴无伦，去而不返也。

平肾脉来，喘喘累累如钩，按之而坚，曰肾平，冬以胃气为本。病肾脉来，如引葛坚搏牵连，按之益坚，曰肾病。死肾脉来，发如夺索，辟辟音劈如弹石，曰肾死。

按：《十五难》所载，平病死脉，与《本经》各有异同，学者当以《本经》为正。

脉有溢覆关格此阴阳相乘之脉

《三难》曰：关之前，阳之动也，脉当九分而浮，过者法曰太过，减者法曰不及，遂上鱼为溢，为外关内格，此阴乘之脉也。关以后，阴之动也，脉当一寸而沉，过者法曰太过，减者法曰不及，遂入尺为覆，为内关外格，此阳乘之脉也，故曰覆溢，是其真脏之脉，人不病而死也。

庞安常曰：寸倍尺为溢脉，一名外关，关以上，外脉也，阴拒阳而出，名曰内格。自关以上，溢于鱼际，而关以后，脉伏行，阴壮乘阳，而阳竭则死，是寸口四倍于人迎。尺倍寸为覆脉，一名内关，关以下，内脉也，阳拒阴而入，名外格。自关以下，覆入尺泽，而关以前，脉伏行，阳亢乘阴，而阴竭亦死，是人迎四倍于寸口。

脉有伏匿

《二十难》曰：阴阳更相乘，更相伏也。脉居阴部，而反阳脉见者，为阳乘阴也。脉虽时沉涩而短，此谓阳中伏阴也。脉居阳部，而反阴脉见者，为阴乘阳也。脉虽时浮滑而长，此谓阴中伏阳也。

张注云：尺部而见阳脉，乃阳乘于阴。阳脉之中，虽时沉涩而短，此乃阳中伏阴。寸部而见阴脉，乃阴乘于阳也。阴脉之中，虽时浮滑而长，此乃阴中伏阳也。

禀赋脉

六阳脉，六部健旺；六阴脉，六部如丝。

仁斋曰：阳脉虽病寒常浮洪，阴脉虽病热常微细。钱君颖曰：禀阳脏者便燥，能饮冷，恶辛辣，不受补剂，畏热喜凉；禀阴脏者便溏，喜饮热，饮冷即泻，喜辛辣，畏冷。

肥人脉沉瘦人脉浮

张三锡曰：人肥白，脉多沉弱而濡，或滑，以形盛气虚，多湿痰故耳。人黑瘦，脉多数疾，或弦，以阴水不足，火常盛故耳。

滑伯仁曰：男子尺脉常弱，女子尺脉常盛。

朱丹溪曰：男子寸盛而尺弱，女子尺盛而寸弱。参黄子曰：男子以阳为主，女子以阴为主也。

吴鹤皋曰：神气充实，一手或两手脉上鱼际必寿，素无此脉，一旦见者，阴乘阳也，为逆气喘息。

反关脉

《内经》曰：脾脉外鼓沉为肠澼，久自已。胃脉外鼓大为疝，偏枯。

王启玄注云：外鼓，谓不当尺寸而鼓击于臂外。

邹丹源曰：此即反关脉，谓其不行于关上，而见于关外，故曰反关也。其部位取法，亦与正同，然有两手俱反者，有只一手反者。《内经》此节，特脾胃一部之主法，若心肺肝肾，亦可以三隅反矣。然溯其所自，亦不外乎肺朝百脉之义，但其所致，必有所由，或赋形之初，偶有感变，而致脉道易位者，此先天之变也，或形生之后，因惊扑，因病药，而脉道外走者，此后天之失也。

附记：孙兆诊开宝寺僧，左手无脉，乃转左臂上得之，而息至如常。孙曰：意是少年时，曾有惊扑，震动心神，故脉道外移，则不能复，今气血已定，自不复归，非有病也。僧曰：然，某襁褓时，两受扑，皆几死，今宜脉之失道，非有疾也。闻公神于医，聊试耳。

脉有五邪 虚实贼微邪是也

《难经》曰：从前来者为实邪，从后来者为虚邪，从所不胜来者为贼邪，从所胜来者为微邪，自病者为正邪。

春肝木王，其脉弦细而长，名曰肝脉也。反得浮涩而短者，是肺之乘肝，金之克木，为贼邪，大逆，十死不治。反得洪大而散者，是心之乘肝，子之扶母，为实邪。虽病自愈，反得沉濡而滑者，是肾之乘肝，母之归子，为虚邪，虽病易治。反得大而缓者，是脾之乘肝，土之凌木，为微邪，虽病即瘥。余四脏俱依此而推，不必重录其文。

按：我生，是将来，故在前而实；生我，是退气，故在后而虚。克我，则为贼；我克，则为微也。

诊新病久病脉法

《内经》曰：脉小弱以涩者，谓之久病；脉浮滑而疾者，谓之新病。再以望诊中合色脉一条，参究得详矣。

切诊

病分新久易治难治不治

张路玉曰：盛启东以新病死生，系右手关脉；宿病死生，主左手关尺。盖新病谷气犹存，胃脉自应和缓，即因邪鼓大，因虚减小，然须至数分明，按之有力，不至浊乱，再参语言清爽，饮食知味，胃气无伤，虽剧可治。如脉至浊乱，至数不分明，神昏语错，病气不安，此为神识无主，苟非大邪瞑眩，岂宜见此乎？新病而一时形脱者死；不语者，亦死；口开眼合手撒遗尿者，俱不可治。新病虽各部脉脱，中部独存者，是为胃气，治之必愈。久病而左关尺软弱，按之有神，可卜精血之未艾，他部虽危，治之可生。若尺中弦紧急数，按之搏指，或细小脱绝者，法在不治，缘病久胃气向衰，又当求其尺脉，为先天之根气也。启东又云：诊得浮脉，要尺有力，为先天肾水可恃，发表无虞；诊得沉脉，要右关有力，为后天脾胃可凭，攻下无虞，与前说互相发明。

又曰：诊客邪暴病，应指浮象可证，若虚羸久病，当以根气为本。如下指浮大，按久索然者，正气大虚之象，无问暴病久病，虽证显灼热烦扰，皆正衰不能自主，随虚阳发露于外也。下指濡软，久按搏指，里病表和之象，非脏气受伤，则坚积内伏，不可以脉沉，误认虚寒也。下指微弦，按久和缓者，久病向安之象，气血虽殆，而脏气未败也。然多有证变多端，而脉渐小弱，指下微和，似有可愈之机者，此元气与病气俱脱，反无病象发见，乃脉不应病之候，非小则病退之比。大抵病脉，初下指虽见乏力，或弦细不和，按至十余至渐和者，必能收功；若下指和，按久微涩不能应指，或渐觉弦硬者，必难取效。设病虽牵缠，而饮食渐进，便溺自调，又为胃气渐复之兆。《经》云：安谷者昌，浆粥入胃，则虚者活，此之谓也。此条与前察神气条参看。

脉无胃气

《经》曰：脉实以坚，谓之益甚。又云：人绝水谷则死，脉无胃气亦死。所谓无胃气者，但得真脏脉，不得胃气也。所谓脉不得胃气者，肝不弦，肾不石也_{肝肾无气不弦石，与真脏无胃气等耳}。余三脏亦然，皆不治。

无脉

久病无脉，气绝者死。暴病无脉，气郁可治。伤寒痛风，痰积经闭，忧惊折伤，关格吐利，气运不应，斯皆勿虑。

汪子良曰：伤寒头痛发热，一手或两手无脉，此寒邪在表，不得发越之故，必邪汗也，当攻之。丹溪治一妇病疟，食少，经不行已三月，诊之无脉，作虚治，觇其梳洗言动如常，始悟经不行，非无血，痰所碍也；脉无，非气血衰，乃积痰生热，结伏其痰耳，当作实热治，与三黄丸，旬日食进，脉出，带微弦，谓胃气全，不药疟自愈，而经自行，令淡滋味果应。有因经滞者，脉法所谓寸关如故，尺脉绝者，此月不利也。一人丧妻，右手全无，后忧释脉出。《经》云：忧伤肺也。一人一手无脉，因询知打伤所致。古人治一人吐逆，二便不利，厥冷无脉，与大承气二剂，大便通，脉出安。一疫病，面赤，舌白苔，小便数，大便秘，身如芒刺，六脉俱无，此欲作斑之候，投升麻葛根汤合生脉散，一服斑出，六脉见而安。有内伤，右关弱甚，则隐而不见者。有中寒而脉无者，葱熨并灸气海。此无脉而皆有可生之机，宜致思焉。

慎庵按：凡大吐后，有脉伏二三日不出者。有大痛后，气血凝滞，脉道壅阻而不出者。吐止痛安，而脉自出，不可因其脉无，而遽断为死证也。

祟脉

仁斋曰：祟家面色黯惨，脉乍大乍小，乍有乍无。又云：祟家或邪视如淫，脉错杂不伦，或刮驶暴至，或沉伏，或双弦，或钩啄，或衮运，或横格，或促散，或尺部大于寸关，或关部大于尺寸，是皆染祟得之。刮驶钩啄，多见于脾。洪运衮衮，多见于肝。横格促散，多见于心肺。大抵祟家，心脉洪散，肝脉洪盛，尤可验焉。盖心藏神，肝藏魂，心虚，则惊惕昏迷，神不守舍，而邪气得以入其魂耳。

皇甫氏曰：初病便谵语，六部无脉，然切大指之下，寸口之上，却有动脉，谓之鬼脉。

李氏曰：脉息迟伏，或为鸟喙，或绵绵不知度数，而颜色不变，皆鬼邪为病也。其状不欲见人，如有对晤，时独言笑，或向隅悲泣，是也。

《图说》曰：凡鬼祟附着之脉，两手乍长乍短，乍密乍疏，乍沉乍浮。阳邪来见，脉则浮洪；阴邪来见，脉则沉紧。鬼疰客忤，三部皆滑。洪大嫋嫋，沉沉泽泽，或沉而不至寸，或三部皆紧急，但与病症不相应者，皆五尸、鬼邪、遁尸、尸疰之所为也。

吕沧州治女子之不月如娠者曰：面色乍赤、乍白者，愧也；脉来乍大、乍小者，祟也；非有异梦，则灵鬼所凭耳，与桃仁煎，下蛑血如豚肝状六七枚，俱有窍如鱼而愈。

痰症似祟脉

王隐君曰：病势消烁殆尽，气不能相续，脉动无常，固名死证。其或痰凝气滞，关格不通，则脉亦有不动者，有两三路乱动，时有时无者，或尺寸一有一无者，或关脉绝不见者，有素禀痰气不时而然者，有僵仆暴中而然者，皆非死脉也。

慎庵按：先哲云。怪证之为痰。从怪字而推，则痰证之类祟，明矣。况痰脉无常，亦类祟脉，因脉症之形似，人多误治而不觉。丹溪云：血气者，身之神也。神既衰乏，邪因而入，理或有之。若夫气血既亏，痰客中焦，妨碍升降，不得运用，以致十二官俱失其职，视听言动，皆有虚妄，以邪治之，焉能愈病？以愚视之，不但不能愈，因而误治致毙，亦复不少，就丹溪治金氏妇一案可知矣。脉证既已雷同，下手从何辨识，此等关头，神而明之，存乎其人，正难以语言道也。

怪脉

弹石脉，按举劈劈然，如指弹石。雀啄脉，如雀啄食，连三五至忽止，良久复来。屋漏脉，如残漏，良久一滴。虾游脉，始则冉冉不动，沉时忽一浮。

解索脉，指下散乱无次第。鱼翔脉，其脉本不动，而末强摇。釜沸脉，如釜中水，火燃而沸，有出无入。

薛氏曰：雀啄诸脉，若因药克伐所致，急投大补，多有复生者。

脉证不相应从脉从证论

脉结伏者，内无积聚，脉浮结者，外无痼疾。有结聚者，脉不结伏；有痼疾者，脉不浮结，为脉不应病，病不应脉，是为死候。《难经》。六淫之邪，初起脉宜洪大数实，若微小伏匿无力，是正气虚而相反，轻病必重，重病必死。久病产后溃疡，宜微小迟缓，若洪数为相反，中有胃气犹可救，否则危。三锡。有舍症从脉，有舍脉从证；有从一分脉，二分证者；有从一分证，二分脉者；有清高贵人，两手无脉者；有左小右大，右小左大者，概从证治。

脉以左右分阴阳气血说

《千金翼》曰：凡妇人脉，常欲濡弱于丈夫，男左大为顺，女右大为顺。此以左右分阴阳也。

朱丹溪云：肺主气，其脉居右寸，脾胃命门三焦，各以气为变化运用，故皆附焉。心主血，其脉居左寸，肝胆肾膀胱，皆精血之隧道笾库，故皆附焉。男以气成胎，则气为之主；女挟血成胎，则血为之主。男子病，右脉充于左者，有胃气也，病虽重可治；女子病，左脉充于右者，有胃气也，病虽重可治。反此者，虚之甚也。

丹源子曰：《千金》以左右分阴阳，此指男女无病时言也。丹溪以左右分气血，以男女病重后言也。然胃气二字，两手皆宜体察，诊当《难经》为正耳。

又按：李梴云：老喜反，脉当细濡涩。注云：男年八八喜尺旺，女年七七喜寸旺。细濡涩多寿，弦洪紧多病。推其意，以为男老气虚，细濡宜在寸；女老血虚，细濡宜在尺耳。然以为多寿而喜之，恐亦不然。老人之脉，以和长为吉，反之一字，终非正论，聊见于此，不另立条。

仲景脉法

寸口卫气盛，名曰高高者，自尺内上溢于寸，指下涌涌，既浮且大，而按之不衰，以卫出下焦，行胃上口，至手太阴，故寸口盛满，因名曰高；荣气盛，名曰章章者，自筋骨外显于关，应指逼逼，既动且滑，而按之益坚，以营出中焦，亦并胃口而出上焦，故寸关实满，因目曰章；高章相搏，名曰纲纲者，高章兼该之象，故为相搏，搏则邪正交攻，脉来数盛，直以纲字揭之；卫气弱，名曰惵惵者，寸口微滑，而按之软弱，举指瞥瞥，似数而仍力微，以卫气主表，表虚不能胜邪，故有似乎心中怵惕之状，因以惵字喻之，惵音牒，思惧貌；荣气弱，名曰卑卑者，诸脉皆不应指，常兼沉涩之形，而按之隐隐，似伏而且涩、难，以营气主里，里虚则阳气不振，故脉不显，有似妾妇之卑屑，不能自主，故以卑字譬之；惵卑相搏，名曰损。损者，惵卑交参之谓，故谓相搏之则邪正俱殆，脉转衰微，直以损字呼之。

张璐曰：纲者，诸邪有余之纲领；损者，诸虚渐积之损伤。高章卑惵四字，体贴营卫之盛衰，虽六者并举，而其所主，实在纲损二脉也。

仲景辨脉体状

脉霭霭如车盖者，名曰阳结也霭霭如车盖者，大而厌厌聂聂也，为阳气郁结于外，不与阴气和杂也。宇泰：车盖，言浮大，即浮数之阳结也；脉累累如循长竿者，名曰阴结也累累如循长竿者，连连而强直也，为阴气郁结于内，不与阳气和杂也。宇泰：长竿者，弦紧也，即沉迟之阴结也。脉瞥瞥如羹上肥者，阳气微也轻浮而主阳微也；脉萦萦如蜘蛛丝者，阳气衰也。萦萦，滞也，若萦萦惹惹之不利也。如蜘蛛丝者，至细也。微为阳微，细为阳衰。《内经》曰：细则气少，故以至细为阳衰。宇泰：萦萦，收卷也，有回旋之义。脉绵绵如泻漆之绝者，亡其血也。绵绵，连绵而软也。泻漆之绝者，前大后小也。脉阳气前至，阴气后至，故脉前为阳气，脉后为阴气，前大后细，则阳气有余，阴气不足，故知为亡血。

残贼脉

师曰：脉有弦紧浮滑沉涩，此六脉名曰残贼，能为诸脉作病也。

程郊倩曰：残贼，乃暴虐之名，脉中有此，当属实邪，然亦有辩。残则明伤，作病于暴，属实者多；贼则暗袭，作病于渐，属虚者半。弦、紧、浮、滑、沉、涩六者，不论何部，脉中兼见此脉，辄防邪至，凡伤寒、疟、痢之类，种种皆是，在虚人尤为可虑。

厥脉

张仲景曰：伤寒脉，阴阳俱紧，恶寒发热，则脉欲厥，厥者，脉初大，渐渐小，更来渐渐大，是其候也。如此脉恶寒，甚者翕翕汗出，喉中痛；热多者，目赤脉多，睛不慧。医复发之，咽中则伤；若复下之，则两目闭，寒多者，便清谷，热者，便脓血；若熏之，则身发黄；若熨之，则咽燥；若小便利者，可救之；小便难者，为危殆。

成无己曰：此太阳少阴俱感邪也。

此节，脉书多不见收，岂其不当有耶，附此以俟讲究。

损至脉法

《十四难经》曰：脉有损至，何谓也？然至之脉，一呼再至曰平，三至曰离经，四至曰夺精，五至曰死，六至曰命绝，此至之脉也。何谓损？一呼一至曰离经，二呼一至曰夺精，三呼一至曰死，四呼一至曰命绝，此损之脉也。至脉从下上，损脉从上下也。损脉之为病，一损损于皮毛，皮聚而毛落；二损损于血脉，血脉虚少，不能荣于五脏六腑；三损损于肌肉，肌肉消瘦，饮食不为肌肤；四损损于筋，筋缓不能自收持；五损损于骨，骨痿不能起于床。反此者，至脉之病也，从上下者，骨痿不能起于床者死；从上下者，皮聚而毛落者死。治损之法奈何？曰：损其肺者，益其气；损其心者，调其荣卫；损其脾者，调其饮食；损其肝者，缓其中；损其肾者，益其精。此治损之法也。

马氏曰：损脉之病，自肺而之肾。至脉之病，自肾而之肺也。又曰：言治损之法，而治至之法可推。

邹丹源曰：损至之脉，即迟数之甚者也。《难经》此节，既详明矣。乃其后，又有伤热中雾露之说，而且极之五至六至，而且曰一呼五至。一吸五至，其人当困，虽困可治。滑伯仁释之云：前之损至，以五脏自病，得之于内者言。后之损至，以经络血气为邪所中，自外得之者言，然均一损至也，岂内伤则五至曰死，而外感则五至可治乎？此必后人窜入之言，夫一呼四至，合之一吸，加之太息，且九至矣。外感虽多数，宁有逾此者？五至曰死，犹宽言之也。考之《内经》曰：人一呼，脉四动以上曰死，脉绝不至曰死，乍疏乍数曰死。《内经》又有大损、中损、下损，盖以人形之长短，合脉之长短言，又言春得脾肺之脉，秋得肝心之脉，为损。其言至，有魂至、魄至、神至、志至、意至，又以病形言矣。

卷之六

切诊

二十九道脉析脉体象主病

提纲挈领说

《经》曰：调其脉之缓急大小滑涩，而病变定矣。盖谓六者，足以定诸脉之纲领也。

又曰：小大滑涩浮沉。《难经》则曰：浮沉长短滑涩。仲景曰：弦紧浮沉滑涩。此六者，名为残贼，能为诸脉作病。滑伯仁曰：提纲之要，不出浮沉迟数滑涩之六脉，夫所谓不出于六者，亦为其足统表里阴阳虚实，冷热风寒湿燥，脏腑血气之病也。浮为阳，为表，诊为风，为虚；沉为阴，为里，诊为湿，为实；迟为在脏，为寒为冷；数为在腑，为热为燥；滑为血有余；涩为气独滞。凡诸说者，词虽稍异，义实相通也。

邹丹源曰：脉之提纲，当以浮沉迟数滑涩大缓，八脉为经，以虚实二脉为纬，此十种脉，入德之门也。病之枢机，不过气血痰郁寒热而已，治病之法，表里邪正虚实而已。是故浮沉者，表里之定位也；迟数者，寒热之定准也；非滑涩，无以明气血痰郁；非缓大，无以别邪正盛衰。八脉之中，必须参看有力无力，为实为虚，则病之所居所变，可尽窥矣。

脉分纲目说

卢子由曰：脉状多端，全凭诊法。十则为提纲，而众目摄焉。如举形体之则，大小为纲，曰肥、曰洪、曰散、曰横、曰弦、曰革，皆大目矣；曰弱、曰瘦、曰细、曰微、曰萦萦如蜘蛛丝，皆小目矣。如举至数之则，迟数为纲，曰急、曰疾、曰击、曰搏、曰躁、曰喘、曰促、曰动、曰奔越无伦，皆数目矣；曰缓、曰脱、曰少气、曰不前、曰止、曰歇、曰停、曰代、曰结、曰如泻漆之绝者，皆迟目矣。如举往来之则，滑涩为纲，曰利、曰营、曰啄、曰翕、曰章、曰连珠、曰替替然，皆滑目矣；曰紧、曰滞、曰行迟、曰为不应指、曰参伍不齐、曰往来难且散、曰如雨轮沙、曰如轻刀刮竹、皆涩目矣。如举部位之则，长短为纲，曰慄、曰高、曰涌、曰端直、曰条达、曰上鱼为溢，皆长目矣；曰抑、曰卑、曰不及指、曰入尺为覆，皆短目矣。如举按之则，浮沉为纲，曰盛、曰毛、曰泛、曰芤、曰如循榆荚、曰肉上行、曰时一浮、曰如水中漂木、曰瞥瞥如羹上肥，皆浮目矣；曰潜、曰坚、曰伏、曰过、曰减、曰陷、曰独沉、曰时一沉、曰如绵裹砂、曰如石投水，皆沉目矣。盖纲之大者阳也，滑者阳也，数者阳也，长者阳也，浮者阳也；纲之小者阴也，迟者阴也，涩者阴也，短者阴也，沉者阴也。

浮_阳

体状诗

浮脉，举之有余，按之不足。如微风吹鸟背上毛，厌厌聂聂。

浮脉惟从肉上行，如循榆荚似毛轻。三秋得令知无恙，久病逢之却可惊。

相类诗

浮如木在水中浮，浮大中空乃是芤。拍拍而浮是洪脉，来时虽盛去悠悠。浮脉轻平如捻葱，虚来迟大豁然空。浮而柔细方为濡，散似杨花无定踪。

总释：吹毛者，轻浮也。厌厌者，和调不变乱也。聂聂者，连续不止代也。榆荚，轻柔和软也。漂木，轻浮在上也。捻葱，上有力而下软。皆形容浮脉之状，诊者当心领而神会也。

主病诗

伯仁曰：为风为虚，为痞为满，不食，为表热，为喘。

浮脉为阳表病居，迟风数热紧寒拘。浮而有力多风热，无力而浮是血虚。

分部诗

寸浮头痛眩生风，或有风痰聚在胸。关上土衰兼水旺，尺中溲便不流通。左寸风眩鼻塞壅，虚迟气少心烦忡。关中腹胀促胸满，怒气伤肝尺溺红。肺浮风痰体倦劳，涕清自汗嗽叨叨。关脾虚满何能食，尺有风邪客下焦。从《脉鉴》增。

汪子良曰：浮实为邪，浮虚少气。浮有按无，无根之喻。平人寿夭，患者不起。肝肾并浮，则为风水。

滑曰：右尺浮虚，元气不足。

兼脉主病

浮脉主表，有力表实，无力表虚。浮迟中风，
浮数风热，浮紧风寒。浮缓风湿，浮滑风痰，
又主宿食。浮虚伤暑，浮芤失血，浮洪虚热。
浮散劳极，浮涩伤血《脉鉴》作气癖者是，浮濡阴虚。
浮短气病，浮弦痰饮，浮滑痰热。浮数不热，
疮疽之征。

诸脉兼浮

浮而盛大为洪，浮而软大为虚。浮而柔细为濡，浮而弦芤为革。浮而无根为散，浮而中空为芤。

抉微

罗赤城曰：浮兼数为风热，有力为实邪，宜清凉解散；不数及无力，属不足，虽有外邪，补散兼之。

张路玉曰：邪袭三阳经中，故脉浮，然必人迎浮盛，乃为确候。若气口反盛，又为痰气逆满之征，否则平素右手偏旺之故。有始病不浮，病久而脉反浮者，此中气亏乏，不能内守，反见虚痞之兆，若浮而按之渐衰，不能无假象之虞。

沉阴

体状诗

沉行筋骨，重手乃得，按之有余，举之不足。如水投石，必极其底。如绵裹砂，内刚外柔。汪石山曰：肺脉见于皮毛为浮，见血脉肌肉为沉，仿此推之。

水行润下脉来沉，筋骨之间软滑匀，女子寸兮男子尺，四时如此号为平。

相类诗

沉帮筋骨自调匀，伏则推筋着骨寻。沉细如绵真弱脉，弦长实大是牢形。沉行筋间，伏行骨上，牢大有力，弱细无力。

主病诗

沉潜水蓄阴经病，数热迟寒滑有痰。无力而沉虚与气，沉而有力积并寒。沉虽属里，为阴，有阳虚阴盛，有阳郁内伏，有热极似阴，其要在有力无力大小之别。

如阳气衰弱，则阴盛生寒，脉沉而迟，按久衰小无力者，为虚、为寒、为厥逆、为洞泄、为少气而痼冷。如阳气郁伏，故脉沉，按之有力不衰者，为实、为水、为气、为停饮、为癥癖、为胁胀，为瘀积也。

分部诗

寸沉痰郁水停胸，关主中寒痛不通，尺部浊遗并泄痢，肾虚腰及下元痌。

分部主病

徐春甫曰：左寸沉无力，内虚，悸怖，恶人声，精神恍惚，夜不寐；有力里实，烦躁梦遗，口渴谵语。右寸沉，无力里虚气短，虚喘，吐清痰；有力里实，老痰咳吐不出，气壅。左关沉，无力里虚，惊恐；有力里邪实，多怒，肥气，筋急。右关无力里虚，胃寒恶食，恶心呕吐；有力里邪盛，宿食陈积。左尺沉，无力里虚，足寒腰冷腰重；有力里实，肾气盛，疝痛，左睾丸偏大，腰痛。右尺沉，无力里虚，腰重如带数千钱，腰痹不能转摇；有力里实，疝痛腰痛，或痢积。

汪子良曰：寸沉气郁，尺沉本位，喘嗽肺浮，转陷不吉。肝肾并沉，则为石水。右寸阳沉，胸停冷饮。关沉胁痛。

兼脉主病

沉脉主里，沉则为气，又主水蓄，沉迟痼冷，沉数内热，沉滑痰食，沉涩气郁，沉弱寒热，沉缓寒湿，沉紧冷痛，沉牢冷积，沉伏霍乱，沉细少气，沉弦癖痛。

抉微

张路玉曰：阳气微，不能统运营气于表，脉显阴象而沉者，则按久愈微。若阳郁不能浮应卫气于外，脉反沉者，则按久不衰，阴阳寒热之机，在于纤微之辨。

辨似

沉脉者，轻取不应，重按乃得，举指减少，更按益力，纵之不即应指，不似实脉之举指逼逼。伏脉之沉于筋下也，沉为脏腑筋骨之应。

正误

《脉诀》谓缓度三关，状如丝绵者，非也，此弱脉也。但沉有缓数，及各部之诊，岂止在关乎？

迟_阴

体状诗

迟脉一息三至，去来极慢。

迟来一息至惟三，阳不胜阴气血寒。但把浮沉分表里，消阴须益火之原。

相类诗

脉来三至号为迟，小驶于迟作缓持。迟细而难知是涩，浮而迟大以虚推。

三至为迟，二至为败，一息一止，阳气将绝，不可救也。有止为结，迟甚为散，浮大迟软，四合为虚。

主病诗

迟司脏病或多痰，沉痼癥瘕仔细看。有力而迟为冷痛，迟而无力定虚寒。

迟为阴盛阳亏之候，为寒，为不足。人迎主寒湿外袭，气口主积冷内滞，在寸为气不足，在尺为血不足，气寒则缩，血寒则凝也。

分部诗

寸迟必是上焦寒，关主中寒病不堪，尺是肾虚腰脚重，溲便不禁疝牵丸。

分部主病

左寸迟寒惨少精神，关肢冷筋拘肝胁疼，左尺肾虚兼便浊，女人月信亦无音；右肺迟气短涕清痰，冷积伤脾在右关，少腹寒疼腰脚重，溲便不禁尺中寒。

兼脉主病

《汇辨》云：有力冷痛，无力虚寒。浮迟表冷，沉迟里寒，迟涩血病，迟滑气病，迟缓湿寒。又云：其所主病，与沉脉大约相同，但沉脉之病，为阴逆而阳郁；迟脉之病，为阴盛而阳亏。沉则或须攻散，迟则未有不大行温补者也。

或问

或问曰：三部本一气而动，迟则俱迟，数则俱数，又乌能分部以主病乎？曰：本一气而动之说甚善，但俱数之中，何部独有力，归重此部作热论；俱迟之中，何部独无力，归重此部作寒论。

诸脉兼迟

迟而不流利为涩，迟而有歇止为结。迟濡浮大且缓，为虚脉。至于缓脉，绝不相类，夫缓以宽纵得名，迟以至数不及为义，以李濒湖之通达。亦云：小驶于迟作缓持，以至数论缓脉，是千虑之一失也。小驶二字，《脉鉴》改作四至，于迟作缓持。

辨妄

《汇辨》云：迟脉之象，上中下候，皆至数缓慢。《伪诀》云：重手乃得，是沉脉，而非迟脉矣。又云：状且难，是涩脉，而非迟脉矣。一息三至，甚为分明，而云隐隐，是微脉，而非迟脉矣。

数_阳

体状诗　　《脉经》：一息六至。《素问》：脉流薄疾。

数脉息间常六至，阴微阳盛必狂烦。浮沉表里分虚实，惟有儿童作吉看。

小儿纯阳之体，脉以六至为平脉，故云。

相类诗

数比平人多一至，紧来如数似弹绳。数而时止名为促，数见关中动脉形。

六至为数，七至为极，滑氏谓疾，热极之脉。八至为脱，阳极阴衰，急泻其阳，峻补其阴。一息九至，阳气已绝，不可救也。数而弦急为紧，流利为滑。

主病诗

数脉为阳热可知，只将君相火来医。是宜凉泻虚温补，肺病秋深却畏之。

数脉主腑，其病为热。有力实火，无力虚火。

浮数表热，沉数里热。细数阴虚，兼涩阴竭。

寸口数实肺痈，数虚肺痿。

分部诗

寸数咽喉口舌疮，吐红咳嗽肺生疡，当关胃火并肝火，尺属滋阴降火汤。

左寸数咽干口舌疮，关中目赤泪汪汪，耳鸣口苦皆肝热，左尺阴虚溺赤黄。

右寸吐红咳嗽肺痈疡，关部吞酸胃火伤，右尺数来大便涩，肠风热病见红殃。从《脉鉴》补。

兼脉主病吉凶

汪子良曰：数为阳盛，气血燔灼。数实为热，数虚为燥。浮数有力，寒伤经络；浮数无力，伤风痰嗽。沉数有力，实火内烁；沉数无力，虚劳为恶。病退数存，未足为乐；数退症危，真元已脱。数按不鼓，虚寒相搏。乍疏乍数，

魂归岱岳，细数而虚，虚劳阴弱。兼沉骨蒸，

兼浮喘作，加之嗽汗，喉疼俱恶。数候多凶，

匀健犹可。

数脉分新久肥瘦主病

《诊宗三昧》云：凡乍病脉数，而按之缓者，为邪退；久病脉数，为阴虚之象，瘦人多火，其阴本虚，若形充色泽之人脉数，皆痰湿郁滞，经络不畅而蕴热，其可责之于阴乎？若无故脉数，必生痈疽。

抉微

数为阴衰水弱，火旺炎逆之象也。如瘦人脉数，及久病脉数者，皆阴虚火烁血少也。丹溪曰：脉数盛大，按之涩而外有热症，名曰中寒，乃寒留血脉，外证热而脉亦数也。凡虚劳失血，喘嗽上气者，多有数脉，但以数大软弱为阳虚，细小弱数为阴虚。非若伤寒衄血脉大，为邪伏于经，合用发散之比。然血证脉宜细小微数者，为顺；若脉数有热，及实大弦劲急疾者，为逆也。

迟数配脏腑难拘说

《难经·九难》曰：数者，腑也；迟者，脏也。数者为热，迟者为寒；诸阳为热，诸阴为寒。故以别知脏腑也。此以迟数分阴阳，故即以配脏腑，亦不过言其大概耳。至若错综互见，在腑有迟，在脏有数，在表有迟，在里有数，又安可以脏腑二字拘定耶？

附：迟数败脉歌

一息四至号平和，更加一至太无疴。按：呼出心与肺，吸入肾与肝，脾受谷气，其脉在中，五脏各得一至，亦为平脉。太，过也，故虽过无疴。一云：如阴阳有余而置闰，同一义也。三迟二败冷危困，六数七极热生多，八脱九死十归墓，十一十二绝魂瘥。二至为迟一二败此盖重出以起下文，两息一至死非怪，迟冷数热古今传，《难经》越度分明载。

滑 阳中之阴

体状相类诗

滑为阴气有余，故脉来流利如水。脉者血之府也，血盛则脉滑，故肾脉宜之；气盛则脉涩，故肺脉宜之。《汇辨·体象》云：以盘珠荷露为喻，曲尽其流利旋转之状。

滑脉如珠替替然，往来流利却还前。莫将滑数为同类，数脉惟看至数间。

滑则如珠，数则六至。

主病诗

滑脉为阳元气衰，痰生百病食生灾。上为吐逆下蓄血，女脉调时定有胎。

分部诗

寸滑膈痰生呕吐，吞酸舌强或咳嗽，当关宿食肝脾热，渴痢癫淋部尺看。

滑伯仁曰：三部脉浮沉正等，无他病而不月者，为有妊也。故滑而冲和，此血来养胎之兆。夫脉者，血之府也，血盛则脉滑，故妊脉宜之。

兼脉主病

浮滑风痰，沉滑痰食，滑数痰火，滑短气塞。

滑而浮大，尿则阴痛，滑而浮散，中风瘫缓。

分部主病

左寸滑者，心经痰热；滑在左关，头目为患；

左尺得滑，茎中尿赤。右寸滑者，痰饮呕逆；

滑在右关，宿食不化；右尺得滑，溺血经郁。

抉微

《汇辨》曰：凡痰饮吐逆，伤食等症，皆上中二焦之病，以滑为水物兼有之象。设所吐之物，非痰与食，是为呕逆，脉必见涩也，溺血经闭，或生淋痢者，或内有所蓄，血积类液，瘀凝类痰，须以意求之耳。

吴鹤皋曰：滑而收敛，脉形清者，曰血有余。滑而三五不调，脉形浊者为痰。

盛启东曰：滑主气分病，滑大无力者，属元气虚，莫作痰论；有力为血实，气壅之候。

张路玉曰：滑脉无无力之象，盖血由气生，若果气虚，则鼓动之力先微，脉何由而滑耶？滑脉之病，无虚寒之理。

又曰：平人肢体丰盛，而按之绵软，六脉软滑，此痰湿渐渍于中外，终日劳役，不知倦怠，若安息，则重着酸疼矣。夫脉之滑而不甚有力者，皆浮滑、缓滑、濡滑、微滑之类，终非无力之比。滑为血实气壅之脉，悉属有余。

正伪

《汇辨》云：当脉气合聚而盛之时，奄忽之间，即以沉去摩写往来流利之状极为曲至。《伪诀》云：按之即伏，不进不退，是不分浮滑、沉滑、尺寸之滑矣。仲景恐人误认滑脉为沉，下文又曰：滑者，紧之浮名也。则知沉为翕翕之沉，非重取乃得，一定之沉也。而《伪诀》云：按之即伏，与翕奄之沉，何啻千里？云不进不退，与滑之象，尤为不合，按《素问·诊要经终》篇曰：滑者，阴气有余，阴气有余，故多汗身寒。《伪诀》云：胃家有寒，下焦蓄血，脐下如冰，与经旨未全违背，第不知变通。禅家所谓死于句下，然与《脉经》言关滑胃热，尺滑血蓄，妇人经病之旨相背谬。

离经脉

临产脉滑疾者，曰离经。

绝脉

《诊宗三昧》云：若滑而急强，擘擘如弹石，谓之肾绝。滑不直手，按之不可得，为大肠气予不足。以其绝无和缓胃气，故《经》予之短期。

涩_阴

体状诗

细迟短涩往来难，散止依稀应指间。如雨沾沙容易散，病蚕食叶漫而难。

相类诗

参伍不调名曰涩，轻刀刮竹短而难。微似秒芒微软甚，浮沉不别有无间。

细迟短散时一止，曰涩。极细而软重，按若绝，曰微。浮而柔细，曰濡。沉而柔细，曰弱。

主病诗

涩缘血少或伤精，反胃亡阳汗雨淋。寒湿入营为血痹，女人非孕即无经。

分部主病诗

寸涩心虚痛对胸，胃虚胁胀察关中，尺为精血俱伤候，肠结溲淋或下红。左寸涩，心神虚耗不安，及冷气心痛；关涩，肝虚血散，胁满肋胀心疼；尺涩，伤精及疝，女人月事虚败，有孕，主胎漏。右寸涩，上焦冷痞，气短臂痛；关涩，脾弱不食，胃冷而呕；尺涩，大便秘，津液不足，小腹寒，足胫逆冷。（滑伯仁。）

抉微

《汇辨》云：一脉涩也，有外邪相袭，使气分不利，而成滞涩；卫气散失，使阳衰不守，而成虚涩；肠胃燥竭，津液亦亡，使血分欲尽，而成枯涩；在诊者自为灵通耳。

刘河间曰：汗泄吐利，或血溢血泄，或热甚耗液而成燥，则虽热而反涩也。

丹溪云：涩脉为寒、为湿、为血虚、为污血、为气多，然亦有病热与实者。涩细而迟，又散，皆不足之象，便以为虚寒，而孟浪用药，宁不误人？若因多怒，或因忧郁，或因厚味，或因过服补剂，或因表无汗，气腾血沸，清化为浊，老痰凝血，胶固杂揉，脉道阻塞，亦见涩状。若重取至骨，有力且数，验有实证，当作实热，可也。又伤寒脉涩为无汗，以阴邪在表，阳气不得发越也。

盛启东曰：如有痛处，是气逆血滞，或痰挟瘀血；无痛症者，为血虚水竭。

潘邓材曰：涩有血虚气滞之分，寒湿之涩，气分滞也。

张路玉曰：涩主阴血消亡，而身热无汗之病，又雾伤皮腠，湿流关节，皆脉涩，但兼浮数沉细之不同耳。

又云：妇人因胎病而脉涩者，然在二三月时有之，若四月胎血成形之后，必无虚涩之理。平人无过脉涩，为贫窭之兆，尺中蹇涩，则艰于嗣。《金匮》云：男子脉浮弱而涩，则无子，精气清冷。

《汇辨》云：肺之为脏，气多血少，故右寸见之，为合度之诊。肾之为脏，专司精血，故右尺见之，为虚残之候。

审疑似

《诊家正眼》曰：盖涩脉往来迟难，有类乎止，而实非止也。又浮分多而沉分少，有类乎散而实非散也。

虚 阴

体状相类诗

虚合四形，浮大迟软，及乎寻按几不可见。崔紫虚曰：形大力薄，其虚可知。

举之迟大按之松，脉状无涯类谷空，莫把芤虚为一例，芤来迟大如慈葱。

虚脉浮大而迟，按之无力。芤脉浮大，按之中空。芤为脱血，虚为血虚。芤散二脉，见浮脉。

主病诗

脉虚身热为伤暑，自汗怔忡惊悸多。发热阴虚须早治，养营益气莫蹉跎。

分部诗

血不荣心寸口虚，关中腹胀食难舒，骨蒸痿痹伤精血，却在神门尺部也两部居。

《经》曰：血虚脉虚，曰气来虚微为不及。病在内，曰久病脉虚者死。

分部主病

左寸虚者，心亏惊悸；虚在左关，血不营筋；

左尺得虚，腰膝痿痹；右寸虚者，自汗喘促；

虚在右关，脾寒食滞；右尺得虚，寒证蜂起。

汪子良曰：尺虚寸搏，血崩可决，肝肾并虚

则不可治，虚候宜补，右气左血，浮阳沉阴，寸尺仿例。

抉微

李士材曰：《经》云：血虚脉虚。而独不言气虚者，何也？气为阳，主浮分，血为阴，主沉分，虚脉愈按愈软，浮分大而沉分空，故独主血虚耳。虚脉兼迟，迟为寒象，症之虚极者，必挟寒，理势然也。故虚脉行于指下，则益火之原，可划然决矣。更有浮取之，而且大且数，重按之，而豁然如无，此内真寒，而外假热，治以热药冷服，内真热而外假寒之剂。

张路玉曰：叔和以虚脉迟大，每见气虚喘乏，往往有虚大而数者，且言血虚脉虚。东垣以气口脉大而虚者，为内伤于气；若虚大而时显一涩，为内伤于血。凡血虚之病，非显涩弱，则弦细芤迟。如伤暑脉，虚为气虚，弦细芤为血虚，气血之分了然矣。慎斋有云：脉洪大而虚者防作泻，可知虚脉多脾家气分之病，大则气血不敛之故。

正讹

《伪诀》云：寻之不足，举之有余，是浮脉而非虚脉矣。浮以有力得名，虚以无力取象，有余二字，安可施之虚脉乎？杨仁斋曰：状如柳絮，散慢而迟。滑伯仁曰：散大而软。二家之言，俱是散脉而非虚脉矣。

审疑似

虚脉者，指下虚大而软，如循鸡羽之状，中取重按，皆弱而少力，久按仍不乏根，不似芤脉之豁然中空，按久渐出；涩脉之软弱无力，举指即来；散脉之散漫无根，重按久按，绝不可得也。

宜忌

仲景云：脉虚不可吐。腹满脉虚复厥者，不可下。脉阴阳俱虚，热不止者死。惟癫疾而脉虚者可治者，以其神出舍空，可行峻补。若脉实大，为顽痰固结，搜涤不应为难耳。

实阳

体状诗

浮沉皆得大而长，应指无虚幅幅强。热蕴三焦成壮火，通肠发汗始安康。

幅幅，坚实貌。

相类诗

实脉浮沉有力强，紧如弹索转无常。须知牢脉帮筋骨，实大微弦更带长。

主病诗

实脉为阳火郁成，发狂谵语吐频频。或为阳毒或伤食，大便不通或气疼。

分部诗

寸实应知面热风，咽疼舌强气填胸，当关脾实中宫满，尺实腰间痛不通。

分部主病

血实脉实，火热壅结。左寸实者，舌强气壅，口疮咽痛。实在左关，肝火胁痛，左尺得实，便秘腹疼。右寸实者，呕逆咽痛，喘嗽气壅；实在右关，伏阳蒸内，中满气滞；右尺得实，脐痛便难，相火亢逆。

抉微

李士材曰：脉实，必有大邪、大热、大积、大聚。故《经》曰：血实脉实。

又曰：气来实强，是谓太过。由是测之，皆主实热。其所主病，大约与数脉同类，而实则过之，以其蕴蓄之深也。

张路玉曰：邪气盛则实，非正气充也，热邪亢极而暴绝者有之。

宜忌

《诊宗三昧》云：伤寒，阳明病，不大便而脉实，则宜下，下后脉实大。或暴微欲绝，热不止者死。厥阴病，下利脉实者，下之，死。其消瘅鼓胀坚积等病，皆以脉实为可治，若泄而脱血，及新产骤虚，久病虚赢，而得实大之脉，良不易治也。

正伪

《汇辨》云：实主邪气有余，所以叔和有尺实则小便难之说。《伪诀》谬以尺实为小便不禁，何相反？又妄谓如绳应指来，则是紧脉之形，而非实脉之象矣。紧脉弦急如切绳，而左右弹人手；实脉则且大且长，三候皆有力也。紧脉者，热为寒束，故其象绷急，而不宽舒；实脉者，邪为火迫，故其象坚满，而不和柔也。

实主虚寒之误

张洁古惑于《伪诀》实主虚寒之说，而遂以姜附施治，此甚不可为训。或实脉而兼紧脉者，庶乎相当。

长_阳

体状相类诗

过于本位脉名长，弦则非然但满张。弦脉与长争较远，良工反度自能量。

主病诗

长脉迢迢大小匀，反常为病似牵绳。若非阳毒癫痫病，即是阳明热势深。

汪子良曰：浮洪而长，癫狂热深。伤寒脉长，阳明热伏。沉细而长为积。

分部主病

长主有余，气逆火盛；左寸长者，君火为病。

长在左关，木实之殃。左尺见长，奔豚冲竞。

右寸长者，满逆为定。长在右关，土郁胀闷。

右尺见长，相火专令。

抉微

《素问·平人气象论》曰：肝脉来软弱招招，揭长竿末梢曰肝平。肝脉来盈实而滑，如循长竿，曰肝病。故知长而和缓，即合春生之气，而为健旺之征；长而硬满，即属火亢之形，而为疾病之应。长脉在时为春，在卦为震，在人为肝，肝主春生之令，天地之气，至此而发舒。《经》曰：长则气治。李月池曰：心脉长者，神强气壮；肾脉长者，蒂固根深，皆言平脉也。如上文主病云云，皆言病脉也。若病人脉长，病虽甚而可治也。

李士材曰：旧说过于本位，名为长脉，久久审度，而知其必不然也。寸而上过，则为溢脉；寸而下过，则为关脉；关而上过，即属寸脉；关而下过，即属尺脉；尺而上过，即属关脉；尺而下过，即为覆脉。由是察之，长则过于本位，理之所必无，而义之所不合也。惟其状如长竿，则直上直下，首尾相应，非若他脉之上下参差，首尾不匀者也。凡实牢弦紧四脉，皆兼长脉，故古人称长主有余之病，非无本之说也。

短_阴

体状相类诗

短脉涩小，首尾俱俯，中间突起，不能满部。汪子良曰：或前有后无，或前无后有，或两头俱无，如龟藏头缩尾。两头缩缩名为短，涩短迟迟细且难。短涩而浮秋喜见，三春为贼有邪干。涩微动结，皆兼短脉。

主病诗

短脉惟于尺寸寻，短而滑数酒伤神。浮为血涩沉为痞，寸主头疼尺腹疼。

分部主病

短主不及，为气虚证。左寸短者，心神不定。

短在左关，肝气有伤。左尺得短，少腹必疼。

右寸短者，肺虚头痛。短在右关，膈间为殃。

右尺得短，真心不隆。

滑伯仁曰：气不足以前导其血也，为阴中伏阳，为三焦气壅，为宿食不消。

杨仁斋曰：无力为气虚，有力为壅，阳气伏郁不伸之象。下之则愈。

抉微

按：风邪脉多弦长，见于左寸及气口外侧。短则气病，故虚劳脉必于内侧见之。脉之短长，可以参内伤外感之候。

李士材曰：戴同父云：关不诊短。以上不通寸，下不通尺，是阴阳绝脉，故短脉只见于尺寸。然尺寸可短，依然阴绝阳绝矣。殊不知短脉，非两头断绝也，特两头俯而沉下，中间突而浮起，仍自贯通者也。

朱改之先生曰：愚谓一指单按见短，是病脉。若三指齐按，仍上下贯通，非阴阳绝脉比也，故关可诊短。

张路玉曰：短脉由胃气阨塞，不能条畅百脉。或因痰气食积，阻碍气道，亦有阳气不充而脉短。《经》谓寸口脉中手短者，曰头痛是也。

短脉宜于肺说

《汇辨》云：《经》曰：短则气病。盖以气属阳，主乎充沛，若短脉独见，气衰之确兆也，然肺为主气之脏，偏与短脉相应，何也？《经》曰：平脉来厌厌聂聂，如落榆荚，则短中自有和缓之象，气仍治也；若短而沉且涩，是气不治而病也。

李时珍曰：长脉属肝，宜于春；短脉属肺，宜于秋，但诊肺肝，则长短自见。故知非其时，非其部，即为病脉也。叔和云：应指而回，不能满部，亦非短脉之合论也。

洪阳

体状诗

洪脉极大，状如洪水，来盛去衰，滔滔满指。《经》曰：大则病进，以其血气方张也。

脉来洪盛去还衰，满指滔滔应夏时。若在春秋冬月分，升阳散火莫狐疑。

相类诗

洪脉来时拍拍然，去衰来盛似波澜。欲知实脉参差处，举按弦长愊愊坚。

洪而有力为实，实而无力为洪。

主病诗

脉洪阳盛血应虚，相火炎炎热病居。胀满胃翻须早治，阴虚泄痢可愁如。

分部诗

寸洪心火上焦炎，肺脉洪时金不堪，肝火胃虚关内察，肾虚阴火尺中看。

分部主病

汪子良曰：洪转细兮，病退气弱，暮洪朝细，老人六脉，浮洪两寸，洪盛俱逆。

抉微

盛启东曰：服凉药而脉反洪大无力，法宜温补。或曰：危症从阳散而绝，脉必先见洪大滑盛，乃真气尽脱于外也，凡久嗽久病之人，及失血下痢者，俱忌洪脉。《经》云：形瘦脉大，多气者死，可见形证不与脉合，均非吉兆。

论钩之义

《汇辨》云：按洪脉在卦为离，在时为夏，在人为心。时当朱夏，天地之气，酺满畅遂，脉者得气之先，故应之以洪。洪者大也，以水喻也。又曰钩者，以木喻也，夏木繁滋，枝叶敷布，重而下垂，故如钩也，钩即是洪，名异实同。夏脉心也，南方火也，万物所以盛长也，其气来盛去衰，故曰钩，反此者病。其气来盛去亦盛，此谓太过，病在外；其气来不盛，去反盛，此谓不及，病在中。太过则令人身热而肤痛，为浸淫；不及则令人烦心，上见咳唾，下为气泄。

论脉平贼虚实微邪

《脉经》云：夏脉洪大而散，名曰平。脉反得沉濡而滑者，是肾之乘心，水之克火，为贼邪，死不治。反得大而缓者，是脾之乘心，子之扶母，为实邪，虽病自愈。反得弦细而长者，是肝之乘心，母之归子，为虚邪，虽病易治。反得浮涩而短者，是肺之乘心，金之凌火，为微邪，虽病即瘥。

审疑似

《诊家正眼》云：《经》以洪脉，为来盛去衰，颇有微旨。大抵洪脉，只是根脚阔大，却非坚硬，若使大而坚硬，则为实脉，而非洪脉矣。《经》又云：大则病进。亦以其气方张也。

脉洪坏病

有屡下而热势不解，脉洪不减，谓之坏病，不可救治。洪为阳气满溢，阴气垂绝之脉，故蔼蔼然如车盖者，为阳结。

附：论大脉

丹溪曰：大，洪之别名。病内伤者，阴虚为阳所乘，故脉大，当作虚治；外伤者，邪客于经脉亦大，当以邪胜治之，皆病方长之势也。

《素问》云：粗大者阴不足，阳有余为热中也。

伯仁曰：大脉浮取若洪而浮，沉取大而无力，为血虚，气不能相入也。

徐春甫曰：脉为血气之精华，无邪气相干，则自雍容和缓，今病虽未形，而邪已形于脉，恣其盛大之势，所以逆知病之必进也。

微 _阴

体状相类诗

<small>微脉极细，而又极软，似有若无，欲绝非绝，《素问》谓之小，气血微，则脉微也。</small>

微脉轻微瞥瞥乎，按之欲绝有如无。微为阳弱细阴弱，细比于微略较粗。

主病诗

气血微兮脉亦微，恶寒发热汗淋漓。男为劳极诸虚候，女作崩带下血医。

分部诗

寸微气促或心惊，关脉微时胀满形，尺部见之精血弱，恶寒消瘅痛呻吟。

分部主病

滑伯仁曰：浮而微者阳不足，必身恶寒；沉而微者阴不足，主脏寒下痢。

分诊

滑伯仁曰：左寸微，心虚惊怯忧惕，营血不足；关微，四肢恶寒拘急；尺微，伤精尿血，女人崩带；右寸微，寒痞，冷痰不化，少气；关微，胃寒气胀，食不化，脾虚噫气，腹痛；尺微，泄泻，脐下冷痛。士材云：阳衰命绝。

抉微

李士材曰：仲景云脉瞥瞥如羹上肥，状其软而无力也；萦萦如蚕丝，状其细而难见也。轻取之如无，故曰阳气衰；重按之而欲绝，故曰阴气竭。长病得之，死，谓正气欲次绝也；卒病得之，生。谓邪气不至深重也。

张路玉曰：《经》言寸口诸微亡阳。微属气虚，见症在上，则有恶寒多汗少气之患，在下则有失精脱泻少食之虞，总之与血无预。所以萦萦如蜘蛛丝者，仲景谓阳气之衰。

喻嘉言曰：在伤寒证，惟少阴有微脉，他经则无。其太阳膀胱，为少阴之腑，才见脉微恶寒，仲景早从少阴施治，而用附子、干姜矣。盖脉微恶寒，正阳气衰微所至。

审疑似

世俗每见脉之细者，辄以微细二字并称，是何其言之不审耶！轻取之而如无，故阳气衰；重按之而欲绝，故曰阴气竭。若细脉，则稍较大，显明而易见，非若微脉之模糊而难见也。

卷之七

切诊

细_阴

体状诗

《素问》谓之小。王启玄言如莠蓬，状其柔细也。

细来累累细如丝，应指沉沉无绝期。春夏少年俱不利，秋冬老弱却相宜。

相类诗_{见微濡}

春夏之令，少壮之人，俱忌细脉，谓其不与时合，不与形合也。

主病诗

细脉萦萦血气衰，诸虚劳损七情乖。若非湿气侵腰肾，即是伤精汗泄来。

滑伯仁曰：细者，盖血冷气虚，不足以充故也，为内外俱冷，痿弱洞泄，为忧劳过度，为伤湿，为积，为痛，在内及下。

张路玉曰：胃虚少食，冷涩泛逆，便泄腹痛，湿痹脚软，自汗失精，皆有细脉，但以兼浮兼沉，在寸在尺，分别而为裁决。

分部诗

寸细应知呕吐频，入关腹胀胃虚形，尺逢定是丹田冷，泄痢遗精号脱阴。

抉微

李士材曰：尝见虚损之人，脉已细而身常热不究其原，而以凉剂投之，使真阳散败，饮食不进，上呕下泄，是速之毙耳。《经》云：少火生气。人非此火，无以运行三焦，熟腐五谷，未彻乎此者，乌可言医哉？

《汇辨》云：大都浮而细者，属之阳分，则见自汗气急等症；沉而细者，属阴分，则见下血血痢等症。

病忌

虚劳之脉，细数不可并见，并见者必死。细则气衰，数则血败，气血交穷，短期将至。吐利失血，得沉细者生。忧劳过度之人，脉亦多细，为自残其气血也。

附：论小脉

滑伯仁曰：小脉非细如发也，浮沉取之，悉皆损小，在阳为气不足，在阴为血不足。前大后小，则头痛目眩；前小后大，则胸满短气。

张路玉曰：即仲景来微去大之变辞，虚中挟实之旨。小弱见于人迎，卫气衰也；见于气口，肺胃弱也；寸小阳不足，尺小阴不足。若小而按之不衰，久按有力，又为实热固结之象。总由正气不充，不能鼓搏热势于外，所以隐隐略见滑热于内也。

慎庵按：小脉，即细脉之别称，亦犹大脉之与洪脉，同一体也，况其主病皆同，故但附见于此，乃一脉而异名，勿歧视之可也。

审疑似

《诊宗三昧》云：小脉者，三部皆小，而指下显然，不似微脉之微弱依稀，细脉之微细如发，弱脉之软弱不前，短脉之首尾不及也。

正误

《脉诀》言往来极微，是微反大于细矣，与经旨相背。

濡阴，即软字

体状诗

濡脉细软，见于浮分，举之乃见，按之即空。叔和比之绵浮水面。时珍比之水上浮沤，皆状其随手而没之象也。

濡形浮细按须轻，水面浮绵力不禁。病后产中犹有药，平人若见是无根。

相类诗

浮而柔细知是濡，沉细而柔作弱持。微则浮微如欲绝，细来沉细近于微。

浮细如绵曰濡，浮而极细如绝曰微。沉细如绵曰弱，沉而极细不断曰细。

主病诗

濡为亡血阴虚病，髓海丹田暗已亏。汗雨夜来蒸入骨，血山崩倒湿侵脾。

分部诗

寸濡阳微自汗多，关中其奈气虚何，尺伤精血虚寒甚，温补真阴可起疴。

濡为少气，为泄泻、为痰、为渴、为眩运。

分部主病

濡主阴虚，髓竭精伤。左寸濡者，健忘惊悸；濡在左关，血不荣筋，左尺得濡，精血枯损。右寸濡者，腠虚自汗；濡在右关，脾虚湿侵；右尺得濡，火败命乖。

抉微

方谷曰：轻诊不知，重按又不可得，稍久隐隐而来，少焉又不可得，存而诊之，又复如是，此濡脉也，为湿伤气血之候。凡形证未见死象，不可便断死。

或曰：濡脉辨内伤外感。气促力劣，恍惚耳鸣，此虚冷之征，必见于右手气口，若人迎濡而气口有力，中气胀闷，腰背酸疼，肢体倦怠，当作湿治。

刘河间曰：濡多兼迟，主极冷。然热泄后，或热极将死者亦濡弱。

张路玉曰：濡为胃气不充之象。故内伤虚劳、泄泻少食、自汗喘乏、精伤痿弱之人，脉虽濡软乏力，犹堪峻补峻温，不似阴虚脱血，纯见细数弦强，欲求濡弱，绝不可得也。

宜忌

李士材曰：浮主气分，浮取之而可得，气犹未败；沉主血分，沉按之而如无，此精血衰败，在久病年老之人，尚未至于必绝，为其脉与证合也，若平人及少壮暴病见之，名为无根脉，去死不远矣。

比类

《诊家正眼》云：叔和言轻手相得，按之无有，《伪诀》反言按之似有，举之无，悖戾一至此耶？且按之则似有，举之则还无，是弱脉而非濡脉矣。濡脉之浮软，与虚脉相类，但虚脉形大，而濡脉形小也；濡脉之细小，与弱脉相类，但弱在沉分，而濡在浮分也；濡脉之无根，与散脉相类，但散脉从浮大而渐至于沉，濡脉从浮小而渐至于不见也。从大而至沉者，全凶；从小而之无者，为吉凶相半也。又主四体骨蒸，盖因肾气衰绝，水不胜火耳。

弱 阴

体状诗

弱脉细小，见于沉分，举之则无，按之乃得。《脉经》云：弱脉极软而沉细，不似微脉之按之欲绝，濡脉之按之若无，细脉之浮沉皆细也。

弱来无力按之柔，柔细而沉不见浮。阳陷入阴精血弱，白头犹可少年愁。

相类诗 _{见濡脉}见濡脉

主病诗

弱脉阴虚阳气衰，恶寒发热骨筋萎。多惊多汗精神减，益气调营急早医。

分部诗

寸弱阳虚病可知，关为胃弱与脾衰，欲求阳陷阴虚病，须把神门两部推。

滑伯仁曰：精气不足，故脉痿弱而不振，为痼冷、为哄热、为虚汗。

方谷曰：为痿痓，为厥逆，为血虚，为气少及力乏，为伤精及损血，为耳闭，为眩晕。

分部主病

左寸弱者，惊悸健忘。弱在左关，木枯挛急。

左尺得弱，涸流可征。右寸弱者，自汗短气。

弱在右关，水谷之疴。右尺得弱，阳陷可验。

抉微

刘河间曰：弱脉虚冷，兼微与迟，然伤风中暑，热盛而自汗大出，则亦缓弱而迟。

李士材曰：浮以阳候，浮取之而如无，阳气衰微之验也。《经》云：脉弱与滑，是有胃气；脉弱与涩，是为久病。愚谓：弱堪重按，阴犹未绝；若兼涩象，则气血交败，生理灭绝矣。

张路玉曰：伤寒首言弱为阴脉，即阳经见之，亦属阳气之衰，可见。脉弱无阳，必无实热之理，祇宜辨析真阳之虚，与胃气之虚，及夏月伤冷水，水行皮中所至耳。在阴经见之，虽为合脉，然阳气衰微已极，非峻温峻补，良难春回寒谷也。

宜忌

《诊宗三昧》云：弱脉惟血痹虚劳，久嗽失血，新产及老人久虚，脉宜微弱，然必弱而和滑，可卜胃气之未艾。若少壮暴病，而见弱脉，咸非所宜，即血证虚证，脉弱而兼之以涩，为气血交败矣。

简误

慎庵按：《脉经》云：弱脉为虚热作病，有热不可太攻，热去则寒起。然虚热，从无用攻之理，攻之不但寒起，恐元气亦从此而脱，当去此太字。云有热不可攻，方为中肯之言。

紧 阴中之阳

体状诗

紧脉有力，左右弹人，如绞转索，如切紧绳。李濒湖曰：紧乃热为寒束之脉，故急数如此，要有神气，《素问》谓之急。

举如转索切似绳，脉象因之得紧名，总是寒邪来作寇，内为腹痛外身疼。

相类诗 见弦实

《汇辨》云：天地肃杀之气，阴凝收敛，其见于脉也为紧，较之于弦，更加挺劲之异。仲景曰：如转索无常。叔和云：数如切绳。丹溪云：如纫箄线，譬如以二股三股纠合为绳，必旋绞而转，始得紧而成绳。可见紧之为义，不独纵有挺急，抑且横有转侧也。

主病诗

紧为诸病主于寒，喘咳风痫吐冷痰。浮紧表寒须发越，紧沉温散自然安。

急而紧者，是谓遁尸；数而紧者，当主鬼击。

分部诗

寸紧人迎气口分，当关心腹痛沉沉，尺中有紧为阴冷，定是奔豚与疝疼。

张路玉曰：紧为诸寒收引之象。亦有热因寒束，而烦热拘急疼痛者，如太阳寒伤营证是也。然必人迎浮紧，乃为表证之确候；若气口盛坚，又为内伤饮食之兆。《金匮》所谓脉紧头痛风寒，腹中有宿食也。

刘河间曰：与洪数相兼者，为热痛；或微细阴脉相兼者，为寒痛。

分部主病

汪子良曰：左寸浮紧伤寒，沉紧心中气逆冷痛；右寸浮紧，头疼，鼻塞，膈壅，沉紧滑，肺实咳痰。左关浮紧筋疼，沉紧胁疼，寒郁紧实痃癖；右关紧腹膨，沉紧腹疼吐逆。尺脉浮紧，腰脚痛，按涩则为耳闭；沉紧脐下痛，小便难；细紧小肠疝气。

慎庵按：伤寒乃风寒伤在营卫，故仲景统诊于寸口，未尝分属。但云：浮缓为风伤卫，浮紧为寒伤营。今云：左寸浮紧伤寒，况左寸乃君火之位，与寒何涉？此亦汪氏千虑之一失也。

张三锡曰：左三部弦紧，疝瘕痛；右脉弦紧而滑，积滞腹痛。

抉微

或云：伤寒脉紧，病气脉气俱有余，若内伤杂证而脉紧，是正气与胃气俱虚，一味邪气用事。脉气有余，病气不足，法当温补，正气复，则邪退而脉自和平，若用攻伐，反伤正气而危矣。

李士材曰：咳嗽虚损之脉，而得沉紧，谓正气已虚，而邪已痼矣，故不治。

审形似

紧之与迟，虽主乎寒，迟则血气有亏，乃脉行迟缓而难前；紧则寒邪凝袭，乃脉行夭矫而搏击。须知数而流利则为滑脉，数而有力则为实脉，数而绞转则为紧脉。

《诊宗三昧》云：夫脉按之紧，如弦直上下行者痉，若伏坚者为阴痉，总皆经脉拘急，故有此象。若脉至如转索，而强急不和，是但紧无胃气也，岂堪尚引日乎？

慎庵按： 紧脉似急数而不甚鼓，暴证见之，为腹痛身疼，寒客太阳，或主风痉痫症。若中恶浮紧，咳嗽沉紧，皆主死者，此证与脉反也。又有如紧之脉，乃伤寒阴证绝阳，七日、九日之间，若得此脉，仲景云脉见转索无常者，即日死。盖紧本属病脉，而非死脉，但以新久之异，便有生死之分，不可不察。

正伪

《脉诀》言寥寥入尺来，比拟失伦。崔氏言如线，皆非紧状。或以浮紧为弦，沉紧为牢，亦近似耳。

缓阴

体状诗

张太素云：如丝在经，不卷其轴，应指和缓，往来甚匀。

杨玄操曰：如初春杨柳舞风之象。

缓脉阿阿四至通，柳梢袅袅飐轻风，欲从脉里求神气，只在从容和缓中。

相类诗 见迟脉

主病诗

缓脉营衰卫有余，或风或湿或脾虚。上为项强下痿痹，分别浮沉大小区。

分部诗

寸缓风邪项背拘，关为风眩胃家虚，神门濡泄或风秘，或是蹒跚足力迂。

兼脉主病

缓为胃气，不主于病，取其兼见，方可断证。

浮缓伤风，沉缓寒湿，缓大风虚，缓细湿痹。

缓涩脾薄，缓弱气虚。

分部主病

汪滑合曰：两寸浮缓，伤风项背急痛。左寸沉缓，心气虚，怔忡健忘。右寸沉缓，肺气虚短。左关浮缓，风虚眩晕；沉缓气虚，腹胁气结。右关浮缓，腹膨；沉缓，脾胃气虚少食。从容和缓为平。尺逢浮缓，足痿。左尺沉缓，肾虚冷，小便数，女人月事多；右尺沉缓，泄泻，肠风入胃。

体象胃气

蔡氏曰：缓而和匀，不浮不沉，不大不小，不疾不徐，意思欣欣，悠悠扬扬，难以名状者，此真胃气脉也。

抉微

方谷曰：凡缓脉之见，不可见于纯缓，如缓而兼四时之脉可也，缓而兼五脏之脉可也，否则徒缓而不兼，犹《脉经》所谓但弦无胃气曰死，肝脉纯缓者亦曰死。又曰：仲景云：伤寒以缓为和，主病退；杂病以缓为迟，主病进。此缓之脉，又不可以例推者矣。

迟缓不相类

李士材曰：缓脉以宽舒和缓为义，与紧脉正相反也。然缓脉迟脉，又绝不相类。缓以脉形宽纵得名，迟以至数不及为义。《脉经》云：小快于迟，以至数论缓，亦一失也。

弦 阳中之阴

体状诗

<small>弦如琴弦，轻虚而滑，端直以长，直下挺然。</small>

弦脉迢迢端直长，肝经木旺土应伤。怒气满胸常欲叫，翳朦瞳子泪淋浪。

相类诗

弦脉端直如丝弦，紧则如绳左右弹。紧言其力弦言象，牢脉弦长沉伏间。

<small>又见长脉。</small>

主病诗

弦应东方肝胆经，饮痰寒热疟缠身。浮沉迟数须分别，大小单双有重轻。

滑伯仁曰：弦为血气收敛，为阴中伏阳，或经络间为寒所入，为痛、为疟、为拘急、为寒热或云：半表半里脉弦，主寒热往来，劳伤脉亦弦，主虚寒虚热、为血虚盗汗、为寒凝气结、为疝、为饮、为劳倦。**按：**肝为罢极之本，肝脉弦，故主劳倦。双弦胁急痛，弦长为积。

分部诗

寸弦头痛膈多痰，寒热癥瘕察左关，关后胃寒心腹痛，尺中阴疝脚拘挛。

分部主病

滑汪合曰：左寸弦，头痛盗汗，浮弦沉大心痛；右寸弦，头痛痰嗽。左关弦，寒热癥瘕；右关弦，胃寒腹痛，弦细少食怠惰。尺浮弦急，下部为痛。左尺，少腹腰脚痛，沉弦细涩，阴证寒羁。右尺，足挛疝痛。

兼脉主病

李士材曰：弦为肝风，主痛主疟，主痰主饮。弦数多热，弦迟多寒，阳弦头痛，阴弦腹痛，痛在少腹。浮弦支饮外溢，沉弦悬饮内痛。弦大主虚，弦细拘急，单弦饮癖，双弦寒痼，若不食者，木来克土，病必难治。饮停在上，不在胃，而支留于心胸；饮停在下，不在胃，而悬留于腹胁，故一弦而浮，一弦而沉也。阳弦者，寸弦也，邪在三阳，三阳走头，故头痛；阴弦者，尺弦也，邪在三阴，三阴走腹，故腹痛。

汪子良曰：弦为气敛，阴虚冷痹。浮弦风邪，弦细少气。春病无弦，失主非宜；秋深弦盛，木实金虚，弦状多同。土逢木抑，弦兼濡滑，胃虚痰饮，兼急疼痛。左浮弦涩，夏与秋逢，则为疟疾，按之即滑，热多寒少奚疑。弦兼洪盛，先宜解邪散热；右关虚弱邪轻，补剂方可施用。

抉微

丹溪云：弦为春令之脉，非春时而见者，木为病也；木为病，则肝邪盛矣；肝之盛，金之衰也；金之衰，火之炎也；火之炎，水之弱也，金不足以制木，则土病矣。木贼土败为病，先哲盖尝言之，惟金因火伏，木寡于畏之论犹未明。倘非滋水以降火，厚土以养金，而反以行湿、散风、导郁为之辅佐，邪何由去？病何由安？况弦脉治法，又有隔二隔三之异，故不容于自默也。若曰不然，何弦属阳？而仲景列为五阴之数，至于败散残贼之脉，又以弦为之首，涩为之中，其意可见。

张路玉曰：凡病脉弦，皆阳中伏阴之象。虚证误用寒凉，两尺脉必变弦。胃虚冷食停滞，气口多见弦脉。在伤寒表邪全盛之时，中有一部见弦，或兼迟兼涩，便是夹阴之候。客邪虽盛，急须温散，汗下猛剂，咸非所宜，即非时感冒，亦宜体此。历诊诸病，属邪盛而见弦者，十常二三，属正虚而见弦者，十常六七，如腹痛、鼓胀、胃反、胸痹、癥瘕、蓄血、中暍、伤风、霍乱、滞下、中气郁结、寒热痞满等病，皆有弦脉，总由中气无权，土败木贼所致。但以弦多弦少，以证胃气之强弱；弦实弦虚，以证邪气之虚实。以脉和缓为胃气，虚劳寸口脉多数大，尺弦细搏指者，是但弦无胃气也，不治。

潘邓林曰：饮食入于胃，若阳运之力薄，则停留而成饮症，弦为阴脉，敛束急直，无抑扬鼓动之势，正阳运之不及也。《汇辨》谓：弦主痰，然以饮较痰尚未结聚，故所以弦不似滑之累累替替之有物形也。或曰弦寒敛束，气不舒畅，故主痛。

戴同父曰：弦而软其病轻，弦而硬其病重，深契《内经》之旨。两关俱弦，谓之双弦，若不能食，不治。

《脉鉴》云：两手脉弦为双，一手脉弦为单，单弦则胸腹痰饮为癖，双弦则阴寒痼积于内，或胁急疼痛，弦长为积。

按：汪子良云双弦为饮，并出而细，似一双弦，又非两部之谓。

蔡西山曰：阳搏阴为弦，阴搏阳为紧，阴阳相搏为动，虚寒相搏为革，阴阳分体为散，阴阳不续为代。

正误

李时珍曰：《脉诀》谓弦象，时时带数，又言脉紧状绳牵，皆非弦象，今削之。《脉鉴》云：方谷又谓弦即数也，数即弦也，有弦之处，而无数之句，皆非弦脉，不合经旨，今并正之。

芤 阳中阴

体状诗

芤乃草名，绝类慈葱，浮沉俱有，中候独空。芤草状与葱无异，假令以指候葱，浮候之，着上面之葱皮；中候之，正当葱中空处；沉候之，又着下面之葱皮。见空之为义，两边俱有，中央独空之义。刘三点云：芤脉何似？绝类慈葱，指下成窟，有边无中。叔和云：芤脉浮大而软，按之中央空，两边实。二家之言，已无遗蕴矣。戴同父云：营行脉中，脉以血为形。芤脉，中空脱血之象。《素问》无芤名。

芤形脉大软如葱，按之旁有中央空，火犯阳经血上溢，热侵阴络下流红。

相类诗

中空旁实乃为芤，浮大而迟虚脉呼。芤更带弦名曰革，芤为亡血革虚寒。此句《脉鉴》改。

分部主病诗

寸芤失血病心忪，关芤呕血肠胃痛。尺部见之多下血，赤淋红痢漏崩中。左寸芤，主心血妄行，为吐衄；关芤，主胁间血气痛，肝虚不能藏血，亦为吐血目暗；尺芤，小便血，女人月事为病。右寸芤，肺家失血，为衄为呕；关芤，肠痛下脓血，及呕血不食。尺芤，大便血。《脉鉴》：张三锡曰：关芤，肝血伤，必暴怒动血，胸中胀，仍有瘀血也。

抉微

张路玉曰：凡血脱脉芤，而有一部独弦，或带结促涩滞者，此为阳气不到，中挟阴邪之兆，是即瘀血所结处也，所以芤脉须辨一部二部，或一手二手，而与攻补，方为合法。

辨妄

李士材曰：《脉诀》云：两头有，中间无。以头字易叔和之边字，则是上下之脉，划然中断，而成阴绝阳绝之诊。又云：寸芤积血在胸中，关内逢芤肠里痛，是以芤为蓄血积聚之实脉，非失血虚家之空脉矣。时珍亦祖述其言，岂曾未精思耶？《伪诀》又云：芤主淋沥，气入小肠，与失血之候有何干涉？即叔和云：三部脉芤，长病得之生，卒病得之死，然暴失血者，脉多芤，而谓卒病得之死可乎？其言亦不能无疵也。

革 阴

体状主病诗

革脉弦而芤仲景，如按鼓皮丹溪，浮弦大虚，内虚外实子良，革大弦急，浮取即得，按之乃空，浑如鼓革。

仲景曰：弦则为寒，芤则为虚，虚寒相搏，此名曰革。男子亡血失精，妇人半产漏下。《脉经》曰：三部脉革，长病得之死，卒病得之生。**慎庵按：** 芤乃边有中空，革为上下实而中虚也。《正眼》云：革主表寒，亦属中虚。

革脉形如按鼓皮，芤弦相合脉寒虚，女人半产并崩漏，男子营虚或梦遗。

相类诗 见芤牢

滑伯仁曰：革为中风寒湿之诊。

李士材曰：表邪有余，而内则不足。

分诊

左寸革者，心血虚痛；右寸革者，金衰气壅。左尺得革，精空可必；右尺得革，殒命为忧，女人得之，半产漏下。左关革者，疝瘕为祟；右关革者，土虚而痛。

抉微

《诊家正眼》曰：按《甲乙经》云：浑浑革革，至如涌泉，病进而危；弊弊绵绵，其去如弦绝者死。谓脉来浑浊，革变急如泉涌，出而不返也。观其曰涌泉，则浮取不止于弦大，而且数且搏且滑矣；曰弦绝，则重按之不止于豁然，而且绝无根蒂矣，故曰死。

辨妄

李时珍曰：弦芤二脉相合，故为亡精失血之候，诸家皆以为牢脉，故或有革无牢，有牢无革，混淆不辨，不知革浮牢沉，革虚牢实，形证皆异也。

李士材曰：王贶以为溢脉者，因《甲乙经》有涌泉之语，而附会其说也。不知溢脉者，自寸而上贯于鱼际，直冲而上，如水之沸而盈溢也，与革脉奚涉乎？滑氏以革为变革之义，误矣。若曰变革，是怪脉也，而革果怪脉乎？则变革之义何居耶。

牢阴中之阳

体状相类诗

牢脉似沉似伏，实大而长，微弦《脉经》。牢在沉分，大而弦实，浮中二候，了不可得。《正眼》：扁鹊曰：牢而长者肝也。或曰：实脉沉大而长，指下鼓击，急数往来，动而能移；牢脉沉而有力，动而不移，为阴寒凝固之象，均一动也，只争移与不移，而主病悬殊。

弦长实大脉牢坚，牢位常居沉伏间，革脉芤弦自浮起，革虚牢实要详看。

主病诗

寒则牢坚里有余，腹心寒痛木乘脾。疝癫癥瘕何愁也，失血阴虚却忌之。张仲景曰：寒则牢坚，有牢固之象。李时珍曰：牢主寒实之病，木实则为痛，主心腹寒痛。柳氏曰：主有积，主疼痛不移其处。

张路玉曰：湿痉拘急，寒疝暴逆，坚积内伏，乃有是脉，治方不出辛热开结，甘温助阳之治。设更加之以食填中土，大气不得流转，其变故在于须臾，可不为之密察乎？按：牢为气结、为痈疽、为劳伤痿极、为痰实气促。牢而数，为积热；牢而迟，为瘤冷。大抵其脉，近乎无胃气也，故皆指为危脉。

分诊

左寸牢者，伏梁为患；右寸牢者，息奔可定。左尺得牢，奔豚为患；右尺得牢，疝瘕痛甚。左关牢者，肝家血积；右关牢者，阴寒痞积。

抉微

李士材曰：牢脉所主之证，以其在沉分也，故悉属阴寒；以其形弦实也，故咸为坚积。积之成也，正气不足，而邪气深入，牢固而成五积。及一切按之应手者曰癥瘕者，为其有所征兆于外也，假物成形曰瘕瘕者谓假气血以成形也，见于肌肉间者曰痃，结于隐癖处曰癖。《经》曰：积之始生，得寒乃生，厥乃成积，故牢脉咸主之。

审形似

按：沈氏曰：似沉似伏，牢之位也；实大弦长，牢之体也。牢脉不可混于沉脉、伏脉须细辨耳。沉脉如绵裹砂，内刚外柔，然不必兼大弦也；伏脉非推筋至骨，不见其形；在于牢脉，既实大，才重按之，便满指有力，以此为别耳。吴草庐曰：牢为寒实，革为虚寒，安可混乎？

辨妄

按《脉诀》云：寻之则无，按之则有，但依稀仿佛，却不言实大弦长之形象，是沉脉而非牢脉矣。

又曰：脉入皮肤，辨息难，更以牢为死亡之脉，其谬可胜数哉。

《脉诀》又云：肾间疼痛，气居于表。池氏以为肾传于脾，皆谬妄不经。

宜忌

若夫失血亡精之人，则内虚而当得革脉，乃为正象；若反得牢脉，是脉与证反，可与卜期短矣。扁鹊曰：软为虚，牢为实。失血者，脉宜沉细，反浮大而牢者死。虚病见实脉也。

伏_阴

体状诗

伏脉重按着骨，指下裁动《脉经》，脉行筋下《刊误》，三按俱无，推筋而取子良。

伏脉推筋着骨寻，指间裁动隐然深。伤寒欲汗阳将解，厥逆脐疼证属阴。

相类诗 见沉脉

主病诗

伏为霍乱吐频频，腹痛多缘宿食停。蓄饮老痰成积聚，散寒温里莫因循。

分部诗

食郁胸中双寸伏，欲吐不吐常兀兀，当关腹痛困沉沉，关后疝疼还破腹。

滑伯仁曰：伏为阴阳潜伏，关膈闭塞之候，为积聚、为瘕疝、为食不消、为霍乱、为水气、为营卫气闭而厥逆。关前得之为阳伏，关后得之为阴伏。

张三锡曰：痛极脉必伏，凡心腹胃脘暴痛皆然。

张路玉曰：有邪伏幽深，而脉伏不出者，虽与短脉之象有别，而气血壅滞之义则一。凡气郁血结久痛，及留饮宿食，霍乱大吐大利，每多沉伏，皆经脉阻滞，营卫不通之故，所以妊妇恶阻，常有伏匿之脉，此又脉症之变耳。若六七日烦扰不宁，邪正交并而脉伏者，又_{伤寒}战汗之兆，不可以伏为阴脉，误投辛热。

分诊

滑伯仁曰：左寸伏，心气不足，神不守舍，沉忧郁郁；右寸伏，寒痰冷积 《鉴》云：胸中气滞。左尺伏，肾伏精虚，疝瘕寒痛；右尺伏，脐下冷痛，下焦虚寒。左关伏，血冷，胁下有寒气；右关伏，中脘积块作痛，胃中停滞。

抉微

李时珍曰：伤寒一手脉伏曰单伏，两手脉伏曰双伏。不可以阳证见阴脉为诊，乃火邪内郁，不得发越，阳极似阴，故脉伏必有大汗而解。又夹阴伤寒，先有伏阴在内，外复感寒，阴盛阳衰，四肢厥逆，六脉沉伏，须投姜附，及灸关元，脉乃复出也。若太溪、冲阳，皆无脉者必死。

刘元宾曰：伏脉不可发汗，为其非表脉也，亦为其将自有汗也。乃《伪诀》云徐徐发汗。而洁古欲以麻黄附子细辛汤发之，皆非伏脉所宜也。

《汇辨》云：伏脉主病，多在沉阴之分，隐深之地，非轻浅之剂，所能破其藩垣也。诸症莫非气血结滞，惟右关右尺，责其无火，盖火性炎上；推筋至骨而形始见，积衰可知。更须以有力无力，细为分辨，则伏中之虚实燎然矣。

动 阳

体状诗

动无头尾，其形如豆，厥厥动摇，必兼滑数。汪子良曰：动脉短滑数备。

动脉摇摇数在关，无头无尾豆形团。其原本是阴阳搏，虚则摇分胜者安。

主病诗

动脉专司痛与惊，汗因阳动热因阴，或为泄痢拘挛病，男子亡精女子崩。

滑伯仁曰：动则为虚劳体痛，为泻为崩。

李士材曰：阴阳不和，气搏击则痛，气撺迸则惊也。

分诊

左寸动者，惊悸可断；右寸动者，自汗无疑；

左尺得动，亡精失血；右尺得动，龙火奋迅；

动在左关，惊及拘挛；动在右关，心脾疼痛。

抉微

《汇辨》云：动脉厥厥动摇，急数有力，两头俯下，中间突起，极与短脉相类，但短脉为阴，不数不硬不滑也。动为阳，且数且硬且滑也。

辨妄

李士材曰：按关前为阳，关后为阴。故仲景云：阴阳相搏，名曰动。阳动则汗出，分明指左寸之心，汗为心之液；右寸之肺，肺主皮毛而司腠理，故汗出也。又曰：阴动则发热，分明指左尺见动，为肾水不足；右尺见动，谓相火虚炎，故发热也。因是而知旧说言动脉只见于关上者，非也。且《素问》曰：妇人手少阴心脉动甚者，为妊子也。然则手少阴明隶于左寸矣，而谓独见于关可乎？成无己曰：阴阳相搏，则虚者动。故阳虚则阳动。阴虚则阴动。以关前为阳，主汗出；关后为阴，主发热，岂不精妥？又曰：《脉诀》云：寻之似有，举之还无，是弱脉而非动脉矣。又曰：不离其虚，不往不来，三关沉沉，含糊谬妄，无一字与动脉合义矣。

动脉之义

王宇泰曰：阳升阴降，二者交通。上下往来于尺寸之内，方且冲和安静，焉睹所谓动者哉？惟夫阳欲降而阴逆之，阴欲升而阳逆之，两者相搏，不得上下，鼓击之势，陇然高起，而动脉之形著矣。此言不啻与动脉传神。

促阳

体状诗

促为急促，数时一止，如趋而蹶，进则必死。

促脉数而时一止，此为阳极欲亡阴。三焦郁火炎炎盛，进必无生退可生。

相类诗（见代脉）

主病诗

促脉惟将火病医，其因有五细推之。时时喘咳皆痰积，或发狂斑与毒疽。

《正眼》云：促因火亢，亦因物停。促为阳独盛，而阴不能和也，为气怒上逆、为胸满烦躁、为汗郁作喘、为血瘀发斑、为狂妄、为痈肿。诸实热之候，又为血气痰饮食五者之内，而或有一留滞于其间，则脉因之而促。虽然促而有力洪实，为热盛，为邪滞经络；促而无力损小，为虚脱，阴阳不相接之候。虽非恶脉，然渐退渐佳，渐进渐死。

分诊

左寸促者，心火炎炎；右寸促者，气逆痰壅；

左尺得位，遗滑堪忧；右尺得促，灼热为定；

促在左关，血滞为殃；促在右关，脾官食滞。

抉微

李士材曰：促脉得之脏气乖违，稽留凝涩，阻其运行之机，因而歇止者，十之六七也，其止为轻；得于真元衰惫，阳弛阴涸，失其揆度之常者，十之二三也，其止为重。燕都王湛六以脾泄求治，神疲色瘁，诊得促脉，或十四五动一止，或十七八动一止，是真元败绝，阴阳交穷，而促脉呈形，与稽留凝泣而见促者，大不侔矣。法在不治，一月果殁。

辨妄

李时珍曰：《黎氏脉经》但言数而止为促，《脉诀》乃云并居寸口，不言时止者，谬矣。数止为促，缓止为结，何独寸口哉？

结 _阴

体状诗

《正眼》云：结为凝结，缓时一止，徐行而怠，颇得其旨。

结脉缓而时一止，独阴偏盛欲亡阳。浮为气滞沉为积，汗下分明在主张。

相类诗（见代脉）

主病诗

结脉皆因气血凝，老痰积滞苦沉吟，内生积聚外痈肿，疝瘕为殃病属阴。

滑伯仁曰：结为阴独盛而阳不能入也，为积聚、为七情所郁。浮结为寒邪滞经，沉结为积气在内。先以气寒脉缓，而气血痰饮食五者，一有留滞于其间，则为结。

分部主病

左寸结者，心寒疼痛；结在左关，疝瘕必现；

左尺得结，痿躄之疴；右寸结者，肺虚气寒；

结在右关，痰滞食停；右尺得结，阴寒为楚。

抉微

李士材曰：结而有力者，方为积聚；结而无力者，是真气衰弱，违其运行之常，一味温补为正治。止数频多，参五不调者不治。叔和云：如麻子动摇，旋引旋收，聚散不常曰结，主死，是也。

张路玉曰：越人云结甚则积甚，结微则气微。言结而少力，为正气本衰，虽有积聚，脉结而不甚也。凡寒饮死血，吐利腹痛，癫痫虫积等，气郁不调之病，多有结脉暴见，即宜辛温扶正，略兼散结开痰，脉结自退。尝见二三十至内有一至接续不上，而指下虚微，此元气骤脱，如补益不应，终见危殆。

李濒湖曰：《脉诀》言：或来或去，聚而却还，与结无关。仲景有累累如循长竿曰阴结，蔼蔼如车盖曰阳结。《脉经》又有如麻子动摇，旋引旋收，聚散不常者曰结，主死。此三脉名同实异也。

代阴

体状诗

仲景云：代脉动而中止，不能自还，因而复动。吴氏曰：脉至还八尺，良久方来。结促之止，止无常数；代脉之止，止有定期。

动而中止不能还，复动因而作代看。病者得之犹可疗，平人却与寿相关。

相类诗

数有时止名为促，缓止须将结脉呼。止不能回方是代，结生代死有殊途。

主病诗

代脉元因脏气衰，腹疼泄痢下元亏。或为吐泻中宫病，女子怀胎三月兮。

抉微

《汇辨》云：代主脏衰危恶之病，脾土败坏，吐利为咎；中寒不食，腹疼难救。又云：止有定期者，盖脾主信也，故《内经》以一见代脉，为脏气衰微，脾气脱绝之诊。

黎氏曰：代为真死脉，不分三部，随应皆是。

《正义》云：按：代散之脉，从未有分部位者。予常诊丁子之脉，惟左尺见代，才一至耳，至关上即滑数，余曰：肾气已绝，不可为矣。然群医但见其滑数，不见其代也。

宜忌

滑伯仁曰：无病而羸瘦脉代者，危脉也；若有病而气血乍损，而气不能续者，只为病脉。又妊娠脉代，胎必三月。

李士材曰：伯仁论病脉，为暴病言也，若久病得代脉，万无一生。黄桂岩心疼夺食，脉三动一止，良久不能自还。古人谓：痛甚者脉多代，少得代脉者死，老得代脉者生。桂岩春秋高矣，虽有代脉，不足虑之，果两旬而起。

代义不一

张景岳曰：夫缓而一止为结，数而一止为促，其至或二动，或三动，至乃不等，然皆至数分明，起止有力。所主之病，有因气逆痰壅，而为间阻者；有因血气虚脱，而为断续者；有因生平禀赋多滞，而脉道不流利者，此自结促之谓也。至于代脉之辨，则有不同。如《宣明五气》篇云：脾脉代。《邪气脏腑病形》篇曰：黄者其脉代，皆言脏气之常候，非谓代为止也。又《平人气象论》曰：长夏胃气软弱曰生，但代无胃曰死，此言胃气去，而真脏见者死，亦非谓代而止也。《根结》篇曰：五十动而不一代者，五脏皆受气；四十动一代者一脏无气，如本篇所云，此乃至数之代，若脉本平匀，而忽强忽弱者，乃形体之代，即《气象论》所云是也。又若脾主四季，而随时更代者，乃气候之代，即《宣明五气》等篇所云是也。凡脉无定候，更变不常，则均谓之代，但当各因其变，而察其情，庶得其妙。

代主脏绝

五十一止身无病，数内有止皆知定数内者，即五十内之数也。知定者，可定其脏气之死期也。四十一止肾脏衰，三十一止肝气尽，二十一止脾败竭，十动一止心脉绝，四五动止肺经伤。死期更参声色证，两动一止三日死，三四动止五六日，五六一止七八朝，次第推之自无失。

《脉经》云：一动一止二日死，二动一止三日死，三动一止四日死，四动一止六日死，五动一止七日死，六动一止八日死，七动一止九日死，八动一止十日死，九动一止十一日死，十动一止立夏死。

《脉经》又曰：不满五十动一止者，五岁死；四十动而一止者，一脏无气，四岁死；三十动而一止者，二脏无气，三岁死；二十动而一止者，三脏无气，二岁死；十动而一止者，四脏无气，岁中死。

戴同父曰：《脉经》以四脏无气，岁中死，几脏无气，以分别几岁之死期，予窃疑焉。《内经》云：肾绝六日死，肝绝八日死，心绝一日死，果此脏气绝，又安能待四岁、三岁乎。

王宏翰曰：夫戴氏引《内经》而正《脉经》之谬，予会而详思默悟，得其几焉。如某脏之气衰，尚未败绝而见代者，则死期之岁月，从《脉经》而断之；如某脏之气败绝而见代者，则死期之岁月，从《内经》而断之。但《内经》原说某脏绝，而《脉经》当作某脏衰弱也。

慎庵按：王氏断论，亦属模棱，终非画一之论。至谓某脏气衰，尚未败绝，从《脉经》断云云，见亦骑墙，即如其说，若病者脏气衰弱，可延三四岁者，择医而治，临病之工岂无具眼者？治之得宜，用药辅助脏气复旺，因而得生者，亦复不少。由是可知《脉经》之言，亦不足征，徒为浅识者树帜，借口炫奇，删之可也。今仍而不删者，在往籍中，皆录是说，因出《脉经》存而不论。今予因戴王两家之言，亦存而驳正之曰，必无是理，免滋后学之惑。在当时王氏论脉，而自称曰经，亦云僭矣，今人因其称经，而不论其中是非，可称无识也。况其书，杂引《内经》《伤寒论》《金匮》《中藏经》《扁鹊》《内照经》等文以成书，又乌得称经哉？在往昔圣哲相传，称经趑矣，而王氏混附己见，而亦欲称经，岂非僭乎？故张子路玉有金屑入眼之讥，可称独见也。再有论见后附余。

疾_阳

《汇辨》云：疾脉急疾，数之至极，七至八至，脉流薄疾。伯仁曰：疾脉快于数，呼吸之间，脉七至八至，热极之脉也。在阳犹可，在阴为逆。六至以上，脉有两称，或名曰疾，或名曰极，总是急数之脉，数之甚者也。

主病

疾为阳极，阴气欲竭。脉号离经，虚魂将绝。渐进渐疾，旦夕殒灭，毋论寸尺，短期已决。

抉微

李士材曰：经脉流行，昼夜五十周于身，若一息八至，当一百周，而脉行一千六百余丈矣，必喘促声嘶，仅呼吸于胸中数寸之间，而不能达于根蒂，真阴竭于下，孤阳亢于上，而气之短已极矣。惟伤寒热极，方见此脉；若劳瘵症，亦或见之，俱主死。阴阳易病者，脉常七八至，是已登鬼录者也。

张路玉曰：躁疾皆为火象，惟疾而不躁，按之稍缓，方为热症之正脉。阴毒身如被杖，六脉沉细而疾，灸之不温者死，谓其阳绝也。然亦有热毒入于阴分，而为阴毒者，脉必疾盛有力，不似阴寒之毒，虽疾而弦细无力也。

离经有二义_{见后管窥}

散_阴

散脉浮乱，有表无里，中候渐空，按则绝矣。散为本伤，见则危殆，必死之候，故不主病。

体象

散脉者，举之浮散，按之则无，去来不明，漫无根蒂，不似虚脉之重按虽虚，而不至于散漫也。散为元气离散之象，故伤寒咳逆上气，其脉散者死，谓形损故也。然形象不一，或如吹毛，或如散叶，或如悬雍，或如羹上肥，或如火薪然。若真散脉，见之必死，非虚大之比。《经》曰：代散则死。若病后大邪去，而热退身安，泄利止而浆粥入胃，或有可生者。

抉微

戴同父曰：心脉浮大而散，肺脉短涩而散，皆平脉也；肾脉软散，诸病脉代散，皆死脉也。古人以代散为必死者，盖散为肾败之征，代为脾绝之征也。肾脉本沉，而散脉按之不可得见，是先天资始之根本绝也；脾脉主信，而代脉歇至，不愆其期，是后天资生之根本绝也，故二脉独见，均为危殆之候，而二脉交见，尤为死之符。

卷之八

切诊

病脉宜忌

脉之主病，有宜不宜。阴阳顺逆，吉凶可知。

中风之脉，却喜浮迟；数大急疾，兼见难支。

伤寒热病，脉喜浮洪；沉微涩小，证反必凶。

汗后脉静，身凉则安；汗后脉躁，热甚必难。

阳证见阴，命必危殆；阴证见阳，虽困无害。

伤暑脉虚，弦细芤迟，若兼滑实，别证当知。

劳倦内伤，脾脉虚弱。汗出脉躁，死证可察。

疟脉自弦，弦数者热，弦迟者寒，代散者绝。

泄泻下痢，沉小滑弱，实大浮数，发热则恶。

呕吐反胃，浮滑者昌，弦数紧涩，结肠者亡。

霍乱之候，脉代勿讶，厥逆迟微，是则可嗟。

嗽脉多浮，浮濡易治；深伏而紧，死期将至。

喘息抬肩，浮滑是顺；沉涩肢寒，皆为逆证。

火热之证，洪数为宜。微弱无神，根本脱离。

骨蒸发热，脉数为虚，热而涩小，必殒其躯。

劳极诸虚，浮软微弱，土败双弦，火炎则数。

失血诸证，脉必现芤，缓小可喜，数大堪忧。

蓄血在中，牢大却宜，沉涩而微，速愈者希。

三消之脉，浮大者生，细微短涩，形脱堪惊。

小便淋闭，鼻色必黄，数大可疗，涩小知亡。

癫乃重阴，狂乃重阳，浮洪吉象，沉吉凶殃。

痫宜虚缓，沉小急实，或但弦急，必死不失。

疝属肝病，脉必弦急，牢急者生，弱急者死。

胀满之脉，浮大洪实，细而沉微，岐黄无术。

心腹之痛，其类有九，细迟速愈，浮大延久。

头痛多弦，浮紧易治，如呈短涩，虽救何及。

腰痛沉弦，浮紧滑实，何者难疗，兼大者失。

脚气有四，迟数浮濡，脉空痛甚，何可久持。

五脏为积，六腑为聚，实强可生，沉细难愈。

中恶腹胀，紧细乃生，浮大维何，邪气已深。

鬼祟之脉，左右不齐，乍大乍小，乍数乍迟。

五疸实热，脉必洪数，过极而亢，渴者为恶。

水病之状，理必兼沉，浮大出厄，虚小可惊。

痈疽之脉，浮数为阳，迟则属阴，药宜酌量。

痈疽未溃，洪大为祥，若其已溃，仍旧则殃。

肺痈已成，寸数而实；肺痿之形，数而无力。

肺痈色白，脉宜短涩，浮大相逢，气损失血。

肠痈实热，滑数可必，沉细无根，其死可测。

喉痹之脉，迟数为常，缠喉走马，微伏则难。

中毒之候，尺寸数紧，细微必危，旦夕将殒。

金疮出血，脉多虚细，急实大数，垂亡休治。